The Cutting Edge of Adult Spinal Deformity

成人脊柱変形治療の 最前線

編集
日本側彎症学会

責任編集
種市　洋
松本守雄

南江堂

執筆一覧

編　集
日本側彎症学会

責任編集
種市　　洋	たねいち　ひろし	獨協医科大学整形外科
松本　守雄	まつもと　もりお	慶應義塾大学整形外科

執筆（執筆順）
川上　紀明	かわかみ　のりあき	名城病院整形外科・脊椎脊髄センター
種市　　洋	たねいち　ひろし	獨協医科大学整形外科
長谷川和宏	はせがわ　かずひろ	亀田第一病院新潟脊椎外科センター
八木　　満	やぎ　みつる	国際医療福祉大学整形外科
松本　守雄	まつもと　もりお	慶應義塾大学整形外科
戸川　大輔	とがわ　だいすけ	近畿大学奈良病院整形外科
松山　幸弘	まつやま　ゆきひろ	浜松医科大学整形外科
大江　　慎	おおえ　しん	浜松医科大学長寿運動器疾患教育研究講座
長谷川智彦	はせがわ　ともひこ	浜松医科大学整形外科
飯田　尚裕	いいだ　たかひろ	手稲渓仁会病院脊椎脊髄センター
田中　雅人	たなか　まさと	岡山ろうさい病院整形外科
伊東　　学	いとう　まなぶ	国立病院機構北海道医療センター脊椎脊髄病センター
安倍雄一郎	あべ　ゆういちろう	えにわ病院整形外科
大和　　雄	やまと　ゆう	浜松医科大学整形外科
岡本　昌士	おかもと　まさし	亀田第一病院新潟脊椎外科センター放射線科
竹下　克志	たけした　かつし	自治医科大学整形外科
宇野　耕吉	うの　こうき	国立病院機構神戸医療センター整形外科
清水　敬親	しみず　たかちか	群馬脊椎脊髄病センター整形外科
濱口　眞輔	はまぐち　しんすけ	獨協医科大学麻酔科
金村　德相	かねむら　とくみ	江南厚生病院整形外科・脊椎脊髄センター
山崎　　健	やまざき　けん	栃内第二病院いわて脊椎側弯センター

小林　祥	こばやし しょう	浜松医科大学整形外科
宮腰　尚久	みやこし なおひさ	秋田大学整形外科
稲見　聡	いなみ さとし	獨協医科大学整形外科
細金　直文	ほそがね なおぶみ	杏林大学医学部附属病院整形外科
渡辺　航太	わたなべ こおた	慶應義塾大学整形外科
渡邊　慶	わたなべ けい	亀田第一病院新潟脊椎外科センター
岡田英次朗	おかだ えいじろう	慶應義塾大学整形外科
高相　晶士	たかそう まさし	北里大学整形外科

序　文

　成人脊柱変形は現代の脊椎外科領域でもっとも注目を集めているトピックの1つで，病態の解明とそれに基づいた治療の進歩には目をみはるものがあります．日本脊椎脊髄病学会学術集会でも2010年以降，成人脊柱変形は毎年，主題として取り上げられ，多くの研究発表がなされ議論が交わされてきました．また，日本脊椎脊髄病学会が実施した全国脊椎手術調査では，脊柱変形手術の全脊椎手術に占める割合は1994年：2.1％，2001年：2.3％と横這いであったのが，2011年調査では3倍増の6.8％となっています．これは脊柱変形手術の対象が小児主体から成人を含む幅広い年齢層に広がったことを意味していると考えられます．これまで脊柱変形治療は側弯症を専門とする少数の脊椎外科医が行う特殊な領域でしたが，変性や外傷を基本病態とする成人脊柱変形はほぼすべての脊椎外科医が対象とすべき疾患です．この現状を受け，日本側彎症学会では急速な広がりを見せる成人脊柱変形の病態理解および治療の標準化が急務と考え，2015年の幹事会で本症に関するスタンダードを1冊にまとめた『成人脊柱変形治療の最前線』刊行を企画しました．本書は2013年と2014年に発刊された『側弯症治療の最前線（基礎編・手術編）』（日本側彎症学会編集，責任編集：川上紀明・宇野耕吉，医薬ジャーナル社）の姉妹書であり，その刊行は日本側彎症学会の重要な事業の1つです．

　本書は成人脊柱変形の歴史・病態・診断・治療を総論として網羅的・包括的に取り扱うのみならず，病態別の治療戦略の立て方や手術手技の実際も各論として詳細に記載しており，この1冊で成人脊柱変形のすべてが分かるように企画しました．本書の執筆は第一線で成人脊柱変形治療を行っている日本側彎症学会幹事および成人脊柱変形委員会委員の各先生が担当され，超多忙な診療・研究業務の中，非常にタイトなスケジュールで仕上げていただきました．麻酔管理は獨協医科大学麻酔科主任教授の濱口眞輔先生にお忙しい中，ゲストオーサーとしてご執筆賜りました．責任編集者として各稿を拝見しましたが，そのすべてが大変な力作に仕上がっています．また，慶應義塾大学整形外科の松本守雄教授には共同責任編集者として，ご多忙の中ご協力いただきました．本書の作成にあたりましては，南江堂の皆様にも多大なご協力をいただきましたことを，この場をお借りして厚く御礼申し上げます．

　本書により，読者の皆様方が幅広い疾患スペクトラムを持つ成人脊柱変形についての理解を深め，正確な病態把握に基づいた効果的かつ安全な治療を実施できることを切に願っております．また，これにより運動器不安定症としての成人脊柱変形の適切な管理がなされ，わが国の高齢者医療の発展に少しでも役立てることができればこの上ない喜びです．

　2017年6月

獨協医科大学整形外科学教室　主任教授
種市　洋

目次

I章 総論

- **A** 成人脊柱変形治療の歴史 ... 川上紀明 ... 2
- **B** 病態 ... 13
  - 1. 病因による分類 ... 種市 洋 ... 13
  - 2. 立位グローバルアライメント・バランス ... 長谷川和宏 ... 23
  - 3. SRS-Schwab 分類 ... 八木 満, 松本守雄 ... 38
  - 4. 疫学 ... 46
    - a. 住民検診 ... 戸川大輔, 松山幸弘 ... 46
    - b. 加齢と脊柱・骨盤パラメータの変化 ... 戸川大輔, 松山幸弘 ... 51
    - c. 脊柱矢状面アライメントの基準値と民族間の違い ... 大江 慎, 松山幸弘 ... 54
    - d. 医原性後弯症 ... 長谷川智彦, 松山幸弘 ... 58
    - e. 骨粗鬆症性椎体骨折と脊柱変形 ... 長谷川智彦, 松山幸弘 ... 65
  - 5. 症状と問題点 ... 飯田尚裕 ... 69
- **C** 診断・評価 ... 80
  - 1. 診かたと注意点 ... 田中雅人 ... 80
  - 2. 画像診断 ... 伊東 学, 安倍雄一郎 ... 92
  - 3. 健康関連 QOL 評価 ... 大和 雄, 松山幸弘 ... 102
  - 4. 特殊な病態評価：Slot-scanning 3D X-ray Imager（EOS），立位バランス，歩行解析 ... 岡本昌士, 長谷川和宏 ... 107
- **D** 治療 ... 116
  - 1. 保存的治療 ... 竹下克志 ... 116
  - 2. 手術適応の考え方 ... 宇野耕吉 ... 122
  - 3. 手術計画の立て方と実際 ... 清水敬親 ... 129
  - 4. 麻酔管理（周術期管理） ... 濱口眞輔 ... 142
  - 5. 術後管理 ... 田中雅人 ... 148
  - 6. 合併症と対策 ... 金村徳相 ... 153

II章 各論

A 各病態における治療戦略 … 180
1. 変性後側弯症（de novo，二次性を含む） … 180
- a. 脊柱変形を伴った腰部脊柱管狭窄症 … 山崎 健 … 180
- b. 変性側弯症（側弯 Cobb 角 30°以上） … 種市 洋 … 186
- c. 変性後弯症（側弯 Cobb 角 30°未満） … 小林 祥, 松山幸弘 … 199
- d. パーキンソン病に伴う脊柱変形 … 田中雅人 … 207
- e. 頚椎変形 … 清水敬親 … 215

2. 脊椎固定術後後弯症 … 清水敬親 … 230
3. 骨粗鬆症性後弯症 … 伊東 学 … 244

B 手術手技 … 255
1. 各種解離法と骨切り術 … 255
- a. 椎間解離法 … 255
  - a-1. 後方進入法（PLIF，TLIF） … 宮腰尚久 … 255
  - a-2. 側方アプローチによる前側方解離矯正 … 金村德相 … 262
- b. Ponte 骨切り術（下関節突起切除を含む） … 稲見 聡, 種市 洋 … 274
- c. pedicle subtraction osteotomy（PSO） … 細金直文, 松本守雄 … 280
- d. vertebral column resection（VCR） … 渡辺航太, 松本守雄 … 287

2. インストゥルメンテーション … 296
- a. 後方法 … 渡邊 慶, 長谷川和宏 … 296
- b. 骨盤固定法 … 竹下克志 … 309
- c. 前方法 … 稲見 聡, 種市 洋 … 315
- d. MIS（minimally invasive surgery） … 岡田英次朗, 松本守雄 … 321
- e. 骨粗鬆症対策 … 高相晶士 … 332

付録

1. Oswestry Disability Index（ODI） … 340
2. 日本整形外科学会腰痛評価質問票（JOABPEQ） … 341
3. Scoliosis Research Society-22（SRS-22）日本語版 … 344
4. Roland-Morris Disability Questionnaire（RDQ） … 347

索引 … 351

I 総論

A 成人脊柱変形治療の歴史

> **Point**
> ・成人脊柱変形の治療は多勢の医師の試行錯誤のもとに変化し，進歩してきた．
> ・本項では矢状面弯曲を含めた三次元評価，腰仙椎固定，前方固定について歴史的な観点からまとめた．
> ・多くの新しい成人脊柱変形の外科的治療が生まれてきたが，そのすべてに共通で重要なポイントは骨癒合を得ることである．
> ・過去に行われた治療上の利点・問題点を十分理解することが，成人脊柱変形の外科的治療をより安全に確実に行うために最も重要なポイントである．

脊柱変形に対する診断・治療はいまだ未解決の問題として残っている．その歴史的背景については本書の姉妹編として出版された『側弯症治療の最前線（基礎編・手術編）』（医薬ジャーナル社）においてすでに詳細に述べられている．本項では同じ内容を繰り返す無駄を省き，成人における脊柱変形がどのような位置づけで取り組まれてきたのか，そしてどのような診断と治療が過去に行われてきたかについてフォーカスを当てて述べることにする．

成人側弯症と成人脊柱変形

歴史的に見て，脊柱変形では小児側弯症がその診断と治療の中心にあり，その延長線上に成人側弯症の治療があったと言わざるをえない．しかし近年，多方面にわたる医療技術の進歩により平均寿命が飛躍的に延長し，以前なら高齢者として積極的な治療を行う対象にならなかった疾患に罹った高齢の人々が病院へ来院することが多くなった．脊椎外科医にとっても例外ではなく，脊椎の様々な疾患により訴えを持った患者を診察し治療する機会が増加してきた．

実際にPubMedにおいてadult scoliosis, adult spinal deformity, adult spine deformityなどをkey wordに検索しても，古い論文はほとんどが1970年代からしか確認できない．これは，それ以前は側弯や脊柱変形の論文がほとんど小児中心であり，社会の高齢化が急激に先進国で進んだこと，高齢だから仕方がないなどとして治療対象とはならず，脊柱変形で悩む高齢者が現在ほど多く病院を訪れなかったこと，小児脊柱変形の治療も20世紀後半になって急速に進歩してきたこと，などが主な原因であろう．

2005年，Aebiは成人側弯症を成長終了後において冠状面で10°以上のCobb角を有する脊柱変形と定義した[1]．しかし，生体力学的な観点や解剖的特徴，画像診断などの検討から，成人における脊柱変形では単に冠状面での変形のみならず矢状面の変形も伴うことが多く，1987年Duval-Beaupèreらの報告以後[2]，脊柱の配列やバランスが臨床上のより大きな問題であるとして注目されるようになった．その結果，現在では成人側弯症も小児の側弯症と同様に三次元的回旋変形として評価され，冠状面の変形のみをターゲットにした側弯のみならず，側弯・後弯・前弯をすべて含めた成人脊柱変形として評価検討されるようになった．

　成人脊柱変形は大きく，小児脊柱変形後の遺残変形と，小児期にはまったく側弯などの脊柱変形がなく成人後に変性変化が生じて発生した変性側弯（"de novo"）の2種類に分けられる．しかし，この両者を明確に区別することは困難で，患者の既往歴に頼る以外に明確な区別ができない症例も少なくない．これら詳細は本書の中で紹介されるので，参考にしてほしい．

成人脊柱変形に関する分類

　成人側弯症を初めて分類したのは2005年のAebi[1]であり，その主な成因からde novo，特発性側弯症遺残，二次性，骨脆弱性由来の4タイプに分けた．2006年，Scoliosis Research Society（SRS）はLoweらが中心となり特発性側弯症のKing-Moe分類[3]とLenke分類[4]を参考にして成人側弯症の新たな分類を提唱した[5]．一方，同年Schwabらは日常生活動作（ADL）に関する患者立脚型評価を加味した分類を報告した[6,7]が，これに骨盤パラメータを加味して2012年に新しい成人脊柱変形分類を報告した[8]．現在，この分類がvalidation study[9,10]を終え，広く認められている．

成人脊柱変形に対する保存的治療

　成人側弯症に対する保存的治療には，過去の報告をみてもエビデンスレベルの高いものはない[11-15]．歴史的にはギプス治療を含めた装具療法[16,17]，side shift法を含む運動療法[18,19]，温熱療法や牽引療法を代表とする理学療法[20]，カイロプラクティック[21,22]，硬膜外ステロイド注入療法[23]などが報告されているが，正確な診断をもとに十分な症例数を対象とした調査結果とはまったく言えない．

固定術から矯正固定へ

　本書の姉妹編である『側弯症の最前線（基礎編・手術編）』で記載されているように，Hibbsは1911年，初めて脊椎固定術を行い報告した[24]．この手術は1910年に行われた3例の屍体による実験的手術手技の経験をもとに行われた．3例ともPott病であったが，この3例中1例が25歳の女性であり，後弯に対するT9からL3までの後方固定術が1911年4月27日に行われ，これが成人脊柱変形に対する初めての固定手術例となった．それ以後，カリエスによる後弯変形，ポリオを代表とする麻痺性側弯，特発性側弯症に対する固定術が報告されて

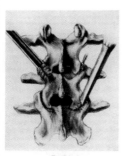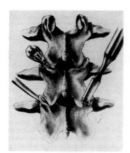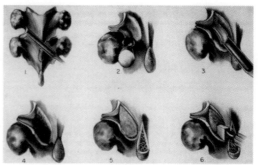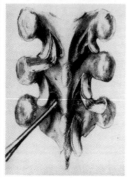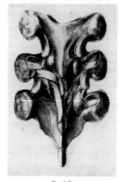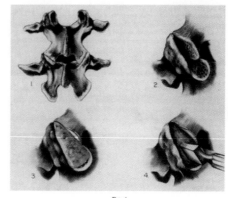

図1　椎間関節固定の手術手技
　Moeがオリジナルの論文中で発表した図を提示した．椎間関節固定は脊椎固定において最も重要な手術手技である．そのポイントは関節面の軟骨削除，decortication，椎間関節列隙への骨塊移植である．
〔Moe JH：J Bone Joint Surg Am 40：529-554，1958より引用〕

いるが[25-27]．ギプスによる固定と臥床安静が術後の後療法であったため，偽関節の発生率は高く，とくに成人例や腰椎固定例でその発生頻度が高かった．そのため，MoeはRisserによるHibbs法を用いた固定術を見学した後，Cobbが行っていたノミによる骨フラップの作成による固定術[28]を椎間関節にも広げて，さらにはMcBrideの報告した骨片を椎間関節部に移植する椎間関節固定[29]を付け加えた後方固定術を報告した[30]．この中に含まれる椎間関節固定は，現在においても脊椎固定術の中で大変重要で基本となる手術手技であり，脊柱変形を取り扱うすべての脊椎外科医にとって必ず知っておかなければならない術式であるため，オリジナルの論文から引用してここに図示しておく（**図1**）．

　成人脊柱変形手術は1962年に発表されたHarrington instrumentationの報告以来，新時代を迎えることになった．それ以前は骨移植による固定とギプスや装具による外からの矯正力・固定保持を使用していたため，矯正固定といえるほどの矯正効果はなかった．Harringtonは1947年から始めた脊椎解剖の研究と3,000例に及ぶポリオによる麻痺性側弯症の経験をもとに，金属を用いた矯正固定術を考案した[31]．しかし，初期モデルでは臨床使用に

より種々の問題点が生じたため，2回のインプラント改良後，最終的には第3世代のインプラントを1960年より68例に使用してその成績を報告した．この開発過程中，第1世代インプラントでは2/19例，第2世代では1/46例，第3世代では20/68例が21歳以上の成人側弯症であった．

　もう1つ同時期に発展したものに，spinal skeletal traction fixation deviceとして報告されたハロー装具がある[32]．Nickelらはその詳細を1989年にまとめて報告し[33]，この論文は古典として評価されている．現在，主に用いられているハロー重力牽引はその延長線上にあり，ハロー牽引を取り扱う医師にとっては必ず目を通しておかなければならない文献の1つといえる．

　これ以後，多くの脊椎外科医が，成人側弯症に対して疼痛，変形悪化，整容上の問題，神経症状，呼吸循環障害などを手術適応と判断して矯正固定手術を行い，報告してきた．Kostuikは疼痛の評価に椎間板造影検査が有用であると述べ，多くの類似研究が報告された[34]．当時，頭蓋牽引も成人側弯症の術前矯正に使用され，後方のみならず前方手術も併用するなど，より良好な矯正を目指して様々な工夫がなされていたが，治療成績は現在ほど満足のいくものではなかった[35]．

　Harrington instrumentationは1960〜80年代まで広く世界中で使用されてきたが，腰椎におけるflat back，偽関節，矯正損失など多くの問題も指摘された．その問題解決にDwyer instrumentation[36]，Zielke instrumentation[37,38]，Kanedaデバイス[39]などを用いた前方アプローチからの矯正固定手術が開発され，単独あるいはHarrington instrumentationと併用して使用された．これらの術式は小児側弯症のみならず成人側弯症例にも採用され，その手術成績も数多く報告された[37-40]．また，Harrington instrumentationの欠点を補うかのように，Luqueによりsegmentalな椎弓下ワイヤー固定[41]，CotrelとDuboussetにより複数のフック使用による矯正固定法なども同時期に開発された[42]．さらに加えて，椎弓根スクリューの改良と普及が1980年後半以後進み，今や椎弓根スクリュー全盛ともいえる時代になった[43]．このように1980年以後，脊椎インストゥルメンテーション手術は目覚ましい勢いで報告され，現在においてもこの流れが続いている．その主な流れを**表1**に示す．

歴史上から見た成人における諸問題

　前述したように多くの研究者の努力により，この20〜30年間において，成人脊柱変形の治療概念や方法は驚くほどの変貌を遂げた．その主なものをいくつか挙げ，歴史的観点から述べる．

1 脊柱変形に対する三次元評価

　X線の発明以前，脊柱変形を治療する医師たちは三次元的な観点で脊柱を観察していた．石膏ギプスは最も体幹の三次元構造を表現するのに長けており，19世紀においてすでに側弯は回旋変形であると認識されていた．しかし，X線による画像診断が普及すると二次元での脊柱評価が一般的になり，とくに側弯に対して矢状面からの評価は軽視される傾向になってしまった[44]．そのような中でRoafは坐屈の概念を提唱し，側弯が成長による回旋変形であると報告[45]し，Dicksonは胸椎が成長期に椎体の前方部分の過成長により前弯化し，それによ

表1 成人脊柱変形に対する手術方法の変遷

矯正固定法	脊椎インストゥルメンテーション	矯正固定手術関連事項
脊椎固定	安静臥床, 外固定	後方固定, 椎間関節固定 前方固定
↓ 凹側 distraction による矯正固定	Harrington instrumentation	前後合併矯正固定 前方解離固定の併用 Halo distraction
↓ 凸側 compression による矯正固定	Dwyer instrumentation Zielke instrumentation Kaneda デバイス	同種骨移植 Smith-Petersen osteotomy SEP
↓ segmental fixation による矯正固定	Luque の椎弓下ワイヤー固定	胸腔鏡視下前方手術 腹腔鏡視下前方手術
↓ rod rotation による矯正固定	Zielke instrumentation Cotrel-Dubousset instrumentation	Galveston technique
↓ direct apical derotation による矯正固定	TSRH spinal instrumentation ISOLA spinal instrumentation	椎弓根スクリュー MEP
↓ VCM による 矯正固定	vertebral column manipulator (VCM)	経椎弓根楔状椎体骨切り 後方単独手術
↓ 椎間板高復元 による矯正固定	LIF (XLIF, OLIF)	前後合併アプローチによる椎骨摘出 (AP-VCR) 後方単独椎骨摘出 (P-VCR) 側方アプローチによる椎体間固定

SEP: somatosensory evoked potential, MEP: motor evoked potential (運動誘発電位), XLIF: extreme lateral interbody fusion, OLIF: oblique lateral interbody fusion

り脊柱が回旋不安定性を生じることが側弯の原因であると報告した[46]. このように三次元的な観点で脊柱変形を考える流れはあったものの, 実際の臨床では Harrington instrumentation による冠状面での矯正に気を取られ, 多くの医原性 flat back 症候群が発生し, いまだ外来には 1960〜70 年代に手術を受けた患者が flat back によって引き起こされた矢状面配列異常を訴えて受診する(図2). そのような状況の中で, 矢状面配列の重要性が骨盤形態の評価とともにフランスの Duval-Beaupère や Dubousset らによって報告された[47]. 別の言い方をすれば, 骨盤形態そのものが成人脊柱変形における臨床症状や治療成績に大きく関与すると報告され[47,48], 脊柱変形はおろか, 脊椎のあらゆる疾患において骨盤パラメータの評価や全脊柱アライメント, バランスを評価すべきとした, 現在における成人脊柱変形の評価研究のトピックとなる引き金になった. その詳細は本書の各項に述べられているので, ここでは省略する.

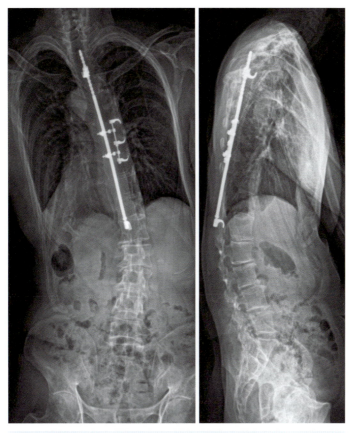

図2 Harrington 手術後の flat back と下位腰椎部の変性後弯変形

Marfan 症候群．17歳時に後方から Harrington instrumentation を用いて側弯矯正固定術が行われ胸椎側弯は良好に矯正されていたが，徐々に前屈姿勢となり腰痛による立位歩行障害が出現した．50歳時には図のように75°の胸椎後弯が発生していた．

2 成人脊柱変形における腰仙椎固定

　腰仙椎固定も現在の成人脊柱変形の外科的治療においていまだ多くの問題を抱えている領域である．その手術方法の変遷を見れば，King は初めて腰仙椎固定のためにスクリューを椎間関節に刺入し，自家骨を移植する手術を報告した[49]．1960年以前にも腰仙椎固定は行われていたが，総じて言えば，当時はすべて in-situ 固定であり，長期臥床安静と外固定が必要であったにも関わらず偽関節率は50％前後と大変高かった．また，Harrington 手術ではフック脱転などによる偽関節率が高く[50]，その予防のために Harrington は腰仙椎固定に sacral bar を使用し報告した[51]．しかし，このシステムは原則として伸展力を使用した固定であったため，前弯が必要な腰椎を flat back にしてしまう欠点があった．

　1970〜80年代には Luque が椎弓下ワイヤーを利用した矯正固定を報告した[52]が，ロッドを腸骨に貫通させることで腰仙椎固定にも対応できるとした．一方，1980年代，Allen と Ferguson は現在主流となっている iliac screw の原点となっている固定法で，腰仙椎固定において腸骨にも補強のためにロッドを設置する Galveston 法を報告した[53]．この方法は Luque

の椎弓下ワイヤリングと併用することができ，また同年代に発表された複数のアンカー（フックが主）を設置するCotrel-Dubousset instrumentation systemと一緒に使用することもでき，広く普及した．

1990年代になると椎弓根スクリュー全盛の時代へと推移し，仙骨に片側2本のスクリューを刺入する固定法が発表された[54]．その代表はS1-alar-iliac screwとS2 screwであるが，現在では腸骨に長くて太いスクリューを刺入するiliac screw固定法が広く普及している[55,56]．本固定法には，腸骨部分でのスクリューヘッドの突出と，S1に刺入したスクリューとの連結が困難という2つの欠点があることから，Sponsellerは仙骨から仙腸関節を貫いて腸骨内にスクリューを刺入するS2 iliac screw固定法を発表した[57]．その評価については現時点ではまだ十分な長期の報告がなく，もう少し時間が必要であるが，多くの医師がロッドとの連結のしやすさ[58]から，iliac screwから本固定法に変更している．

3 成人脊柱変形における前方固定

成人脊柱変形手術における前方アプローチとしては，カリエスによる後弯変形に対する前方固定がすでに1930年代に行われていた．しかし，前方インストゥルメンテーションが開発されるまでは，主に前方in-situ固定とHarrington instrumentationの矯正をしやすくするための前方解離骨移植として前方アプローチが用いられていた．

本項ではその詳細を省略するが，すでに述べたように1968年Dwyerのケーブルとスクリューによる矯正固定システムが報告され[36]，この前方インストゥルメンテーションが開発された時点で成人脊柱変形矯正にも前方アプローチが使用されるようになった[40,59]．これらはZielkeのventral derotation spondylodesis（VDS）などに代表される前方からの小児脊柱変形治療と同様に，成人脊柱変形手術治療成績の向上に貢献した．さらに，1990年代には胸腔鏡・腹腔鏡を通して椎間板切除と骨移植を行う小侵襲手術の試みも始まった[60]．その一方で，椎弓根スクリューの普及と手術インストゥルメントの工夫，そして骨形成蛋白など骨形成を促す製材が欧米で使用できるようになると[61,62]，後方からの変形矯正力が向上したことにより多くの医師は前方アプローチより後方アプローチを選択するようになった．とくに，米国では前方アプローチを行う場合にはアプローチ担当の外科医の参加が必要となった医療システム変更の影響も見落とせない．これらの結果，2000年代以後はまったく前方アプローチを顧みることもなく後方単独アプローチ全盛となった[63]．

しかし，2010年代に入りこの流れに変化が生じてきた．そのベースには，後方単独アプローチで行われた骨切りなどを駆使した矯正固定術で骨癒合不全によるロッド折損の症例が各施設から多く報告され[64-66]，一方で出血量や手術時間，社会復帰への期間など，多くの改善すべき問題点が提起されたことがある．そのような中で，Ozgur，Pimentaらが開発した最小侵襲アプローチ（minimal invasive surgery：MIS）を特徴とするlateral interbody fusion（LIF，側方腰椎椎体間固定）は，後方一辺倒となった手術の問題点を解決する手段として広く受け入れられた[67,68]．この方法では最小侵襲アプローチで椎間板腔に大きなケージを設置することができ，これにより各椎間板腔の傾斜をなくせることから，かなりの側弯や後弯を前方単独アプローチで矯正することが可能である．現在では斜め前方からのアプローチも広く普及し[69]，現在はまさにその潮流の中にあるといえる．その詳細は各論の手術手技を参考にしてほしい．

おわりに

　高齢化により，成人脊柱変形に悩んでいる高齢者が多く病院に訪れるようになった．このような患者に対して，いかに治療し自立した生活を長く維持できるようにするかについては，患者個々の併存疾患もあり，それぞれの病態を総合評価し検討していかなければならない．医療安全の観点から欧米における risk stratification，frailty index など高齢者を多方面から評価して手術的治療の是非を問う考え方も 2016 年 Scoliosis Research Society でテーマとして取り上げられた．

　成人脊柱変形の治療は近年目覚ましい進歩を遂げ，治療成績も向上している．歴史的に見ても現在まで多くの治療法が開発され，あるものは受け入れられ，あるものは長続きせずに消えていった．このような状況は医療の進歩の中ではある程度止むを得ないが，アプローチを含め，近年，新しいインストゥルメンテーションシステムがトレンドのように受け入れられる傾向があるのが少し気になる．われわれは，歴史を振り返ることで多くの医師がどのように考えどのように対応してきたのか，なぜ以前行われた治療方法が現在行われなくなったのか，何が問題であったのかなどを学ばなければならない．そして，今後の治療をより良い方向に導くためには，しっかりと大地に根を生やした地道な努力と治療の積み重ねをしていく必要がある．

文　献

1) Aebi M：The adult scoliosis. Eur Spine J **14**：925-948, 2005
2) Legaye J, et al：Pelvic incidence：a fundamental pelvic parameter for three-dimensional regulation of spinal sagittal curves. Eur Spine J **7**：99-103, 1998
3) King HA, et al：The selection of fusion levels in thoracic idiopathic scoliosis. J Bone Joint Surg Am **65**：1302-1313, 1983
4) Lenke LG, et al：Adolescent idiopathic scoliosis：a new classification to determine extent of spinal arthrodesis. J Bone Joint Surg Am **83**：1169-1181, 2001
5) Lowe T, et al：The SRS classification for adult spinal deformity：building on the King/Moe and Lenke classification systems. Spine (Phila Pa 1976) **31**：S119-S125, 2006
6) Schwab F, et al：A lumbar classification of scoliosis in the adult patient：preliminary approach. Spine (Phila Pa 1976) **30**：1670-1673, 2005
7) Schwab F, et al：A clinical impact classification of scoliosis in the adult. Spine (Phila Pa 1976) **31**：2109-2114, 2006
8) Schwab F, et al：Scoliosis Research Society-Schwab adult spinal deformity classification：a validation study. Spine (Phila Pa 1976) **37**：1077-1082, 2012
9) Smith JS, et al：Classification systems for adolescent and adult scoliosis. Neurosurgery **63**：16-24, 2008
10) Smith JS, et al：Change in classification grade by the SRS-Schwab Adult Spinal Deformity Classification predicts impact on health-related quality of life measures：prospective analysis of operative and nonoperative treatment. Spine (Phila Pa 1976) **38**：1663-1671, 2013
11) Lonstein JE：Scoliosis：surgical versus nonsurgical treatment. Clin Orthop Relat Res **443**：248-259, 2006
12) Moe JH：Modern concepts of treatment of spinal deformities in children and adults. Clin Orthop Relat Res **150**：137-153, 1980
13) Fowles JV, et al：Untreated scoliosis in the adult. Clin Orthop Relat Res **134**：212-217, 1978

14) Ogilvie JW：Adult scoliosis：evaluation and nonsurgical treatment. Instr Course Lect 41：251-255, 1992
15) Winter RB：Treatment of the adult with scoliosis. Minn Med 67：25-29, 1984
16) Weiss HR, Dallmayer R：Brace treatment of spinal claudication in an adult with lumbar scoliosis--a case report. Stud Health Technol 123：586-589, 2006
17) Weiss HR, Dallmayer R, Stephan C：First results of pain treatment in scoliosis patients using a sagittal realignment brace. Stud Health Technol 123：582-585, 2006
18) Hawes M：The use of exercises in the treatment of scoliosis. Pediatr Rehabil 6：71-82, 2003
19) Mamyama T, et al：Side shift exercise for idiopathic scoliosis after skeletal maturity. Stud Health Technol 91：361-364, 2002
20) Barrios C, Lapuente JP, Sastre S：Treatment of chronic pain in adult scoliosis. Stud Health Technol 88：290-303, 2002
21) Blum CL：Chiropractic and pilates therapy for the treatment of adult scoliosis. J Manipulative Physiol Ther 25：E3, 2002
22) Tarola GA：Manipulation for the control of back pain and curve progression in patients with skeletally mature idiopathic scoliosis：two cases. J Manipulative Physiol Ther 17：253-257, 1994
23) Cooper G, et al：Effectiveness of transforaminal epidural steroid injections in patients with degenerative lumbar scoliotic stenosis and radiculopathy. Pain Physician 7：311-317, 2004
24) Hibbs RA：An operation for progressive spinal deformities：a preliminary report of three cases from service of the orhtopaedic hospital. 1911. Clin Orthop Relat Res 460：17-20, 2007
25) Hibbs RA：A report of fifty-nine cases of scoliosis treated by the fusion operation. J Bone Joint Surg Am 6：3-37, 1924
26) Hibbs RA, Risser JC：Scoliosis treated by the fusion operation. An end-result study of three hundred and sixty cases. J Bone Joint Surg Am 13：91-104, 1931
27) de Forest SA：A study of Autopsy specimens of fused spines and of cases subjected to secondary operation. J Bone Joint Surg Am 5：507-527, 1923
28) Cobb JR：Technique, after treatment, and results of spine fusion for scoliosis. Instructional Course Lectures, The American Academy of Orhtopaedic Surgeons, Edwards JW, Ann Arbor, 9：p65-70, 1952
29) McBride ED：Mortised transfacet bone block for lumbosacral fusion. J Bone Joint Surg Am 31：385-393, 1949
30) Moe JH：A critical analysis of methods of fusion for scoliosis；an evaluation in two hundred and sixty-six patients. J Bone Joint Surg Am 40：529-554, 1958
31) Harrington PR：Treatment of scoliosis. Correction and internal fixation by spine instrumentation. J Bone Joint Surg Am 44：591-611, 1962
32) Garrett AL, Perry J, Nickel VL：Stabilization of the collapsing spine. J Bone Joint Surg Am 43：474-484, 1961
33) Nickel VL, et al：The Halo：a spinal skeletal traction fixation device. Clin Orthop Relat Res 239：4-11, 1989
34) Kostuik JP：Decision making in adult scoliosis. Spine (Phila Pa 1976) 4：521-525, 1979
35) Swank S, et al：Surgical treatment of adult scoliosis. A review of two hundred and twenty-two cases. J Bone Joint Surg Am 63：268-287, 1981
36) Dwyer AF, Newton NC, Sherwood AA：An anterior approach to scoliosis. A preliminary report. Clin Orthop Relat Res 62：192-202, 1967
37) Moe JH, Purcell GA, Bradford DS：Zielke instrumentation (VDS) for the correction of spinal curvature. Analysis of results in 66 patients. Clin Orthop Relat Res 180：133-153, 1983
38) Zielke K, Stunkat R, Beaujean F：Ventrale derotation spondylodese. Arch Orhtop Unfallchir 85：257, 1976

39) Kaneda K, Abumi K, Fujiya K : Burst fractures with neurologic deficits of the thoraco-lumbar spine. Results of anterior decompression and stabilization with anterior instrumentation. Spine (Phila Pa 1976) 9 : 788-795, 1984
40) Kostuik JP, Carl A, Ferron S : Anterior Zielke instrumentation for spinal deformity in adults. J Bone Joint Surg Am 71 : 898-912, 1989
41) Luque ER : Segmental spinal instrumentation for correction of scoliosis. Clin Orthop Relat Res 163 : 192-198, 1982
42) Cotrel Y, Dubousset J, Guillaumat M : New universal instrumentation in spinal surgery. Clin Orthop Relat Res 227 : 10-23, 1988
43) Rose PS, et al : Pedicle screw instrumentation for adult idiopathic scoliosis : an improvement over hook/hybrid fixation. Spine (Phila Pa 1976) 34 : 852-857, 2009
44) Dubousset J : Three-dimensional analysis of the scoliotic deformity. The Pediatric Spine : principles and practice, Weinstein SL (ed), Raven Press, New York, p479-496, 1994
45) Roaf R : The Basic anatomy of scoliosis. J Bone Joint Surg Br 48 : 786-792, 1997
46) Dickson RA, et al : Combined median coronal plane asymmetry : the essential lesion of progressive idiopathic scoliosis. J Bone Joint Surg 65 : 368, 1983
47) Legaye J, et al : Pelvic incidence : a fundamental pelvic parameter for three-dimensional regulation of spinal sagittal curves. Eur Spine J 7 : 99-103, 1998
48) Vaz G, et al : Sagittal morphology and equilibrium of pelvis and spine. Eur Spine J 11 : 80-7, 2002
49) King D : Internal fixation for lumbosacral fusion. J Bone Joint Surg Am 30 : 560-565, 1948
50) Balderston RA, et al : Fusion to the sacrum for nonparalytic scoliosis in the adult. Spine (Phila Pa 1976) 11 : 824-829, 1986
51) Harrington PA : Scoliosis in the growing spine. Pediatr Clin North Am 10 : 225-245, 1963
52) Luque ER : Interpeduncular segmental fixation. Clin Orthop Relat Res 203 : 54-57, 1986
53) Allen BL Jr, Ferguson RL : The Galveston technique of pelvic fixation with L-rod instrumentation of the spine. Spine (Phila Pa 1976) 9 : 388-394, 1984
54) Zindrick MR, et al : A biomechanical study of intrapeduncular screw fixation in the lumbosacral spine. Clin Orthop Relat Res 203 : 99-112, 1986
55) Devlin VJ, Asher MA : Biomechanics and surgical principles of long fusions to the sacrum. Spine State Art Rev 10 : 515-544, 1996
56) Kuklo TR, et al : Minimum 2-year analysis of sacropelvic fixation and L5-S1 fusion using S1 and iliac screws. Spine (Phila Pa 1976) 26 : 1976-1983, 2001
57) Sponseller PD, et al : Low profile pelvic fixation with the sacral alar iliac technique in the pediatric population improves results at two-year minimum follow-up. Spine (Phila Pa 1976) 35 : 1887-1892, 2010
58) Chang TL, et al : Low profile pelvic fixation : anatomic parameters for sacral alar-iliac fixation versus tradition iliac fixation. Spine (Phila Pa 1976) 34 : 436-440, 2009
59) Kim Y, et al : The morbidity of an anterior thoracolumbar approach : adult spinal deformity patients with greater than five-year follow-up. Spine (Phila Pa 1976) 34 : 822-826, 2009
60) Regan JJ, Mack MJ, Picetti CD : A technical report on video-assisted thoracoscopy in thotacic spinal surgery : preliminary description. Spine (Phila Pa 1976) 20 : 831-837, 1995
61) Kim HJ, et al : RhBMP-2 is superior to iliac crest bone graft for long fusions to the sacrum in adult spinal deformity : 4-to 14-year follow-up. Spine (Phila Pa 1976) 38 : 1209-1215, 2013
62) Singh K, Smucker JD, Boden SD : Use of recombinant human bone morphogenetic protein-2 as an adjunct in posterolateral lumbar spine fusion : a prospective CY-scan analysis at one and two years. Spinal Disord Tech 19 : 416-423, 2006
63) Good CR : Can posterior-only surgery provide similar radiographic and clinical results as combined anterior (thoracotomy/thoracoabdominal)/posterior approaches for adult scoliosis?

Spine (Phila Pa 1976) **35**：210-218, 2010
64) Cho SK, et al：Major complications in revision adult deformity surgery：risk factors and clinical out-comes with 2-to 7-year follow-up. Spine (Phila Pa 1976) **37**：489-500, 2012
65) Soroceanu A, et al：Radiographical and implant-related complications in adult spinal deformity surgery. Incidence, patient risk factors, and impact on health-related quality of life. Spine (Phila Pa 1976) **40**：1414-1421, 2015
66) Zhu F, et al：Unanticipated revision surgery in adult spinal deformity：an experience with 815 cases at one institution. Spine (Phila Pa 1976) **39**：B36-B44, 2014
67) Ozgur BM, et al：Extreme lateral interbody fusion (XLIF)：a novel surgical technique for anterior lumbar interbody fusion. Spine J **6**：435-443, 2006
68) 金村徳相ほか：腰椎変性疾患に対する extreme lateral interbody fusion (XLIF) の可能性と限界. 脊椎脊髄 **28**：485-494, 2015
69) Fujibayashi S, et al：Effect of indirect neural decompression through oblique lateral interbody fusion for degenerative lumbar disease. Spine (Phila Pa 1976) **40**：E175-E182, 2015

B. 病態

1 病因による分類

Point

- 成人脊柱変形は大きく,変性側弯症と矢状面グローバルアライメント異常を主病態とする fixed sagittal imbalance(FSI)に分けられる.
- 変性側弯症は,成人発症の de novo 変性側弯症と若年発症の側弯症に変性が加わった二次性変性側弯症に分けられる.
- FSI は,変性後弯症や多椎間変性すべり症に伴う一次性 FSI と腰椎固定術後後弯症などの医原性後弯症や外傷後後弯症といった二次性 FSI に分けられる.

　成人脊柱変形は成人期に生じるあらゆる脊柱変形を含むため,その疾患スペクトラムはきわめて広く,原因となる疾患や病態は多岐にわたる.小児期の脊柱変形は病因(病態)別に,特発性側弯症,先天性側弯症,神経筋原性側弯症,症候群性側弯症(神経線維腫症 1 型,Marfan 症候群を含む)に大別され,体系的理解が得られやすくなっている[1].一方,成人脊柱変形領域では,変形の形態とそれによる生活の質(QOL)障害をベースにした Scoliosis Research Society(SRS)-Schwab 分類(Ⅰ-B-3 参照)は広く用いられ,成人脊柱変形分類のスタンダードとして定着している[2].しかしながら,SRS-Schwab 分類は病因(病態)別に整理された分類ではないため,疾患の自然経過や予後予測,あるいは適切な治療手段の選択には必ずしも役立つものとはなっていない.本項では成人脊柱変形をその病因により,①変性側弯症と②矢状面グローバルアライメント異常を主病態とする成人脊柱変形(fixed sagittal imbalance)に大別して,その病態や必要な治療について概説する.

変性側弯症

　骨成熟以降の成人側弯症(Cobb 角>10°)の有病率は 1~30%[3-6]とされているが,中高年に限ると 50 歳以上では 30%[6],60 歳以上では 68%[5]とさらに高率となる.また,変性側弯症(Cobb 角>10°)の平均年齢は 70.5 歳,男女比は 1:1,側弯 Cobb 角別(10°,10~20°,20°<)の有病率はそれぞれ 63%,44%,24% などとする報告もある[3,7].このように変性側弯症は中高年の脊椎疾患としては最も一般的なものの 1 つといえるが,発生病態や自然経過の異なる 2 つの疾患カテゴリーに分けることができる.すなわち,椎間板変性をベースに中高年以降に発症するいわゆる de novo 変性側弯症と,小児期発症の各種側弯症に中年期以降

表1　de novo 変性側弯症と二次性変性側弯症の特徴

	de novo 変性側弯症	二次性変性側弯症
病態	椎間板原性カーブ	小児期側弯症＋変性
カーブタイプ	胸腰椎・腰椎カーブ	全カーブパターン（胸椎カーブあり）
発症年齢	60代〜	40代〜
進行	急速	緩徐
柔軟性	柔軟	強固

の椎間変性が腰痛や変形進行をもたらす二次性変性側弯症である（**表1**）．

1 de novo 変性側弯症

1つ以上の椎間板変性を基本的病態として腰椎あるいは胸腰椎移行部に中年期（おおむね60歳）以降に発生する一次性カーブ（primary curve）で，「椎間板原性カーブ（discogenic curve）」と呼ぶと理解しやすい．すなわち，腰椎の代表的退行性疾患である腰椎椎間板症（degenerative disc disease：DDD）や腰椎変性すべり症（degenerative spondylolisthesis：DS）と同じカテゴリーに入る疾患であるが，前二者とは異なり椎間板の非対称的変性が椎骨の冠状面での変位（coronal deviation）をもたらし，側弯変形を呈することを特徴とする[8-11]．この側弯変形は同時に左右非対称の椎間関節変性と椎間関節弛緩性を惹起し，回旋変形と側方すべりや前方すべりを伴う[3,8,10,11]．これにより生体力学的に非対称性負荷が椎間板や椎間関節に加わり，さらに変形が進行するという悪循環に陥る．このような変形の連鎖は椎間板・椎間関節の三次元的不安定性を惹起し，急速な変形進行を引き起こす[8]．椎間板変性による前方椎間板高の減少と同時に起こる回旋変形により，多くは後側弯症を呈する．高齢者に多いことから骨粗鬆症による椎体骨折合併例も多く，これが側弯および後弯変形の重症化とグローバルバランスの悪化に拍車をかける．側弯頂椎は L3/4 か L2/3 が最多で，これに L1/2 が続く．また，L2/3 ないし L3/4 以下の腰仙椎移行部には上位腰椎カーブと逆凸のカーブが必ず存在するが，どちらが主カーブでどちらが代償性カーブであるかは変形発生の全経過を見ない限り判定することはできない（**図1**）．

de novo 変性側弯症は後述の二次性変性側弯症との鑑別が難しいケースもあるが，側弯 Cobb 角がより小さく範囲も狭いこと[8,9]，グローバルバランス不良例が多いこと，原則的に胸椎に構築学的側弯を伴わないことなどで，鑑別可能なことも少なくない．二次性変性側弯症よりカーブが柔軟で進行しやすいことが特徴であるが，Cobb 角＞30°，頂椎回旋＞Ⅱ度（Nash & Moe 分類），側方すべり＞6 mm などを進行予測因子とする意見もある[12]．

変性側弯症では椎間板変性（椎間板膨隆，骨棘形成）や椎間関節症（関節包・黄色靱帯肥厚，石灰化）などにより，脊柱管狭窄症を併発することが多いが，de novo 変性側弯症が二次性変性側弯症より高頻度である[3,8,13,14]．

2 二次性変性側弯症

特発性側弯症やその他の小児期に発症した側弯症に変性が加わったものである[8,11,15]．前述のごとく，de novo 変性側弯症がもっぱら胸腰椎・腰椎カーブを呈するのに対し，二次性変性側弯症では特発性側弯症，先天性側弯症，神経筋原性側弯症，各種症候群性側弯症など小児期の側弯症のあらゆるパターンをとることから，胸椎カーブも含まれる．とくに胸腰椎・

1. 病因による分類　15

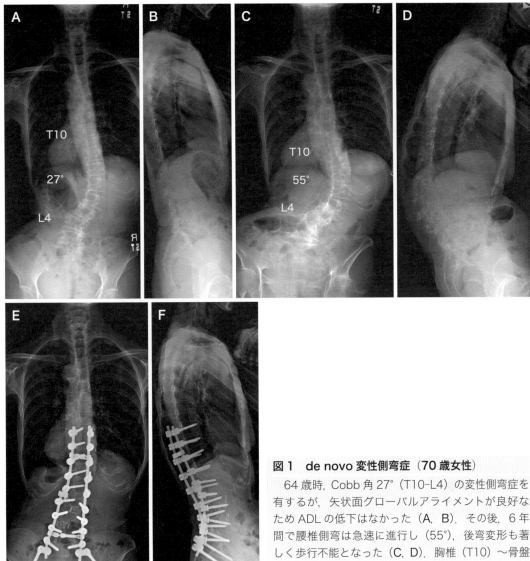

図1　de novo 変性側弯症（70歳女性）
　64歳時，Cobb角27°（T10-L4）の変性側弯症を有するが，矢状面グローバルアライメントが良好なためADLの低下はなかった（A，B）．その後，6年間で腰椎側弯は急速に進行し（55°），後弯変形も著しく歩行不能となった（C，D）．胸椎（T10）〜骨盤の矯正固定術により脊柱グローバルアライメントは著明に改善し，安定した歩行が可能となった（E，F）．

腰椎側弯（Lenke分類type 5C）や二重側弯（Lenke分類type 3C・6C）・三重側弯（Lenke分類type 4C）の胸腰椎・腰椎カーブは加齢による椎間変性のため，側弯進行や後弯化をきたし，若年期には無症候性であったものが腰背部痛や下肢症状を呈するようになる．
　小児期から長期間存在した脊柱変形のため，柔軟性に乏しく，変形進行は緩徐である．また，de novo変性側弯症がおおむね50〜60歳以降に発生するのに対し，二次性変性側弯症は比較的若年の40歳前後から症候性となる．したがって，臨床上の問題が現れ始めた当初，特発性側弯症後の二次性変性側弯症では，著しいグローバルバランス異常を呈するものは少なく，また，胸椎カーブを伴う例が多いことなどから，de novo変性側弯症との鑑別は困難でないことが多い（図2）．一方，60〜70代以降の二次性変性側弯症では，骨粗鬆症性椎体骨折や著しい腰椎椎間変性による変形進行とグローバルバランス破綻をきたすと，de novo変

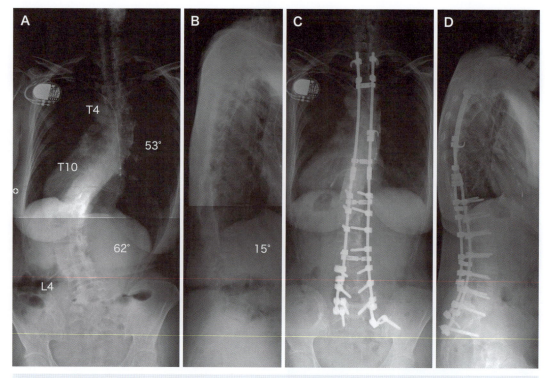

図2　二次性変性側弯症（41歳女性）

中学〜高校時にかけ思春期特発性側弯症（Lenke分類type 6C）のため装具療法を受けた．成人後も変形は徐々に進行し，41歳時，Cobb角53°（T4-10），62°（T10-L4）の二重側弯に進行した．また，腰椎前弯減少（15°）による矢状面グローバルアライメント悪化に伴い，強い腰痛のため仕事（店員）を継続できなくなった（A, B）．胸椎（T3）〜骨盤の矯正固定術で良好なグローバルアライメントが獲得され，現職に復帰した（C, D）．

性側弯症との鑑別はいっそう困難となる．

矢状面グローバルアライメント異常を主病態とする成人脊柱変形（FSI）

成人脊柱変形患者のQOLを低下させる因子として，矢状面グローバルアライメント異常がきわめて重要であることは近年の多くの研究で明らかとなってきた．ここで扱う病態は単純な「後弯症（kyphosis）」ではなく，QOL低下に直結する矢状面グローバルアライメント異常を主病態とする成人脊柱変形である．英文ではこの病態を表現する言葉として"fixed sagittal imbalance（FSI）"が広く用いられているが，これは主に腰椎の前弯減少や後弯，あるいは胸椎の過後弯がもたらすグローバルアライメント異常により，恒常的（定常的）に矢状面グローバルバランスの破綻をきたしている疾患群の総称として捉えることができる[16,17]．

このカテゴリーでは，椎間板変性をベースに生じた変性後弯症などの一次性FSIと，不適切な矢状面アライメントで脊椎固定術がなされた医原性FSIや外傷後後弯症などの二次性FSIの特徴を述べる．

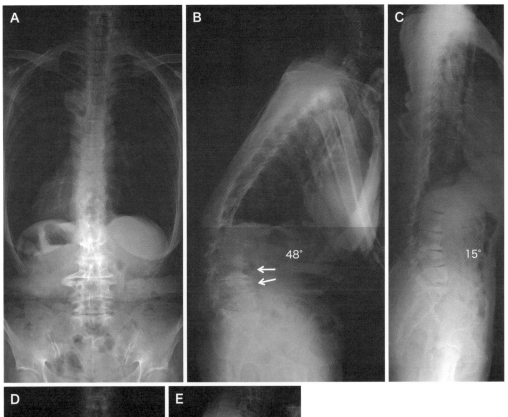
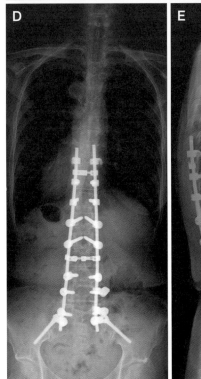
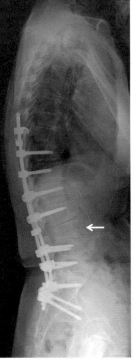

図3　一次性FSI：変性後弯症（71歳女性）

著しい腰椎後弯（Cobb角48°）により歩行困難と胃食道逆流症（GERD）を呈し，受診した．冠状面アライメントは正常だが，L3とL4椎体は後弯変形に伴い楔状変形を呈している（⇨）（A, B）．fulcrum backward bendingでも15°の腰椎後弯が残存する硬い後弯変形であった（C）．L3レベルでのpedicle subtraction osteotomy（PSO：⇨）を併用した胸椎（T10）～骨盤の後方矯正固定術で生理的矢状面アライメントが獲得され，日常生活動作（ADL）は著明に改善した（D, E）．

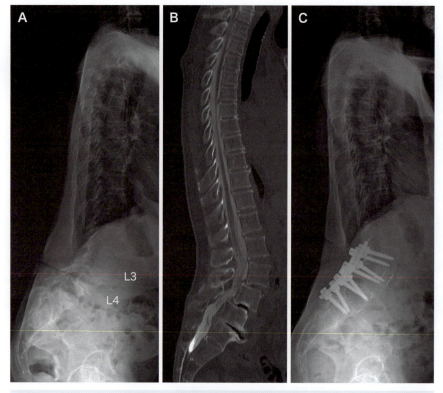

図4　一次性FSI：腰椎変性すべり症（68歳女性）
　L3（Meyerding分類1度）とL4（2度）の2椎連続の変性すべり症により，矢状面グローバルアライメントが破綻し，強い腰痛のため歩行困難となった．2椎連続の腰椎すべり症はそれより近位脊柱全体の前方シフトが大きくなるため，矢状面グローバルバランスの代償不全に陥ることがある（A，B）．Lateral interbody fusion（LIF）を併用した後方矯正固定術で矢状面アライメントは改善した（C）．

1 一次性FSI

　胸腰椎・腰椎椎間板変性により前方椎間板高が減少することを主体とする病態で，しばしば変性側弯を伴う．ここではSRS-Schwab分類に従い，30°以上の側弯変形を伴わない冠状面カーブタイプNに分類されるものを一次性FSIとする．Scheuermann病の有病率が低いわが国においては，ほとんどが椎間板変性をベースに中高年以降に発症するde novo変性後弯症と考えられる[16,17]．前項のde novo変性側弯症では左右非対称の椎間板変性が基本病態であるのに対し，本症は左右対称の椎間板変性により前方椎間板高が減じて引き起こされる[16,17]．また，背筋群の変性や機能不全あるいは遺伝的要因の関与も指摘されている[16,18,19]．後弯変形によりanterior columnへの荷重増加が起こり前方線維輪の圧潰と骨リモデリングによる椎体楔状化が進行した結果，さらなる後弯進行と前方への荷重シフトが生じるという悪循環に陥る（図3）．変形の柔軟性に関しては硬い後弯変形を呈するものが多く，三次元的不安定性のために柔軟なde novo変性側弯症とは異なり，矯正時には3-column骨切り術などの徹底した解離操作を要するものが少なくない．特殊なものとしては，多椎間に及ぶ腰椎変性すべり症（図4）や変性後弯症に椎体骨折が合併している例など手術的治療に際して特別な対応を要する病態が含まれる．

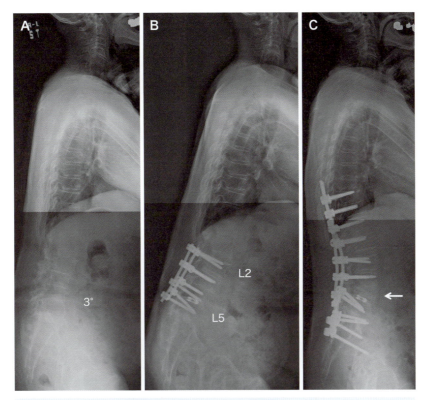

図 5　二次性 FSI：腰椎固定術後後弯症（65 歳女性）
　腰部脊柱管狭窄症に対し，L2～L5 の後方除圧固定術が施行された．術前より腰椎前弯（L1-S1）減少（3°）と矢状面グローバルアライメント異常があったが，脊柱・骨盤ミスマッチを残したまま固定されたため，sagittal vertical axis（SVA）の増悪をきたし，歩行困難となった（A, B）．L4 レベルで PSO 併用の後方矯正固定術を施行し，矢状面グローバルアライメントは正常化した（C ⇨）．

2　二次性 FSI

a．医原性後弯症

　腰椎固定術が広く行われるようになり，本症の頻度が増加している．とくに矢状面グローバルアライメントが QOL に及ぼす影響や術後に獲得すべき生理的矢状面アライメント[20,21]が明らかとなる以前に行われた多椎間腰椎固定術が問題となる．歴史的には特発性側弯症に対する Harrington 手術後の flat back 症候群，すなわち伸延力で変形矯正する後方インストゥルメンテーション手術により生理的な腰椎前弯が失われたものが典型例となる[16,22]．また，圧縮力により矯正する前方インストゥルメンテーション手術（Zielke 法などの single rod を用いたもの）後も同様の固定術後腰椎後弯が生じる．現行の脊椎インストゥルメンテーション手術では flat back 症候群はほとんど起こらなくなったが，早期発症側弯症に対する growing rod 法では，いまだにそのリスクがあるので注意を要する．Pelvic incidence（PI）にマッチした腰椎前弯（lumbar lordosis：LL）が得られなかったことによる医原性 FSI の矯正術には，前方ないし後方椎体間固定が行われた場合は 3-column 骨切り術が，後方ないし後側方固定では固定塊骨切り術（fusion mass osteotomy）など高侵襲な解離手術が不可避であることが問題といえる（図 5）．

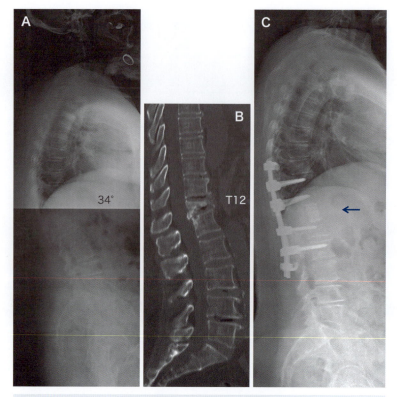

図6 二次性FSI：骨粗鬆症性椎体圧潰（72歳女性）

骨粗鬆症性椎体圧潰（T12）により胸腰椎移行部（T11-L1）に34°の後弯を呈していた．腰椎前弯増大により矢状面グローバルバランスは代償されていたが，腰椎過前弯位よる強い腰痛を訴えていた（Bridwell分類type I imbalance）（A, B）．T12レベルでのposterior vertebral column resection（P-VCR：→）を併用した後方矯正固定術により局所後弯と矢状面グローバルアライメントの双方が改善した（C）．

また，このカテゴリーに入れるべきもう1つの病態として固定隣接椎障害がある．近位移行部後弯（proximal junctional kyphosis：PJK）と遠位移行部後弯（distal junctional kyphosis：DJK）は成人脊柱変形に対する矯正固定術後に高頻度に発生し，最近のトピックとなっている[23,24]．その成因には不明な点も多いが，不良アライメントでの固定や骨粗鬆症の存在などが指摘されている．

b．外傷後後弯症

胸腰椎移行部の不安定損傷に対する保存的治療後に生じ，代償性の腰椎過前弯が腰痛を引き起こすため問題となるのが典型例である．損傷型は後方靭帯複合体不全を伴う伸延型3-column損傷（シートベルト損傷など）や前方不安定性を有する破裂骨折が多い[25]．しかし，このような典型例は胸腰椎損傷に対する正しい理解と現代のインストゥルメンテーション手術により激減した．

社会の高齢化が進む今日，外傷後後弯症で問題となるのは骨粗鬆症性椎体骨折後の遺残後弯や偽関節である．椎体骨折が胸腰椎移行部に限局している場合は局所後弯を呈し，代償性腰椎過前弯による腰痛や偽関節による疼痛と神経障害を引き起こす．一方，椎体骨折が胸椎

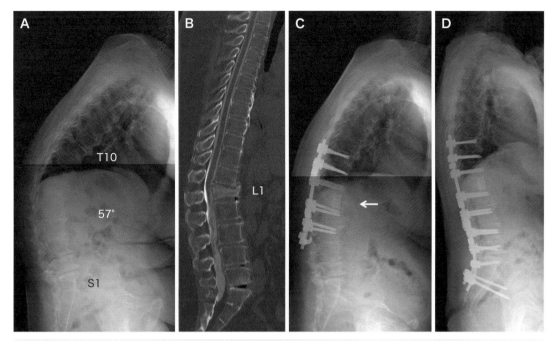

図7 二次性 FSI：骨粗鬆症性椎体圧潰＋腰椎変性後弯症（58 歳女性）

骨粗鬆症性椎体圧潰（L1）により矢状面グローバルアライメント不全（T10-S1 後弯：57°）となり，腰背部痛，GERD 症状，歩行障害を呈していた（Bridwell 分類 type II imbalance）（A，B）．胸腰椎移行部後弯矯正を目的に L1 レベルでの P-VCR を併用した後方矯正固定術（T10-L3）を施行したが，中下位腰椎の変性後弯症の残存により矢状面グローバルバランスの改善は不十分であった（C ⇨）．骨盤までの矯正固定術追加により腰椎前弯化を図り，正常な矢状面グローバルアライメントが獲得された（D）．

から腰椎の広範囲に及ぶ場合や限局的でも腰椎変性後弯症がベースにある例では，矢状面グローバルアライメント異常に由来する歩行障害が臨床上の問題となる．FSI の観点から前者は Bridwell 分類の type I（局所後弯の上下セグメントで代償），後者は type II imbalance（代償不全）である[26]．type I（図6）は局所の矯正術が奏効するが，type II（図7）では脊柱骨盤固定など高侵襲な広範囲固定を要する．本症は重度骨粗鬆症を有する超高齢者の罹患が多く，その対応は重要な課題となっている．

文献

1) Winter RB：Classification and terminology. Moe's Textbook of Scoliosis and Other Spinal Deformities, 3rd ed, WB Saunders, Philadelphia, p39-44, 1995
2) Schwab F, et al：Scoliosis Research Society-Schwab adult spinal deformity classification. A validation study. Spine（Phila Pa 1976）**37**：1077-1082, 2012
3) Silva FE, Lenke LG：Adult degenerative scoliosis：evaluation and management. Neurosurg Focus **28**：E1, 2010
4) Kobayashi T, et al：A prospective study of de novo scoliosis in a community based cohort. Spine（Phila Pa 1976）**31**：178-182, 2006
5) Schwab F, et al：Adult scoliosis：prevalence, SF-36, and nutritional parameters in an elderly volunteer population. Spine（Phila Pa 1976）**30**：1082-1085, 2005
6) Robin GC, et al：Scoliosis in the elderly：a follow-up study. Spine（Phila Pa 1976）**7**：355-359,

1982
7) Grubb SA, Lipscomb HJ, Coonrad RW : Degenerative adult onset scoliosis. Spine (Phila Pa 1976) **13** : 241-245, 1988
8) Aebi M : The adult scoliosis. Eur Spine J **14** : 925-948, 2005
9) Grubb SA, Lipscomb HJ : Diagnostic findings in painful adult scoliosis. Spine (Phila Pa 1976) **17** : 518-527, 1992
10) Jackson RP, Simmons EH, Stripinis D : Incidence and severity of back pain in adult idiopathic scoliosis. Spine (Phila Pa 1976) **8** : 749-756, 1983
11) Kostuik JP, Bentivoglio J : The incidence of low-back pain in adult scoliosis. Spine (Phila Pa 1976) **6** : 268-273, 1981
12) Pritchett JW, Bortel DT : Degenerative symptomatic lumbar scoliosis. Spine (Phila Pa 1976) **18** : 700-703, 1993
13) Smith JS, et al ; International Spine Study Group : Surgical treatment of pathological loss of lumbar lordosis (flatback) in patients with normal sagittal vertical axis achieves similar clinical improvement as surgical treatment of elevated sagittal vertical axis : clinical article. J Neurosurg Spine **21** : 160-170, 2014
14) Ailon T, et al : Degenerative spinal deformity. Neurosurgery **77** (Suppl 4) : S75-S91, 2015
15) Sponseller PD, et al : Results of surgical treatment of adults with idiopathic scoliosis. J Bone Joint Surg Am **69** : 667-675, 1987
16) Savage JW, Patel AA : Fixed sagittal plane imbalance. Global Spine J **4** : 287-296, 2014
17) Bridwell KH, Lenke LG, Lewis SJ : Treatment of spinal stenosis and fixed sagittal imbalance. Clin Orthop Relat Res **2001** : 35-44, 2001
18) Bradford DS, Tay BK, Hu SS : Adult scoliosis : surgical indications, operative management, complications, and outcomes. Spine (Phila Pa 1976) **24** : 2617-2629, 1999
19) Hirano K, et al : Effect of back muscle strength and sagittal spinal imbalance on locomotive syndrome in Japanese men. Orthopedics **35** : e1073-e1078, 2012
20) Glassman SD, et al : The impact of positive sagittal balance in adult spinal deformity. Spine (Phila Pa 1976) **30** : 2024-2029, 2005
21) Inami S, et al : Optimum pelvic incidence minus lumbar lordosis value can be determined by individual pelvic incidence. Eur Spine J **25** : 3638-3643, 2016
22) Berven SH, et al : Management of fixed sagittal plane deformity : outcome of combined anterior and posterior surgery. Spine (Phila Pa 1976) **28** : 1710-1715, 2003
23) Glattes RC, et al : Proximal junctional kyphosis in adult spinal deformity following long instrumented posterior spinal fusion : incidence, outcomes, and risk factor analysis. Spine (Phila Pa 1976) **30** : 1643-1649, 2005
24) Yagi M, Akilah KB, Boachie-Adjei O : Incidence, risk factors and classification of proximal junctional kyphosis : surgical outcomes review of adult idiopathic scoliosis. Spine (Phila Pa 1976) **36** : E60-E68, 2011
25) 種市　洋：胸・腰椎損傷─分類：治療方針と手術療法．新図説臨床整形外科講座4：胸腰椎，腰椎・仙椎，骨盤，金田清志（編），メジカルビュー社，東京，p111-148，1995
26) Booth KC, et al : Complications and predictive factors for the successful treatment of flatback deformity (fixed sagittal imbalance). Spine (Phila Pa 1976) **24** : 1712-1720, 1999

B. 病 態

2 立位グローバルアライメント・バランス

> **Point**
> - 二足での起立と歩行は，四足歩行よりも広い水平視を可能にし，上肢の使用を自由にする大きな進化をもたらした．この起立姿勢獲得という大きな進化には，脊柱・骨盤アライメントの変化が関わっている．
> - 理想的な立位脊柱矢状面アライメントでは，頭蓋骨中心（CAM）はほぼ重心線に一致し，頚椎・胸椎はこれより後方に位置し，T7（5.0 cm 後方）を頂椎として徐々に前方へと移動する．腰椎前弯（LL）は L4（0.6 cm 前方）を頂椎とし，股関節中心（1.4 cm 前方）も常に重心線より前方に位置し，膝関節（2.4 cm 後方）や足関節（4.8 cm 後方）は後方に位置する．
> - X線パラメータで示されるアライメントのみでは立位バランスを知ることはできない．立位バランスとは，水平視を得るための能動的姿勢維持機能であり，実際の立位姿勢では，常に重力に抗して微妙に動揺しながら立っている．
> - 成人期以降の脊柱変形症例では，健常矢状面アライメントの破綻（PI-LL ミスマッチ）が主病変であり，ヒトの起立・歩行への進化において主要な働きをしたと考えられる腰椎・骨盤形態の大原則［小さな pelvic incidence（PI）は小さな LL，大きな PI は大きな LL に連なっているという大原則］を基本として治療方針を検討していくことが肝要である．

二足歩行への進化と矢状面アライメント

　　ヒトは，世に生まれ出て少しずつ匍匐移動を始め，ついに起立・歩行に至る．この成長の過程と同様に，ヒトは四足歩行から起立・歩行が可能な脊柱下肢のアライメントを持つ肉体に進化したと考えられている．人類学者らはこの類似性に注目し，多くの考古学的研究がなされてきた．起立・歩行に至る進化を脊柱・骨盤のアライメントの観点から顧みてみたい．
　　チンパンジー，ゴリラ，オランウータンなどヒト科の動物の下肢アライメントは，常時四肢歩行する動物と大きく変わらないが，腰椎から骨盤にかけての形態および機能が明らかに異なっている[1-5]．ヒトにより近づいた類人猿の腰椎は，ヒトに比べて可動性が低いという．したがって，後脚で立位姿勢をとろうとすると，坐骨結節に起始し下腿に付着するハムストリングスの収縮によって，骨盤・大腿骨にテコの作用が生じ，股関節を伸展させる．股関節がすでに最大伸展している場合，骨盤を後傾させなければならない．類人猿では，立位姿勢を維持する場合，体幹重心線は股関節に近づき，股関節および膝関節は屈曲位をとる[5]．

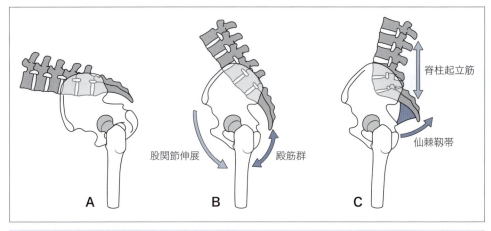

図1 四足姿勢から二足立位への進化と骨盤アライメントおよび筋・靱帯の機能
A:四足動物における矢状面アライメント, B:体幹起立に伴う股関節の伸展とそれに同期する骨盤後傾, C:脊柱起立筋による腰椎前弯形成と仙棘靱帯による仙尾骨の腹側への弯曲形成
[Tardieu C, et al:J Hum Evol 65:209-222, 2013より引用]

　Tardieuらは,起立・歩行への進化と腰椎から骨盤にかけての骨・関節形態および機能について詳細に検討した[6]．四肢で歩く動物では,股関節は屈曲し,脊柱および骨盤は頭側に位置し,体幹重心は前方にある．起立歩行を行うようになると,股関節は伸展し,腰椎は前弯化する．腰椎前弯化には,脊柱起立筋の活動が重要な働きをしたと推測される．ヒト固有背筋の中間層を形成する脊柱起立筋は,腸骨稜後部,仙骨後面,正中仙骨稜,腰椎棘突起,棘上靱帯より起始し,腸肋筋は肋骨角と頚椎横突起に,最長筋は肋骨角と肋骨結節の間・頚胸椎横突起・側頭骨乳様突起に,棘筋は後頭骨と胸椎棘突起にそれぞれ付着する．また,深層固有背筋の多裂筋の一部は,腸骨・仙骨・坐骨結節より起始し,上位腰椎棘突起に付着する．これらの解剖学的所見は,起立姿勢,とくに腰椎前弯維持のために適した解剖学的特徴を示しており,長い進化の過程で獲得した形態であると推測される．立位姿勢の頻度が多くなるにつれて,体幹重心は股関節に近づき,立位・歩行が通常の活動姿勢となった類人猿では,後述するsacral slope（SS）とpelvic incidence（PI）の増大と腰椎前弯が形成され,重心は股関節の後方に位置するようになる（図1）[6]．霊長類のPIを見ると,ホエザル16°,ニホンザル23°,テナガザル32°,ゴリラ35〜36°,オランウータン39.5°[7]であり,後脚での起立の機会が多い動物ほどPIが大きくなっていることが分かる．Tardieuらは,ヒトの成長過程でも同様のPIの変化を見出し,PIの増大が起立歩行への進化に重要な骨盤形態変化であると推測した[6]．また四足歩行動物に比べてヒトの腸骨の位置は仙骨（S1およびS2),恥骨あるいは坐骨の位置よりも後傾し,大きなsciatic notchを形成しているという[1-5]．

　一方,骨盤冠状面の解剖学的変化を見ると,左右仙腸関節・股関節間距離は進化とともに減少する．この変化は,歩行時の体幹回旋運動を減少させ,小さな筋活動で平衡を取りつつ,体幹重量を効率良く下肢へと伝えることに寄与する[5]．脊柱・骨盤の進化と適応により,矢状面ばかりでなく冠状面においても二足歩行に適した形態となり,また同時に脊柱の可動性と安定性を獲得していったのである[5,6,8]．

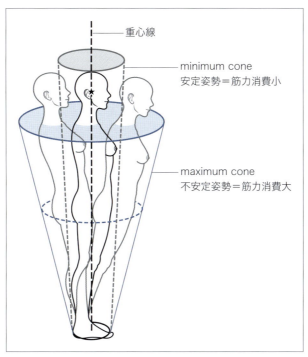

図2 Dubousset の立位姿勢維持における cone of economy の概念[9]

　二足での起立と歩行は，四足歩行よりも広い水平視を可能にし，また上肢の使用を自由にするという大きな進化をもたらした．この起立姿勢獲得という大きな進化において，脊柱・骨盤アライメントの変化は主要な役割を果たしたと考えられる．

立位における脊柱・骨盤の理想的アライメント

　1970年代に Dubousset は，立位姿勢を"大地に接する足より始まり，足関節・膝関節を介して骨盤（pelvic vertebra）に至り，すべての椎骨を介して頭蓋骨（cephalic vertebra）に終わるバランスの鎖（the chain of balance）"と表現した．立位姿勢では，足部を支点として円錐状に揺れながらも立位姿勢を維持する．安定した姿勢ではその円錐は小さく，不安定な姿勢では大きい．円錐が小さいほど姿勢維持に必要な筋活動は小さく，円錐が大きいほどその活動は大きくなるという立位バランスの概念を提唱した（**図2**）[9]．

　1980年代に，Duval-Beaupère らは，barycentremetry anasysis（γ線にて頭部から骨盤までのある厚さを持った横断面の重心を求める方法）によって体幹の重心線を明らかにし，同時に立位脊柱全長 X 線側面像を撮影し，両データをマッチングさせて，重心と主要椎体との位置関係をシミュレーションしている[10-12]（**図3**）．これらの研究過程で，立位グローバルアライメント・バランスの要となるのが骨盤であり，骨盤形態によって頭側では脊柱アライメント，尾側では股関節・膝関節・足関節の屈曲・伸展によって立位バランスがコントロールされるという考えを初めて示した．特筆すべきは，骨盤形態は各自異なっているが，この形

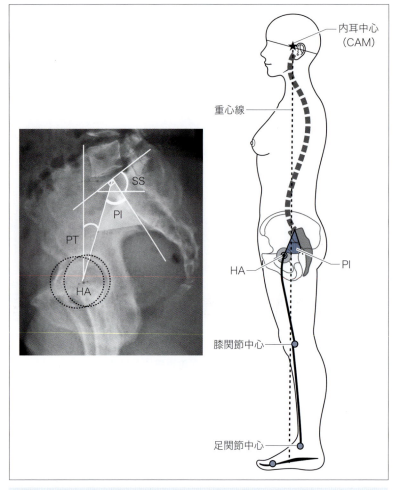

図3 立位における全身矢状面アライメント[10,20,21]
SS：sacral slope, PT：pelvic tilt, PI：pelvic incidence, HA：hip axis

態的特異性をsacral incidenceというパラメータで表現したことである[10]．股関節は両大腿骨頭中心を結ぶ線を軸として前屈・後屈するが，側面X線像の計測においては，この線の中点をhip axis（HA）として骨盤パラメータを計測する．Incidenceという名称の由来は，側面X線像における仙骨底を鏡に見立て，HAから入射する光を仮想したときに，仙骨底において反射する光の入射角（incidence）にあたるという意味である．Incidenceは，幾何学的にpelvic tilt（PT）とsacral slope（SS）の和に一致する（**図3**）．後年，Duval-Beaupèreのフェローであった Legayeがsacral incidenceをpelvic incidence（PI）として英語論文で発表し[13]，現在では一般的にPIと言われるようになった．

Duval-Beaupèreらが主張した立位矢状面アライメントにおける大原則は，PIは各自固有の値であり，PIに応じた腰椎前弯（lumbar lordosis：LL）が形成される．すなわち大きいPIの場合には大きいLLが，小さいPIの場合には小さいLLが形成され，さらにLLに応じた胸椎後弯（thoracic kyphosis：TK）が形成されるというものである[11,12]．この解剖学的特徴が立位姿勢維持の進化に深く関わっていることは前述した通りである．

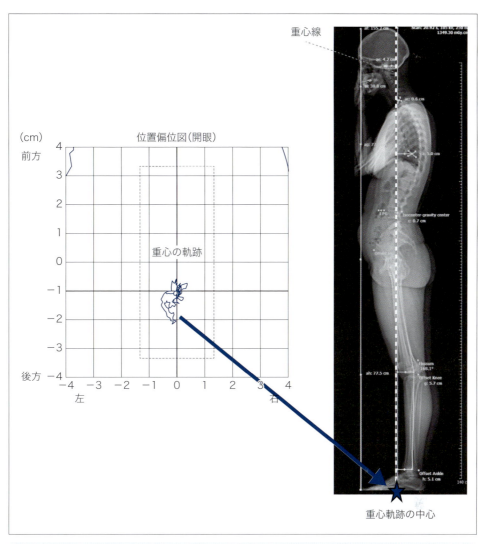

図4 EOSとGPを同期させたアライメント・バランス計測システム
[Hasegawa K, et al：Eur Spine J **25**：3675-3686, 2016 より引用]

　骨盤パラメータについて，オランダのDuringらは，腰痛疾患患者の腰椎〜骨盤アライメントを調査した際に，PIの補角をpelvisacral angleという名称で計測している[14]．また，Itoiらは，閉経後骨粗鬆症性脊柱変形における矢状面アライメント計測で，PIの補角をsacropelvic angleと称している[15]．これら近年の全身立位アライメント研究は，ヒトの立位グローバルアライメント・バランスに関する理解を大きく前進させた．

　Mangioneらは，胎児（$n=30$），小児（$n=30$）および成人（$n=30$）についてPIと年齢の関係を調査し，$PI=18.0+14.7×\log$（歳）という関係を見出した．PIは出生直後の数ヵ月は急速に増大し，徐々に増大速度は緩やかとなり，10歳頃にほぼ一定になるという[16]．一方，Tardieuらが，19人の新生児と50人の成人における骨盤矢状面パラメータを調べたところ，年齢が大きいほどPIは大きく，PIは仙骨底-寛骨臼距離すなわち骨盤サイズに対して負の相関を示したという．また，個体発生の過程で，仙骨は腸骨翼の間に沈んでいくように寛骨臼

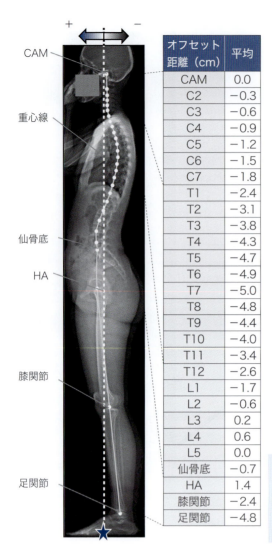

図5 重心線からCAM，全椎体中心，仙骨底中心，HA，膝関節中心および足関節中心までの距離

[Hasegawa K, et al：J Anat **230**：619-630, 2017より引用]

の後方に位置するようになり，体幹重心線が後方に移動する．このとき，腰椎アライメントは骨盤形態に合わせて前弯を形成し，二足歩行を可能にしたという[6]．

ヒトの理想的立位脊柱アライメントは必ずしも明らかではない．通常の立位X線撮影ではアライメント評価の基準となる重心線が不明である．体幹前傾の指標としてよく使用されるsagittal vertical axis（SVA）[17]は，仙骨底後縁を通る垂線からC7椎体中心のオフセット距離であるが，この垂線が基準としている仙骨は立位では常に動揺するので正確な指標とはならない．そこで，筆者らは立位アライメントの生体力学的解釈に寄与する重心線を明らかにする目的で，低X線被曝で立位アライメントを計測できる革新的Slot-scanning 3D X-ray Imager（EOS，EOS imaging社，フランス）[18,19]に，重心動揺計（GP，アニマ株式会社，日本）を同期させたバランス計測法を構築した[20]．EOS撮影中心に設置したGPに被検者を立たせ，水平注視鏡に視線を置く．7.6 cm/秒の速度で頭蓋骨から足部までスキャンし，同時に30秒間の重心動揺を計測するものである．30秒間の平均重心位置を通る垂線を重心線と定義した（**図4**）．健常成人136人（平均39.7歳，男：女＝40：96）を対象として，頭蓋骨中心

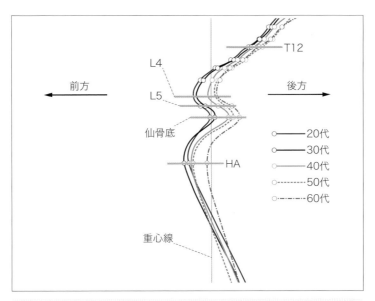

図6 年代別の下位腰椎椎体，仙骨底および股関節の各中心と重心線との関係

[Hasegawa K, et al：J Anat **230**：619-630, 2017 より引用]

(center of acoustic meati：CAM), 全椎体中心, 仙骨底中心, 股関節, 膝関節および足関節中心の重心線からのオフセット距離を計測した[21]．CAM[22]はほぼ重心線に一致し，頸椎・胸椎は重心線より後方に位置し，T7（5.0 cm 後方）を頂椎として徐々に前方へと移動し，L4（0.6 cm 前方）を頂椎とした前弯となる．股関節中心（1.4 cm 前方）は常に重心線より前方に位置し，膝関節（2.4 cm 後方）や足関節（4.8 cm 後方）は後方に位置する（**図5**）．この結果は，30年前に Duval-Beaupère らが報告した解析結果[11]とほぼ一致しており，彼らの独創性と解析方法の正確性が裏づけられた．重心線と脊柱矢状面アライメントの関係をさらに年齢で区分してみると，L4，L5 および仙骨底中心は40歳以降では徐々に後方に位置していた（**図6**）．この年齢による変化は，次項で述べる立位姿勢維持の代償機能に関わっている．

立位脊柱アライメントと臨床症状の関係について，近年，多くの報告がなされている．Glassman 論文を嚆矢として，矢状面アライメントの悪化は健康関連QOL（HRQOL）を低下させるというのが定説である[23-25]．126人の健常日本人ボランティア（平均年齢39.4歳，20〜69歳，男30人，女96人）を対象として，HRQOL［Oswestry Disability Index score（ODI）[26]，SRS-22[27]］と年齢と立位脊柱アライメントとの関係を調べてみた．ODIは，年齢（$r^2 = 0.046$, $p = 0.016$）および PI-LL[17]（$r^2 = 0.039$, $p = 0.028$）の増加に伴って悪化する傾向があった．一方，SRS-22は，年齢（$r^2 = 0.032$, $p = 0.045$），PT（$r^2 = 0.060$, $p = 0.0048$）および PI-LL（$r^2 = 0.033$, $p = 0.043$）の増加とともに悪化する傾向があった．すなわち健常者においても，HRQOL は加齢と PI-LL で表現される理想的脊柱アライメントからのズレに伴って低下する傾向があった[20]．本項で述べた理想的脊柱アライメントは，あくまでも平均年齢40歳程度の健常成人におけるアライメントである．アライメントは，健常者であっても加齢によって徐々に変化し，その変化に伴って腰痛を中心とした臨床症状が生じると考えられる．

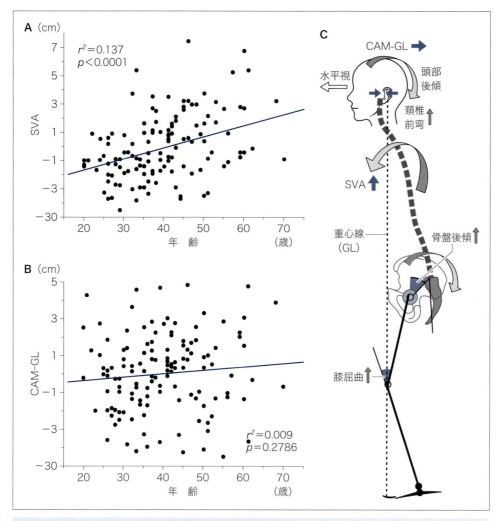

図7 SVA, CAM-GL と年齢の関係と代償機能のシェーマ
A：SVA，B：CAM-GL，C：加齢による変化と水平視のための代償機能
[Hasegawa K, et al：Eur Spine J **25**：3675-3686，2016 より引用]

立位姿勢維持のための代償機能

　健常な脊柱アライメントを有する人は，必要最小限の筋活動で立位姿勢を維持できると考えられている（**図2**）[9]．しかし，加齢とともに脊椎症は進行し，アライメントが変化することは避けられない（**図7**）．EOS を使用した健常者の矢状面脊柱アライメント計測結果によると，健常者においても加齢によって体幹は前傾していく傾向がある（**図7-A**）．ところが，同時に計測した CAM は，加齢によってもほぼ重心線に一致していた（**図7-B**）．一方，頭蓋骨のアライメントを McGregor slope[28]で計測してみると，年齢とともに増加，すなわち頭蓋骨は後方に回旋する傾向があった（$r^2=0.108$，$p=0.0002$；**図8-A**）．また，骨盤から下肢を見ると，加齢とともに PT は増大し，股関節は伸展し，膝関節は屈曲する傾向があった（**図8-B〜D**）[20]．これらの加齢に伴うアライメントの変化は，自然立位・歩行時の水平視という

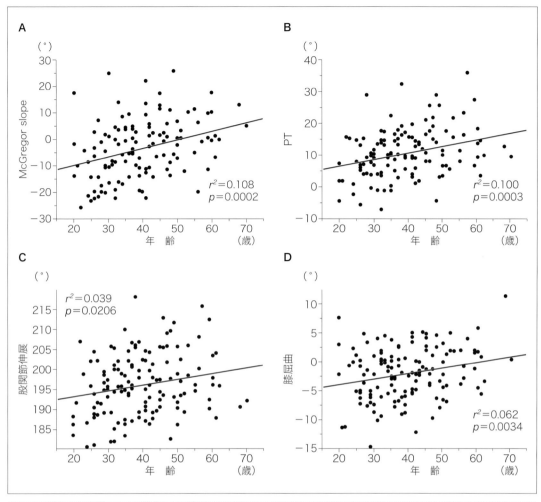

図8 各種アライメントと年齢との関係
A：McGregor slope[28]，B：PT，C：股関節伸展，D：膝屈曲

[Hasegawa K, et al：Eur Spine J 25：3675-3686, 2016 より引用]

目的のための脊柱・骨盤・下肢の代償機能の結果であると推察される（**図9**）．

Roussouly らは，この代償機能を3つの phase に分類した．すなわち，C7を通る垂線（C7PL）が仙骨底を通り，かつ HA の後方を通る normal，脊椎症性変化の腰椎前弯減少に伴う C7PL 前方偏位を主に骨盤後傾（PT 増大）によって代償する compensation，そしてさらに骨盤後傾のみでは代償できず，膝を屈曲することで何とか立位を保持する decompensation の phase である[29]（**図10**）．PT と股関節伸展は正相関の関係にあり，PT＝PI のとき，股関節は最大伸展している．体幹前傾が骨盤後傾や股関節最大伸展位でも代償されない場合，膝が屈曲する．しかし，屈曲角が30°にもなると大腿四頭筋を中心とした下肢筋群を持続的に活動させなければならないので，高齢者では立位姿勢を維持し続けるのは困難である．健常成人における PT および膝屈曲の正常範囲（平均，標準偏差，25%/75% quartile）は PT；11.5°，7.6°，6.5/15.9°，膝屈曲；－1.6°，4.5°，－5.0/1.7°である．また，PT，膝屈曲および SVA の97.5 percentile はそれぞれ29.3°，6.1°および5.5 cm である[20]．したがって，

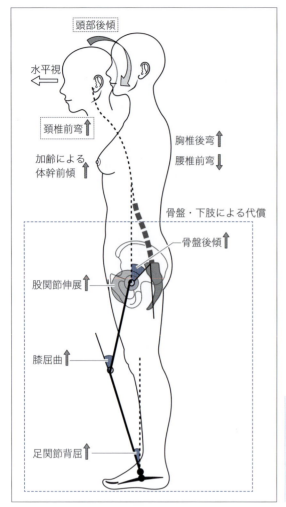

図9 水平視のための姿勢維持代償機能
　加齢によって体幹は前傾するが，頭部は後傾し，頸椎は前弯化する．また，骨盤後傾（PT 増大，股関節伸展），膝屈曲および足関節背屈を増大する．これらの変化は，体幹バランスおよび水平視維持のための代償機能と考えられる．

　成人脊柱変形患者において，立位・歩行での腰痛や腰背部易疲労があり，X 線パラメータ上，PT 30°以上，膝屈曲 5°以上という所見が揃えば，矢状面アライメントの破綻（decompensation）が症状に関与している可能性が高いといえる．

　しかし，X 線パラメータで示されるアライメントのみでは立位バランスを知ることはできない．立位バランスとは，水平視を得るための能動的姿勢維持機能であり，実際の立位姿勢では，常に重力に抗して微妙に動揺しながら立っているからである[9]（図2）．立位における微妙な動揺を，前述した EOS と GP を同期させたシステムによって計測してみた．バランスパラメータとして，30 秒間の重心の軌跡を外周とする面積：外周面積（ENV）を一例にとると，小さい ENV は Dubousset の cone of economy[9] が小さいことを意味し，大きい ENV は，それが大きいことを意味する．前述した健常者 126 人の ENV と年齢の関係を見ると，年齢が高いほど ENV は大きい傾向があった（$r^2=0.069$, $p=0.0030$）．また，脊柱・骨盤矢状面バランスを端的に示すパラメータである PI-LL[17] との関係をみると，PI-LL が大きいほど，すなわち脊柱・骨盤矢状面アライメントが後弯化するほど ENV は大きい傾向があった（$r^2=0.033$, $p<0.05$）[20]．これらの結果は，健常者といえども立位バランスの安定性は加齢によっ

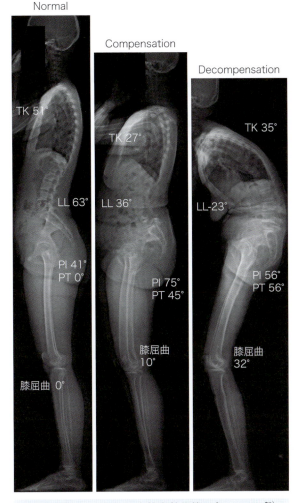

図10　Roussoulyの立位姿勢代償の各phase[29]

て，また後弯化によって悪化することを示唆し，成人期以降の脊柱変形の典型的な症状である腰背部痛・易疲労感による立位・歩行困難の症状は，立位バランスが関与する1つの証左である．

目標とすべき脊柱アライメント（とくに腰椎前弯）

　成人脊柱変形の主症状である腰背部痛・易疲労感は，主に胸腰椎移行部から腰仙椎にかけてのアライメントの破綻に起因する場合が多い[20,23,24,30]．Schwabらは，成人脊柱変形に対する矯正固定術の論文をレビューし，目標となる矢状面アライメントはSVA＜50 mm，PT＜20°，LL＝PI＋9°であると述べている[31]．実際の矯正手技で直接変えうるパラメータはLLなので，矯正固定術を計画する場合には，腰椎から骨盤の矢状面アライメントを正常化すること，すなわちLLをPIに近づけることが目標となる．理想的なLLを求めるために，これまでLLとPIの相関関係に基づいたフォーミュラが幾つも報告されてきた[11,17,20,28,32-35]．

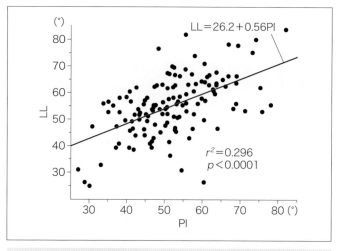

図11 LLとPIの関係[20]

　EOSを使用した健常矢状面アライメント計測（$n=126$）におけるLLとPIとの関係を見ると、LL=26.2+0.56PI（$r^2=0.296$, $p<0.0001$）であった（**図11**）．また，脊椎アライメントは加齢によって変化するという事実から[28]，年齢を加えて最小二乗法によるモデルを作成すると，LL=32.9+0.60PI−0.23×年齢（$r^2=0.339$, $p<0.0001$）であった．両者を比較すると，年齢を加えた方が相関係数が高いので，後者の方が実際的であろうと考えられる[20]．筆者らがフランス・ボルドー大学とEOSを用いた同一撮影条件下に，年齢に差がない健常対象者を計測してフォーミュラを比較したところ，ほぼ一致していた（LL=0.54PI+28.5, v. s. LL=0.56PI+26.2）[34]．一方，Duval-Beaupèreなどのフォーミュラ：LL=0.60PI+35.5 [11]，Schwabなどのフォーミュラ：LL=PI+9 [17]を見ると，筆者らの結果に比べて大きな差があった（**図12**）．この事実は，LLやPIの値は，X線撮影条件や計測者によって大きな差が生じうることを示唆している．

　これまでPIは，成長完了後，生涯不変であると信じられてきた．しかし，過去に発表された47論文のPIと年齢との関係を調べたレビュー論文によると，腰椎分離・すべり症を除いた健常者および側弯症患者において，PIは年齢とともに増大していたという[36]．筆者らの健常日本人（$n=131$）の計測データを見ると，PIは加齢とともに増大する傾向があった（$r^2=0.0429$, $p=0.0176$）．20歳から69歳の変化を見ると10°程度増大しており[20]，これは，Vrtovecらの報告と一致している．PIが変化しうる場所は仙腸関節のみであることから，仙腸関節症の進行に伴ってPIは増加する可能性がある．筆者らがLLとPIのフォーミュラに年齢の要素を入れた理由はここにあるが，加齢とPIとの関係を明らかにするためには，今後の縦断研究が待たれる．

　Inamiらは，矯正固定術を行った成人脊柱変形48例について，Oswestry Disability Index（ODI）良好例について，PI−LLとPIの関係を求めた結果，PI−LL=0.41PI−11.12（$R=0.45$, $p=0.0059$）という関係を見出した．すなわち，矯正手術での目標とされているPI−LLは一定ではなく，PIによって変わってくる．例えば，理想的PI−LLは，PI 30°の場合は1°，PI 50°の場合9°，PI 80°の場合22°と予測されたという[35]．PI−LLは，脊柱・骨盤バランスの良否

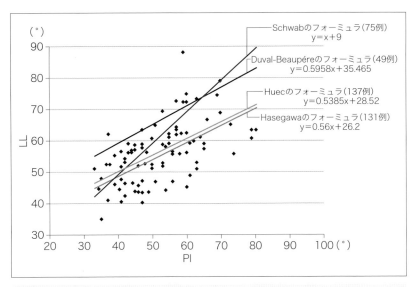

図12 PIとLLの関係を示す各種フォーミュラの比較
[Le Huec JC, Hasegawa K：Eur Spine J 25：3630-3637, 2016 より引用]

を数値化するのに便利なパラメータであるが[17]，この値はPIで示唆される骨盤の形態・アライメントによって変化するというのである．矢状面アライメントの鍵であるPIの意義は深遠であり，さらなる研究が必要である．しかし，手術適応となる成人脊柱変形症例の大部分は，Duval-Beaupèreらによって示された健常矢状面アライメントの破綻が主な病態であり，ヒトの起立・歩行への進化において主要な働きをしたと考えられる腰椎・骨盤形態の大原則(小さなPIは小さなLL，大きなPIは大きなLLに連なっているという大原則)を基本として検討を進めることが肝要である．

文 献

1) Friedenthal H：Sonderformen der menschlichen Leibesbildung. Beiträge zur Naturgeschichte des Menschen, Fischer, Jena, 1910
2) Westenhöfer M：Die Stellung des menschlichen Beckens in der Wirbeltierreihe. Arch Frauenk Konst **15**：215-261, 1929
3) Schultz AH：The skeleton of the trunk and limbs of higher primates. Hum Biol **2**：303-438, 1930
4) Weidenreich F：Über das Hüftbein und das Becken der Primaten und ihre Umformung durch den aufrechten Gang. Anat Anz **44**：497-513, 1913
5) Kummer BKF：Functional adaptation to posture in the pelvis of man and other primates. Primate Functional Morphology and Evolution, Tuttle RH(ed), Mouton, The Hague, p281-290, 1975
6) Tardieu C, et al：How is sagittal balance acquired during bipedal gait acquisition? Comparison of neonatal and adult pelves in three dimensions. Evolutionary implications. J Hum Evol **65**：209-222, 2013
7) Tardieu C, Hasegawa K, Haeusler M：Evolution of the human pelvis. How pelvis and spine become a functional unit in hominid evolution during the transition from occasional to permanent bipedalism. Anatomical Records, 2016 (in press)

8) Putz RLV, Müller-Gerbl M : The vertebral column—a phylogenetic failure? A theory explaining the function and vulnerability of the human spine. Clin Anat **9** : 205-212, 1996
9) Dubousset J : Three-dimensional analysis of the scoliotic deformity. Pediatric Spine : principles and practice, Weinstein SL(ed), Raven Press, New York, p479-483, 1994
10) Duval-Beaupère G, Robain G : Visualization on full spine radiographs of the anatomical connections of the centres of the segmental body mass supported by each vertebra and measured in vivo. Int Orthop **11** : 261-269, 1987
11) Duval-Beaupère G, Schmidt C, Cosson PH : A barycentremetric study of the sagittal shape of spine and pelvis. Ann Biomed Engeneer **20** : 451-462, 1992
12) Duval-Beaupère G, Legaye J : Composante sagittale de la statique rachidienne. Rev Rhumatisme **71** : 105-119, 2004
13) Legaye J, et al : Pelvic incidence : a fundamental pelvic parameter for three-dimensional regulation of spinal sagittal curves. Eur Spine J **7** : 99-103, 1998
14) During J, et al : Toward standards for posture. Postural characteristics of the lower back system in normal and pathologic conditions. Spine (Phila Pa 1976) **10** : 83-87, 1985
15) Itoi E : Roentgenographic analysis of posture in spinal osteoporotics. Spine (Phila Pa 1976) **16** : 750-756, 1991
16) Mangione P, Gomez D, Senegas J : Study of the course of incidence angle during growth. Eur Spine J **6** : 163-167, 1997
17) Schwab F, et al : Sagittal plane considerations and the pelvis in the adult patient. Spine (Phila Pa 1976) **34** : 1828-1833, 2009
18) Dubousset J, et al : Le système EOS : Nouvelle imagerie ostéo-articulaire basse dose en osition debout. E-mèmoire de l'Académie Nationale de Chirurgie **4** : 22-27, 2005
19) Deschenes S, et al : Diagnostic imaging of spinal deformities : reducing patients radiation dose with a new slot-scanning X-ray imager. Spine (Phila Pa 1976) **35** : 989-994, 2010
20) Hasegawa K, et al : Normative values of spino-pelvic sagittal alignment, balance, age, and health-related quality of life in a cohort of healthy adult subjects. Eur Spine J **25** : 3675-3686, 2016
21) Hasegawa K, et al : Standing sagittal alignment of the whole axial skeleton with reference to the gravity line in human. J Anat **230** : 619-630, 2017
22) Vital JM, Senegas J : Anatomical bases of the study of the constraints to which the cervical spine is subject in the sagittal plane. A study of the center of gravity of the head. Surg Radiol Anat **8** : 169-173, 1986
23) Glassman SD, et al : Correlation of radiographic parameters and clinical symptoms in adult scoliosis. Spine (Phila Pa 1976) **30** : 682-688, 2005
24) Glassman SD, et al : The impact of positive sagittal balance in adult spinal deformity. Spine (Phila Pa 1976) **30** : 2024-2029, 2005
25) Pellise F, et al : Impact on health related quality of life of adult spinal deformity (ASD) compared with other chronic conditions. Eur Spine J **24** : 3-11, 2015
26) Fairbank JCT, Pynsent PB : The Oswestry Disability Index. Spine (Phila Pa 1976) **25** : 2940-2953, 2000
27) Asher M, et al : The reliability and concurrent validity of the Scoliosis Research Society-22 patient questionnaire for idiopathic scoliosis. Spine (Phila Pa 1976) **28** : 63-69, 2003
28) Lafege R, et al : Natural head posture in the setting of sagittal spinal deformity : validation of chin-brow vertical angle, slope of line of sight, and McGregor's slope with health-related quality of life. Neurosurg **79** : 108-115, 2016
29) Roussouly P, Pinheiro-Franco JL : Biomechanical analysis of the spino-pelvic organization and adaptation in pathology. Eur Spine J **20** : S609-S618, 2011
30) Schwab F, et al : Radiographical spinopelvic parameters and disability in the setting of adult

spinal deformity. Spine (Phila Pa 1976) **38**：E803-E812, 2013
31) Schwab F, et al：Adult spinal deformity-postoperative standing imbalance：how much can you tolerate? An overview of key parameters in assessing alignment and planning corrective surgery. Spine (Phila Pa 1976) **35**：2224-2231, 2010
32) Boulay C, et al：Sagittal alignment of spine and pelvis regulated by pelvic incidence：standard values and prediction of lordosis. Eur Spine J **15**：415-422, 2006
33) Xu L, et al：Estimation of the ideal lumbar lordosis to be restored from spinal fusion surgery. Spine (Phila Pa 1976) **40**：1001-1005, 2015
34) Le Huec JC, Hasegawa K：Normative values for the spine shape parameters using 3D standing analysis from a database of 268 asymptomatic Caucasian and Japanese subjects. Eur Spine J **25**：3630-3637, 2016
35) Inami S, et al：Optimum pelvic incidence minus lumbar lordosis value can be determined by individual pelvic incidence. Eur Spine J **25**：3638-3643, 2016
36) Vrtovec T, et al：A review of methods for evaluating the quantitative parameters of sagittal pelvic alignment. Spine J **12**：433-446, 2012

B. 病態

3 SRS-Schwab 分類

> **Point**
> ・SRS-Schwab 分類は，冠状面カーブタイプに加えて矢状面修飾因子の程度で成人脊柱変形を分類している．
> ・SRS-Schwab 分類は臨床成績と相関があり，また再現性の高い分類である．
> ・SRS-Schwab 分類は術前の手術プランニングに用いることが可能であるが，至適なアライメントは年齢や性別，人種により異なっている可能性があり，念頭に置く必要がある．

　成人脊柱変形は小児期の遺残性の側弯症から，成人後の変性に伴う側弯や，明らかな側弯を認めない後弯症までその病態が多様であり，症状の程度も軽微な腰痛から歩行困難まで多様である．Schwab らにより報告された成人脊柱変形に対する Scoliosis Research Society（SRS）-Schwab 分類は X 線冠状面・矢状面アライメントを用いた臨床成績に基づく再現性の高い分類であり，現在成人脊柱変形の分類に広く用いられている．本項では SRS-Schwab 分類作成の経緯から，分類の実際，その課題について述べる．

SRS-Schwab 分類作成の経緯

　これまで脊柱変形に対する分類は King-Moe 分類や Lenke 分類などに代表される特発性側弯症を対象とした分類であった[1,2]．1983 年に報告された King-Moe 分類は立位 X 線正面像から側弯を分類し，固定範囲のガイドラインとすることを目的としていた．2001 年に報告された Lenke 分類は X 線正面像に加えて側屈の X 線から側弯の可撓性を加味し，また側面 X 線像から脊椎の後弯を考慮に入れることでより正確な分類を行い，手術における固定範囲のガイドラインとすることを目的として作成された．

　特発性側弯症に対する分類を成人脊柱変形に用いようとする試みが行われたが，成人脊柱変形は特発性側弯症と比較して病態が多様であり，また腰痛や下肢痛などの症状を伴う患者が多く，これらの症状が X 線正面像の Cobb 角などの因子と相関がないため，冠状面のアライメント不良や整容を改善することを目的とした特発性側弯症に対する分類である King-Moe 分類や Lenke 分類を成人脊柱変形に対して適応することは困難であった[3]．

　Fu らは 497 人の成人脊柱変形患者に対する前向き調査を行い，手術を受けた患者では有意に健康関連 QOL（HRQOL）が低いことを明らかにしている[4]．一方，Bunge らは手術また

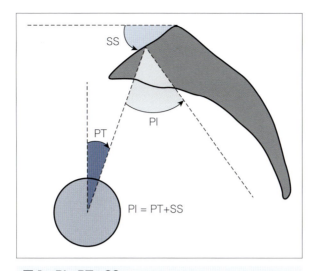

図1 PI＝PT＋SS
[Schwab F, et al：Spine (Phila Pa 1976) **37**：1077-1082, 2012 より引用]

は装具療法を受けた109人の特発性側弯症の臨床成績を調査し，手術を受けた患者の方が治療に対する満足度は高かったものの，臨床成績に関して両者に違いはなかったことを報告している[5]．Glassmanらは298人の成人脊柱変形患者のX線像と臨床症状を調査し，矢状面アライメントの不良が最も臨床成績と相関がみられたと報告している[6]．またLafageらは125人の成人脊柱変形患者の矢状面アライメントを調査し，pelvic tilt（PT）とT1 inclinationが臨床成績と強く相関していると報告している[7]．その後，多くの調査で成人脊柱変形の臨床成績と矢状面アライメントの関連が確認され，矢状面アライメント関連因子の中でsagittal vertical axis（SVA），PT，pelvic incidence（PI）-lumbar lordosis（LL）が最も臨床成績と関連が高いことが明らかとなった[8-14]．

　PIは骨盤固有の角度であり，PI，PTとsacral slope（SS）には以下の関係が成り立つ：PI＝PT＋SS[14]（図1）．PTは骨盤の後傾の程度を示す指標で，腰椎の前弯が減少した際にSVAが前方に大きく移動することを代償するために骨盤を後傾させ，姿勢を維持する．この際，PTは大きくなる．代償を目的にPTを大きくするために，立位の際に股関節を伸展し，膝関節を屈曲する必要が生じるので，HRQOLは低下する．PI-LLはHRQOLと相関の強い因子であり，Lafageらは成人脊柱変形患者を対象とした前向き研究においてPI-LLがHRQOLと最も相関の強い因子であり，PI-LLが11°以上でPTが22°以上，SVAが46 mm以上では臨床成績の指標であるOswestry Disability Index（ODI）が有意に増悪し，"厳しい不能（severe disability）"を示す40以上となることを報告している．Schwabらは2012年にX線正面像を用いた脊柱変形のタイプ別分類に加えて，これらの臨床成績に影響を与える因子の異常の程度を加えた成人脊柱変形に対する分類を発表した[15]．

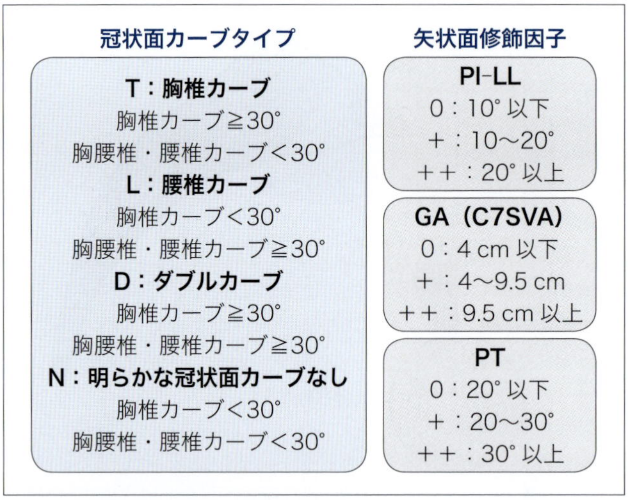

図2 SRS-Schwab ASD分類

```
冠状面カーブタイプ                矢状面修飾因子

T：胸椎カーブ                    PI-LL
  胸椎カーブ≧30°                  0：10°以下
  胸腰椎・腰椎カーブ＜30°           ＋：10〜20°
                                ＋＋：20°以上
L：腰椎カーブ
  胸椎カーブ＜30°                 GA（C7SVA）
  胸腰椎・腰椎カーブ≧30°            0：4 cm以下
                                ＋：4〜9.5 cm
D：ダブルカーブ                    ＋＋：9.5 cm以上
  胸椎カーブ≧30°
  胸腰椎・腰椎カーブ≧30°           PT
                                 0：20°以下
N：明らかな冠状面カーブなし          ＋：20〜30°
  胸椎カーブ＜30°                 ＋＋：30°以上
  胸腰椎・腰椎カーブ＜30°
```

[Schwab F, et al：Spine（Phila Pa 1976）**34**：1828-1833, 2009 より引用]

SRS-Schwab分類の実際

　成人脊柱変形患者に対してSRS-Schwab分類を行うためには正確な立位全脊柱正面および側面像が必要である．側面像においてはC7および両大腿骨頭が計測可能であることが必須要件である．

1 冠状面における脊柱変形の評価

　立位X線正面像で冠状面カーブの部位と大きさを計測する．Cobb角30°以上であれば構築性カーブありと判断する．胸椎のみのカーブ（頂椎がT9またはそれより頭側）であればタイプT，胸腰椎・腰椎のみのカーブ（頂椎がT10またはそれより尾側）であればタイプL，胸椎・腰椎それぞれにCobb角30°以上のカーブがあればタイプD，胸腰椎いずれにもCobb角30°以上の側弯がなければタイプNとする．

2 矢状面における脊柱変形の評価

　立位X線側面像でPI-LL，SVA，PTを計測し，それぞれを修飾因子とする．PI-LLが10°以下であれば"0"，10〜20°であれば"＋"，20°以上であれば"＋＋"，とする．SVAが4 cm以下であれば"0"，4〜9.5 cmであれば"＋"，9.5 cm以上であれば"＋＋"とする．またPTが20°以下であれば"0"，20〜30°であれば"＋"，30°以上であれば"＋＋"とする（図2，図3）．

SRS-Schwab分類の再現性

　臨床的に有用な分類を作成する上で，分類が臨床成績に即していることと，再現性が高いことは非常に重要である．特発性側弯症に対して用いられているLenke分類の検者間誤差はκ係数0.68，検者内誤差は0.73であり，King-Moe分類と比較して良好であることが報告さ

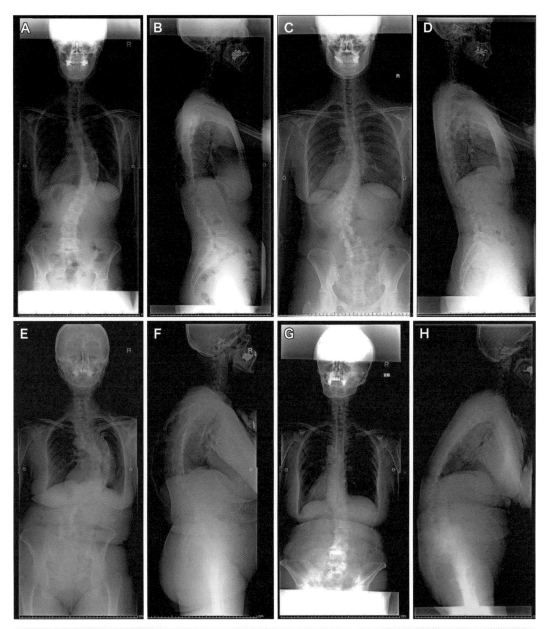

図3　SRS-Schwab 分類
A・B：冠状面カーブタイプ T　　　　　C・D：冠状面カーブタイプ L
E・F：冠状面カーブタイプ D　　　　　G・H：冠状面カーブタイプ N

れている[16,17]．一方，Liu らは SRS-Schwab 分類の再現性を調査し，検者間誤差は κ 係数 0.75〜0.98（冠状面カーブタイプ），0.87（矢状面修飾因子），検者内誤差は 0.88〜0.97（冠状面カーブタイプ），0.70〜0.79（矢状面修飾因子）であり，再現性が高いことが確認されている[15]．

臨床成績との相関

　　Smith らは341人の成人脊柱変形患者を前向きに調査し，手術を受けた患者では術直後のSRS-Schwab分類の矢状面修飾因子から術後1年経過時点のHRQOL（ODI，SRS-22，SF-36身体側面スコア）の改善量が予測可能であったと報告している[18]．またSVAとPI-LLに関しては，両者の変化量から手術成績が臨床的に意義のある最小変化量（minimum clinically important difference：MCID）に達するか否かを予測可能であったと報告している．Smithらはまた，手術を行った227人の成人脊柱変形患者を対象として術後臨床成績を調査し，成績不良例（SRS-22<2.5またはODI>50）では成績良好例（SRS-22>4.5またはODI<15）と比較して，術後2年経過時のSVAとPI-LLが有意に大きいことを報告している．Sánchez-Mariscalらは手術を行った成人脊柱変形患者59人（平均年齢50歳）を調査し，多因子解析の結果，PTのみが臨床成績と有意な相関を認めたと報告している[19]．一方，HaらはCobb角10°以上で腰椎を頂椎とする腰椎変性側弯症患者216人（平均年齢71.2歳）を解析し，腰椎変性側弯ではLafageらによるすべての成人脊柱変形を対象とした調査結果とは異なり，PI-LLのみ臨床成績と弱い相関が見られ，他の矢状面修飾因子との相関は認められなかったと報告している[20]．このため，Haらは腰椎変性側弯症に対して手術を検討する際にはSRS-Schwab分類だけでなく，他の臨床症状にも着目すべきと結論づけている．一方，Bucklandらは年齢とPIで傾向マッチさせた馬尾症状を有する腰椎変性側弯症（椎間板と軟骨の変性による側弯症）の患者と成人脊柱変形（特発性側弯症の遺残）の患者250人（125組）を調査し，腰椎変性側弯症では矢状面修飾因子SVAやPTが"0"または"+"の軽度から中等度のアライメント不良患者は成人脊柱変形患者と比較して，脊柱管の圧迫を軽減するために体幹の前傾と骨盤の後方へのシフトを能動的に行っているが，矢状面アライメント不良が中等度から重度になると腰椎変性側弯症患者と成人脊柱変形患者には代償メカニズムに違いがないことを報告している[21]．彼らは腰椎変性側弯症の手術的治療を検討する際には，脊柱管の圧迫を軽減するために能動的に行っている矢状面アライメントの不良の代償に関して念頭に置くべきと結論づけている．

SRS-Schwab 分類を用いた手術計画

　　SRS-Schwab分類は患者の臨床成績に基づいて作成されているため，術前計画に用いることが可能である．例えば修飾因子PI-LLが22°で"++"であれば，手術の際に正常の"0"にするためにはおおよそ12°以上の矯正が必要となる．修飾因子PTとSVAに関しても術前計画に取り入れることが可能である．SVA，PTがともに大きな成人脊柱変形患者では，SVAは大きいがPTは正常な患者と比較して骨盤を後傾することでより多くの代償を行っているため，PTが正常な患者と比較してより大きな矯正が必要となるが，具体的に代償機能を「どのように加味するか」が判然としないのがこの分類の問題である．大きなPTはpedicle subtraction osteotomy（PSO，経椎弓根椎体骨切り）術後のアライメント不良や非固定胸椎部の代償性後弯進行のリスク因子であるため，これらの修飾因子を術前計画に用いることで，上述の合併症のリスクにあらかじめ対応することが可能となる．

表1 SRS-Schwab ASD分類に基づいた各国における成人脊柱変形のタイプ別分布

	国	対象	人数	平均年齢	冠状面カーブタイプ	矢状面修飾因子"++"の割合
Terranら	米国	脊柱変形の治療のために受診した成人患者	527人	52.9歳	タイプD：31.3% タイプL：29.7%	18〜28%
Barretoら	ブラジル	腰痛を主訴に外来を受診した患者	302人	59歳	タイプN：41.1% タイプL：35.9%	12〜20%
Hallagerら	デンマーク	成人脊柱変形の治療のために外来を受診した患者	292人	59歳	タイプN：59% タイプD：19%	25〜30%
八木ら	日本	脊柱変形の治療のために外来を受診した患者	358人	69歳	タイプN：66.2% タイプL：21.1%	38〜64%

成人脊柱変形患者の各国における分布

　SRS-Schwab分類を用いた成人脊柱変形患者のタイプ別分布は各国から発表され、その違いが明らかとなっている。Terranらは米国の多施設において脊柱変形の治療のために受診した成人患者527人（平均年齢52.9歳）を対象として調査を行い、冠状面カーブタイプDが31.3%と最も頻度が高く、続いてタイプLが29.7%であり、PI-LL、SVA、PTの矢状面修飾因子の"++"の割合は18〜28%であったと報告している[15]。Terranらはまた、手術を行った患者では矢状面修飾因子が有意に増悪していることを報告している。Barretoらはブラジルにおける成人脊柱変形患者の分布を調査し、腰痛を主訴に外来を受診した302人（平均年齢59歳）の成人患者のうち脊柱変形患者の割合は18.5%であり、これらのうち冠状面カーブタイプNが41.1%と最も頻度が高く、続いてタイプLが35.9%であり、矢状面修飾因子の"++"の割合は12〜20%であったと報告している[22]。Hallagerらはデンマークにおける成人脊柱変形患者の分布を調査し、成人脊柱変形の治療のために外来を受診した292人（平均年齢59歳）の成人患者のうち冠状面カーブタイプNが59%と最も頻度が高く、続いてタイプDが19%であり、矢状面修飾因子の"++"の割合は25〜30%であったと報告している[23]。八木らは日本において脊柱変形の治療のために外来を受診した50歳以上（平均年齢69歳）の358人の成人患者を調査し、冠状面カーブタイプNが66.2%と最も頻度が高く、続いてタイプLが21.1%であり、矢状面修飾因子の"++"の割合は38〜64%であったと報告している[24]（**表1**）。これらの報告は対象や調査方法が異なるため直接比較することは困難であるが、人種や地域により成人脊柱変形のタイプ別の分布に違いがある可能性を示唆している（**表1**）。Dieboらは年齢、性別、PIで傾向マッチさせた288人（96組）の米国、日本、韓国の成人脊柱変形患者を比較し、同じSVAでも矢状面アライメントの不良に対する代償機構は3国間で違いがあり、日本人はPTがより大きく、骨盤を後傾させて代償し、韓国人は胸椎の後弯を減少させて代償しており、米国人の代償が最も小さくPI-LLも小さいことを報告している[25]。

まとめ

　Schwab らによって報告された SRS-Schwab 分類は再現性が高く，臨床症状に基づいて作成されており，成人脊柱変形患者に対する分類として非常に有用である．今後，SRS-Schwab 分類が多様な人種や年齢，文化的側面に対応した普遍的分類であるかどうか，さらなる検証が必要である．

文　献

1) King Ha, et al：The selection of fusion levels in thoracic idiopathic scoliosis. Bone Joint Surg Am **65**：1302-1313, 1983
2) Lenke LG, et al：Adolescent idiopathic scoliosis：a new classification to determine extent of spinal arthrodesis. J Bone Joint Surg Am **83**：1169-1181, 2001
3) Glassman SD, et al：Correlation of radiographic parameters and clinical symptoms in adult scoliosis. Spine（Phila Pa 1976）**30**：682-688, 2005
4) Fu KM, et al：Patients with adult spinal deformity treated operatively report greater baseline pain and disability than patients treated nonoperatively；however, deformities differ between age groups. Spine（Phila Pa 1976）**39**：1401-1407, 2014
5) Bunge EM, et al：Health-related quality of life in patients with adolescent idiopathic scoliosis after treatment：short-term effects after brace or surgical treatment. Eur Spine J **16**：83-89, 2007
6) Glassman SD, et al：The impact of positive sagittal balance in adult spinal deformity. Spine（Phila Pa 1976）**30**：2024-2029, 2005
7) Lafage V, et al：Pelvic tilt and truncal inclination：two key radiographic parameters in the setting of adults with spinal deformity. Spine（Phila Pa 1976）**34**：e599-e606, 2009
8) Schwab F, et al：Sagittal plane considerations and the pelvis in the adult patient. Spine（Phila Pa 1976）**34**：1828-1833, 2009
9) Schwab F, et al：adult spinal deformity-postoperative standing imbalance：how much can you tolerate? An overview of key parameters in assessing alignment and planning corrective surgery. Spine（PhiLa Pa 1976）**35**：2224-2231, 2010
10) Yang BP, Chen LA, Ondra SL：A novel mathematical model of the sagittal spine：application to pedicle subtraction osteotomy for correction of fixed sagittal deformity. Spine J **8**：359-366, 2008
11) Angevine PD, McCormick PC：The importance of sagittal balance：how good is the evidence? J Neurosurg Spine **6**：101-103；discussion：3, 2007
12) Schwab F, et al：gravity line analysis in adult volunteers：age-related correlation with spinal parameters, pelvic parameters, and foot position. Spine（Phila Pa 1976）**31**：e959-e967, 2006
13) Legaye J, et al：Pelvic incidence：a fundamental pelvic parameter for three-dimensional regulation of spinal sagittal curves. Eur Spine J **7**：99-103, 1998
14) Roussouly P, et al：Classification of the normal variation in the sagittal alignment of the human lumbar spine and pelvis in the standing position. Spine（Phila Pa 1976）**30**：346-353, 2005
15) Schwab F, et al：Scoliosis Research Society-Schwab adult spinal deformity classification：a validation study. Spine（Phila Pa 1976）**37**：1077-1082, 2012
16) Lenke LG, et al：Intraobserver and interobserver reliability of the Classification of thoracic adolescent idiopathic scoliosis. J Bone Joint Surg Am **80**：1097-1106, 1998
17) Cummings RJ, et al：Interobserver reliability and intraobserver reproducibility of the system of King et al. for the classification of adolescent idiopathic scoliosis. J Bone Joint Surg Am **80**：1107-1111, 1998

18) Smith JS, et al : Comparison of best versus worst clinical outcomes for adult spinal deformity surgery : a retrospective review of a prospectively collected, multicenter database with 2-year follow-up. J Neurosurg Spine **23** : 349-359, 2015
19) Sánchez-Mariscal F, et al : Correlation of radiographic and functional measurements in patients who underwent primary scoliosis surgery in adult age. Spine（Phila Pa 1976）**37** : 592-598, 2012
20) Ha KY, et al : Clinical relevance of the SRS-Schwab classification for degenerative lumbar scoliosis. Spine（Phila Pa 1976）**41** : E282-E288, 2016
21) Buckland AJ, et al : When is compensation for lumbar spinal stenosis a clinical sagittal plane deformity? Spine J **16** : 971-981, 2016
22) Barreto MVA, et al：Incidence of spinal deformity in adults and its distribution according SRS-Schwab classification. Coluna/Columna **14** : 94-99, 2015
23) Hallager DW, et al：A comprehensive analysis of the SRS-Schwab adult spinal deformity classification and confounding variables : a prospective, non-US cross-sectional study in 292 patients. Spine（Phila Pa 1976）**41** : e589-e597, 2016
24) 八木　満ほか：腰椎変性側弯症における矢状面重心線とC7沿直線の不一致の意義とリスク因子の検討．第44回日本脊椎脊髄病学会，2015
25) Diebo BG, et al：Role of ethnicity in alignment compensation : propensity matched analysis of differential compensatory mechanism recruitment patterns for sagittal malalignment in 288 ASD Patients from Japan, Korea and United States. Spine（Phila Pa 1976）**42**：E234-E240, 2017

B. 病　態
4. 疫　学

a 住民検診

> **Point**
> ・高齢運動器検診者で立位全脊柱X線撮影を行い，健康関連QOL（HRQOL）との相関を調査した．
> ・立位脊柱矢状面アライメントが悪化するほどHRQOLが悪化する傾向にあった．
> ・日本人高齢者では全脊柱・骨盤アライメントの中等度悪化までは，HRQOLが保たれていた．

　近年，成人脊柱変形に対する手術が多くの施設で行われるようになった．欧米の文献と比較すると，わが国における成人脊柱変形手術症例の年齢層は比較的高い[1-3]．性別は女性に多いが，高齢女性では多くの症例に骨粗鬆症を認める．高齢者の立位での全脊柱アライメントが加齢によってどのように変化していくのか，またどのようにHRQOLと相関するのかについてはいまだ不明な点も多い．

　これまで多くの欧米人の脊柱矢状面アライメントの基準値が報告されている[4-8]．近年では，いくつかのアジア人の基準値が報告され[5,8]，わが国では金村らが日本人の基準値について詳細に報告している[9]．これらの報告は健常な成人の計測値で比較的若年者が多く，高齢者の基準値についての報告が少ない上に，サンプル数も十分ではない．

　わが国の成人脊柱変形症例における高齢者の手術について適切な手術適応を考慮するとき，脊柱アライメントが良好でHRQOLの良い同年代の健常者から検討するのが良いであろう．本項では筆者らが行っている高齢者に対する住民検診について述べる．

TOEI 2012 study[10]

　愛知県北設楽郡東栄町は東三河の山間部にある人口約3,700人の町である．この東栄町にある国民健康保険東栄病院で一般健康診断を受診した高齢者のうち，2012年から希望者に運動器検診を行っている．本研究では50歳以上の運動器検診参加者を対象としている．

　2012年の運動器検診でアンケート票を聴取できたのは745人（全町民3,705人の約20％）であった．さらに，X線撮影が同時に可能であった694人を調査の対象とした．X線写真において，脊椎固定術，下肢人工関節置換術，大腿骨頚部骨折術の既往，移行椎を確認できた被検者，評価困難な画像をもつ被検者38人を除いた656人［男性263人，女性393人，平均年齢73歳（50～92歳）］を研究の対象とした．年齢の分布を図1に示す．

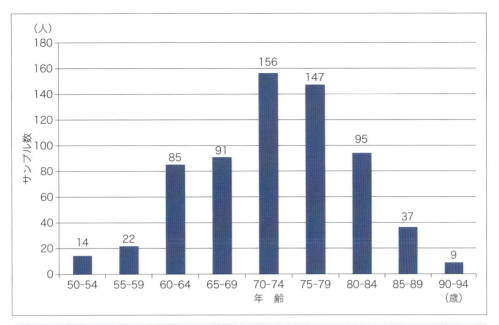

図1 東栄町で行った高齢者運動器検診参加者の年齢分布
愛知県北設楽郡東栄町の国民健康保険東栄病院で50歳以上のボランティアに対して運動器検診を行った.研究対象は50〜94歳まで全656人で平均年齢は73歳であった.
[戸川大輔ほか:MB Orthop **28**:7-14, 2015 より引用]

1 X線撮影と脊柱・骨盤パラメータの計測

被検者に対して立位全脊柱,および骨盤X線写真を撮影した.撮影肢位はHortonらの方法に準じ,肩幅に足を開いて立ち,膝を自然立位で固定し,肘を屈曲して,握った手を鎖骨上窩に置いた[11].画像はデジタル化し,コンピュータ上でソフトウェア(Surgimap Spine®,Nemaris社,New York)を用いてパラメータを計測した.パラメータはsacral slope (SS),pelvic tilt (PT),pelvic incidence (PI) を立位骨盤X線側面像で,lumbar lordosis (LL),thoracic kyphosis (TK),sagittal vertical axis (SVA),T1 pelvic angle (TPA) を立位全脊椎X線側面像で計測した.これらのパラメータについては6人の脊椎外科医が2回計測し,角度のパラメータで5°,長さのパラメータで5mmの誤差がある場合には再度計測し直して調整した.

2 HRQOLの調査

被検者には,多種類のHRQOL質問票[Oswestry Disability Index (ODI),EuroQol 5 Dimension (EQ-5D),Locomo 25, Scoliosis Research Society (SRS)-22など]に答えてもらった.質問項目が理解できない場合には研究コーディネーターが補佐して空欄を埋めてもらった.

3 調査方法

被検者全体の各X線パラメータの分布および平均値を求めた.またSRS-Schwab分類[12] (p40の図2参照) に当てはめて,各タイプ,分類ごとの分布について調査した.また調査したHRQOLは,ODIを用いて保存的治療対応可能なレベルと,精査および積極的な加療が必要なレベルとの境界とされるODI 40%を閾値とし,SRS-Schwab分類の矢状面修飾因子ごと

表1 各種脊柱・骨盤パラメータと過去の報告との比較

		SS	PT	PI	LL	TK	SVA	PI-LL
本研究		30	19	49	40	36	49.7	8.84
過去の報告	金村[9]	35.3	10.8	46.7	53.6	40.2	6	NA
	Roussouly[6]	39.6	11.1	50.6	61.2	46.3	NA	NA
	Vialle[7]	41.2	13.2	54.7	43	40.6	NA	NA

TOEI 2012 study での各種X線パラメータの平均値と過去の報告との比較を示した．過去の報告よりも平均年齢が高いため，骨盤後傾，腰椎前弯の減少，胸椎の前弯化の傾向が示唆された．

[戸川大輔ほか：MB Orthop 28：7-14, 2015 より引用]

表2 TOEI 2012 study における SRS-Schwab 分類による頻度

A

冠状面カーブタイプ	サンプル数	%
T	0	0
L	6	0.9
D	0	0
N	650	99.1

B

矢状面修飾因子			サンプル数	%
PI-LL	++	≧20°	138	21.0
	+	10°〜-20°	139	21.2
	0	<10°	379	57.8
SVA	++	≧9.5 cm	92	14.0
	+	4〜9.5 cm	250	38.1
	0	<4 cm	314	47.9
PT	++	≧30°	82	12.5
	+	20°〜-30°	166	25.3
	0	<20°	408	62.2

[戸川大輔ほか：MB Orthop 28：7-14, 2015 より引用]

に ODI 40% となる値を求めた．

4 立位脊柱・骨盤パラメータ

全656人の被検者における立位脊柱・骨盤パラメータの平均値を**表1**に示す．全体の平均値は SS 30°，PT 19°，PI 49°，LL 40°，TK 36°，SVA 49.7 mm，PI-LL 8.84° であった．これらをやや若年層が多い過去の報告[6,7,9]と比較すると，SS の値が低く，PT の値が高く，LL の値が小さく，TK の値も小さいという結果であった．全体の傾向として，高齢者であるがために腰椎の変性により腰椎前弯が減少し，骨盤が後傾し，胸椎が前弯化していることが示唆される．

5 SRS-Schwab 分類での頻度

被検者の立位全脊柱X線正面像・側面像，および立位骨盤X線側面像における各種パラメータの計測結果を SRS-Schwab 分類に当てはめて，アライメント異常の頻度について検討した（**表2**）．

対象となった656人の被検者における冠状面カーブタイプの分類では，99%以上で Cobb 角30°以上の側弯を認めなかった．胸腰椎・腰椎カーブが6人（0.9%）存在した以外に，30°以上の胸椎カーブや，胸椎および胸腰椎・腰椎のダブルカーブを認めた被検者は存在しなかった（**表2-A**）．

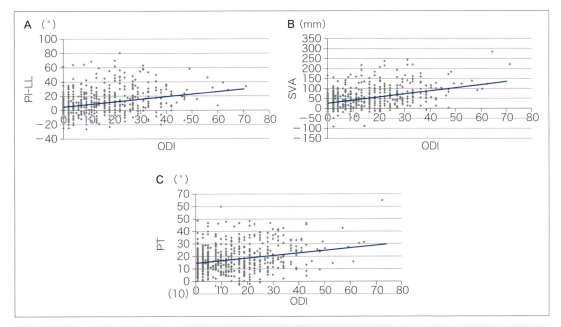

図2 ODI値（%）から見たSRS-Schwab分類矢状面修飾因子の散布図

TOEI 2012 studyにおいて，ODI値（%）とSRS-Schwab分類の3つの矢状面修飾因子ごとに相関を見た散布図を示す．ODI 40%でのそれぞれの閾値はPI-LL 20°，SVA 91 mm，PT 24°であり，若年者と比べて高齢者中心のTOEI 2012 study対象者は，脊柱・骨盤矢状面アライメント不良をやや許容していた．

［戸川大輔ほか：MB Orthop 28：7-14, 2015より引用］

矢状面修飾因子（**表2-B**）について，50歳以上（平均73歳）の運動器検診者対象の脊柱アライメントの今回の検討では，矢状面が正常である被検者は約50〜60%に過ぎなかった．

6 ODI 40%となるSRS-Schwab分類矢状面修飾因子の値

立位全脊柱・骨盤の矢状面アライメントはHRQOLと有意に相関すると報告されている[13,14]．本研究において聴取されたODIを参考に，SRS-Schwab分類の3つの矢状面修飾因子との相関を見ると，それぞれ有意水準1%以下で相関があり，相関係数はPI-LLが0.29，SVAが0.40，PTが0.24であった．さらに，ODIにおいてmoderate disability（21〜40%：保存的治療で対応可）とsevere disability（41〜60%：精査加療が必要）との境界値であるODI 40%をHRQOLのカットオフ値としてそれぞれのパラメータを調査すると，本研究の対象においてはPI-LL 20°（**図2-A**），SVA 91 mm（**図2-B**），PT 24°（**図2-C**）に到達するとODI 40%になるという結果が得られた．この値はSRS-Schwab分類の"＋＋"に近いアライメント異常であり，日本人高齢者では中等度の脊柱変形を許容する可能性を示唆した．

まとめ

愛知県北設楽郡東栄町において50歳以上の被検者に運動器検診を施行した．この住民検診において656人の立位全脊柱X線像，骨盤X線側面像における脊柱・骨盤パラメータを計測し，HRQOLとの相関を検討した．立位脊柱・骨盤矢状面アライメントが悪化するほどHRQOLが悪化する傾向にあった．しかし，日本人高齢者では，全脊柱・骨盤アライメント

の中等度の悪化までは HRQOL が保たれる結果が示唆された.

文 献

1) Arima H, et al：Discrepancy between standing posture and sagittal balance during walking in adult spinal deformity patients. Spine（Phila Pa 1976）42：E25-E30, 2016
2) Scheer JK, et al：Operative management of adult spinal deformity results in significant increases in QALYs gained compared to non-operative management：analysis of 479 patients with minimum 2-year follow-up. Spine（Phila Pa 1976）, 2016 ［Epub ahead of print］
3) Yagi M, et al：Teriparatide improves volumetric bone mineral density and fine bone structure in the UIV+1 vertebra, and reduces bone failure type PJK after surgery for adult spinal deformity. Osteoporos Int 27：3495-3502, 2016
4) Gangnet N, et al：Three-dimensional spinal and pelvic alignment in an asymptomatic population. Spine（Phila Pa 1976）31：E507-E512, 2006
5) Lee CS, et al：Normal patterns of sagittal alignment of the spine in young adults radiological analysis in a Korean population. Spine（Phila Pa 1976）36：E1648-E1654, 2011
6) Roussouly P, et al：The vertical projection of the sum of the ground reactive forces of a standing patient is not the same as the C7 plumb line：a radiographic study of the sagittal alignment of 153 asymptomatic volunteers. Spine（Phila Pa 1976）31：E320-E325, 2006
7) Vialle R, et al：Radiographic analysis of the sagittal alignment and balance of the spine in asymptomatic subjects. J Bone Joint Surg Am 87：260-267, 2005
8) Zhu Z, et al：Sagittal alignment of spine and pelvis in asymptomatic adults：norms in Chinese populations. Spine（Phila Pa 1976）39：E1-E6, 2014
9) 金村徳相ほか：立位脊柱矢状面 alignment：日本人の基準値と欧米人との比較. J Spine Res 2：52-58, 2011
10) 戸川大輔ほか：疫学・自然経過；高齢者運動器検診者における立位全脊柱・骨盤アライメントと QOL（TOEI study）. MB Orthop 28：7-14, 2015
11) Horton WC, et al：Is there an optimal patient stance for obtaining a lateral 36" radiograph? A critical comparison of three techniques. Spine（Phila Pa 1976）30：427-433, 2005
12) Schwab F, et al：Scoliosis research Society-Schwab adult spinal deformity classification：a validation study. Spine（Phila Pa 1976）37：1077-1082, 2012
13) Glassman SD, et al：The impact of positive sagittal balance in adult spinal deformity. Spine（Phila Pa 1976）30：2024-2029, 2005
14) Lafage V, et al：Pelvic tilt and truncal inclination：two key radiographic parameters in the setting of adults with spinal deformity. Spine（Phila Pa 1976）34：E599-E606, 2009

B. 病態
4. 疫学

b 加齢と脊柱・骨盤パラメータの変化

Point
- 高齢者ほど骨盤が後傾し，腰椎前弯が失われ，胸椎が後弯化する傾向があった．

　近年，人口の高齢化，脊椎手術の多様化と技術の向上，脊椎インストゥルメンテーションの発展などがあいまって，成人脊柱変形患者に対する積極的な手術的治療が広く行われるようになってきている．従来よりも高齢者の健康寿命に対する期待が大きくなっていることも1つの理由である．また，脊柱変形矯正においては冠状面バランスよりも矢状面バランスがQOLにとって重要であることや[1]，骨盤パラメータから推測する腰椎前弯の理想値など，欧米の臨床研究から脊柱変形矯正の目標値設定も示されるようになった[1-3]．しかし，年齢ごとの脊柱変形矯正目標についてはいまだ議論の的となっている[4,5]．とくに骨粗鬆症が影響する60歳台以降では，矯正の保持を考慮すると矯正不足の手術では成績不良に陥る可能性もある．
　TOEI 2012 studyでは高齢者における異なる年代別でのパラメータ，および矢状面アライメントの分析を検討している[6]．

年齢別の全脊柱・骨盤パラメータ

　TOEI 2012 studyにおいて，立位全脊柱・骨盤パラメータ計測値（平均値）を年代別に見ると，高齢群ほどSS値が減少，PT値が上昇，LL値が減少，TK値が上昇，SVA値が上昇しており，加齢とともに立位脊柱・骨盤矢状面パラメータが悪化する可能性を示唆した（**表1**）．

年齢別でみたSRS-Schwab分類の矢状面修飾因子の分布

　TOEI 2012 studyの結果を，SRS-Schwab分類の矢状面修飾因子で年齢別（69歳以下212人，70歳台303人，80歳以上141人）の3群に分けて検討した（**表2**）．PI-LL，SVA，PTのすべてのカテゴリーで正常範囲の"0"に入ったのは，高齢群ほど割合が低かった．また，PI-LL，SVA，PTのすべてのカテゴリーで矢状面アライメントの悪い"＋＋"に入ったのは，高齢群ほど割合が高かった．

表1 各種X線像パラメータの年代別の平均値

	SS	PT	PI	LL	TK	SVA	PI-LL
全体	30	19	49	40	36	49.7	8.84
69歳以下 n=212	32	15	47	42	32	28.0	4.90
70歳台 n=303	30	20	50	41	36	49.8	8.80
80歳以上 n=141	28	23	50	36	39	82.0	14.5

高齢群ほど腰椎前弯が減少し，骨盤後傾化，胸椎後弯化を示した．
SS：sacral slope, PT：pelvic tilt, PI：pelvic incidence, LL：lumbar lordosis, TK：thoracic kyphosis, SVA：sagittal vertebral axis

［戸川大輔ほか：MB Orthop 28：7-14, 2015 より引用］

表2 年代別でみたSRS-Schwab分類の矢状面修飾因子の頻度

SRS-Schwab 矢状面修飾因子 (n=656)			69歳以下 (n=212)		70歳台 (n=303)		80歳以上 (n=141)	
			%	n	%	n	%	n
PI-LL	0	<10°	71.2%	151	57.8%	175	37.6%	53
	+	10°～-20°	17.5%	37	22.1%	67	24.8%	35
	++	≧20°	11.3%	24	20.1%	61	37.6%	53
SVA	0	<4 cm	69.3%	147	46.2%	140	19.1%	27
	+	4～9.5 cm	27.4%	58	40.6%	123	48.9%	69
	++	≧9.5 cm	3.3%	7	13.2%	40	32.0%	45
PT	0	<20°	78.8%	167	57.8%	175	46.8%	66
	+	20°～-30°	16.5%	35	29.4%	89	29.8%	42
	++	≧30°	4.7%	10	12.8%	39	23.4%	33

69歳以下の群では約70%がSRS-Schwab分類の矢状面修飾因子で正常範囲であったのに対し，70歳台では約45～58%，80歳台以上では約20～47%のみが正常範囲となっていた．高齢群ほど立位脊柱・骨盤矢状面アライメントが悪いという結果を示唆している．

［戸川大輔ほか：MB Orthop 28：7-14, 2015 より引用］

今後の課題

　本研究を行った愛知県北設楽郡東栄町は山間部に存在し，都市部と比較して生活様式が異なるため，本データを高齢日本人の基準値であると解釈することはできない．また，縦断的研究データの解析がいまだ不十分であるため，厳密には加齢に伴う変化を捉えることができていない．しかし本研究は50歳以上，平均73歳という高齢者の立位全脊柱・骨盤X線写真からのデータであり貴重である．今後，職業歴や生活様式についての情報などを加味しての検討や，下肢の加齢性変化（変形性関節症性変化）との相関などについても検討すべきと考

えている．

まとめ

　加齢によって高齢者の立位全脊柱・骨盤矢状面アライメントは悪化すると推察されている．愛知県北設楽郡東栄町において 50 歳以上の高齢被検者に運動器検診を施行した TOEI 2012 study の結果では，高齢群ほど骨盤が後傾，腰椎前弯が失われ，胸椎が後弯化していた．

文　献

1) Schwab F, et al：Scoliosis research Society-Schwab adult spinal deformity classification：a validation study. Spine（Phila Pa 1976）**37**：1077-1082, 2012
2) Le Huec JC, et al：Thoracolumbar imbalance analysis for osteotomy planification using a new method：FBI technique. Eur Spine J **20**（Suppl 5）：669-680, 2011
3) Rose PS, et al：Role of pelvic incidence, thoracic kyphosis, and patient factors on sagittal plane correction following pedicle subtraction osteotomy. Spine（Phila Pa 1976）**34**：785-791, 2009
4) Godzik J, Kakarla UK, Turner JD：Age-based tailoring of adult spinal deformity alignment goals. World Neurosurg **93**：428-429, 2016
5) Lafage R, et al：Defining spino-pelvic alignment thresholds：should operative goals in adult spinal deformity surgery account for age? Spine（Phila Pa 1976）**41**：62-68, 2016
6) 戸川大輔ほか：疫学・自然経過；高齢者運動器検診者における立位全脊柱・骨盤アライメントと QOL（TOEI study）．MB Orthop **28**：7-14, 2015

B. 病　態
4. 疫　学

C 脊柱矢状面アライメントの基準値と民族間の違い

> **Point**
> ・骨盤パラメータにおいて欧米人の pelvic incidence（PI）はアジア人と比べて約 10°大きい．
> ・骨盤パラメータにおける男女間の差は，どの人種でも女性が男性よりも PI が高い傾向がある．
> ・60 歳台以上の頸椎パラメータでは欧米人の cervical lordosis（CL）はアジア人と比べて約 10°大きかった．
> ・頸椎パラメータにおける男女差は 60 歳以上の C2-7 sagittal vertical axis（SVA）で見られ，男性で有意に大きかった．

　脊柱矢状面アライメントの研究は近年急速に進んできているが，そのきっかけとなったのは 1994 年フランスの Dubousset による「cone of economy」の提唱[1]や，1988 年の Takemitsu[2]，2003 年の Schwab による矢状面アライメントの悪化に伴う慢性腰痛や健康関連 QOL（HRQOL）悪化の報告[3]である．それに伴い成人脊柱変形手術も近年増加しており，その目標となる矢状面アライメントの基準値を知ることは重要である．しかし，健常者の脊柱矢状面アライメントの基準値に関する報告には無数のパラメータが存在していて，その評価法は一定していない．また，健常者を対象としている研究の報告は少なく，そのデータ自体も民族間で骨格が異なるという問題を含んでいる．本項では成人における頸椎から骨盤までの脊柱矢状面アライメントの基準値について，代表的な脊柱パラメータを述べ，民族間の違いについても考察する．

対象と方法

　各国の健常成人を対象とした研究から，以下の頸椎，胸椎，腰椎，骨盤の代表的パラメータを評価している文献より基準値を抜粋した．

1 胸椎・腰椎・骨盤パラメータ（図 1-A, B）
　　pelvic tilt（PT）
　　sacral slope（SS）
　　pelvic incidence（PI）
　　lumbar lordosis（LL：T12 または L1-S1）
　　thoracic kyphosis（TK：T5-T12）

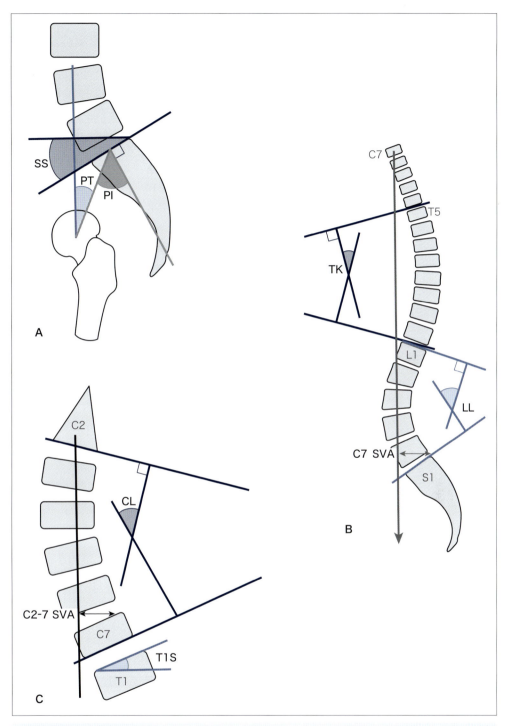

図1 各種パラメータ
A：骨盤パラメータ，B：胸椎・腰椎パラメータ，C7 SVA，C：頚胸椎パラメータ

表1 胸椎・腰椎と骨盤パラメータ

筆者	国籍	性別	対象	年齢	PT	SS	PI	LL	TK
Zhu Z, et al [4]	中国	男性	104	34±12	11±7	32±6	43±8	43±10	28±9
		女性	156	35±11	11±8	33±7	45±11	49±9	28±11
Mac-Thiong J, et al [5]	カナダ	男性	354	38±15	13±7	40±8	52±11		
		女性	355	36±14	13±7	40±8	53±10		
Vialle R, et al [6]	フランス	男性	190	35	13±6	41±9	53±11	41±11	42±10
		女性	110		14±6	43±8	56±10	46±11	39±10
Oe S, et al [7]	日本	男性	263	73±8	15±8	31±9	46±9	40±14	35±12
		女性	393	72±8	22±10	29±11	51±13	40±17	36±15

2 頚椎パラメータ（図1-C）

T1 slope（T1S；T1椎体上位終板と水平線の成す角度）

cervical lordosis（CL；C2-C7）

C2-7 sagittal vertical axis（C2-7 SVA；C2椎体中央からの垂線とC7椎体後上縁の距離）

胸椎・腰椎・骨盤パラメータ

健常成人における各国の胸椎・腰椎・骨盤パラメータを性別に分けて報告している研究を**表1**に示した．パラメータは年齢による影響を強く受けると考えられるため，平均年齢が30歳台であるZhu[4]，Mac-Thiong[5]，Vialle[6]らの3つの報告を評価した．また加齢に伴う影響も評価するためOeらのTOEI 2012 studyのデータ[7]も示した．まず平均30歳台のデータ報告を見てみよう．LLはアジア人と欧米人に大きな差はなさそうだが，その他のパラメータは，欧米人ではアジア人と比べるとその値は高い．これは欧米人のPIはアジア人と比べて約10°程度大きい傾向があることが理由と思われる．一般にPIが大きくなればその影響でPT，SS，LLも大きくなる．

次に男女間の差を見てみると，両人種とも女性で若干PIが大きくなる傾向はあるが，ほとんど30歳台で男女間に差はないようである．しかし，平均年齢70歳台であるOeらのデータではSS，LL，TKで男女に差はないが，PTとPIは女性で大きい．これは，加齢に伴うパラメータの悪化は，男性に比べて女性は骨盤で強い可能性があることを示唆している．しかし，このような健常者を対象とした平均年齢が高い大規模研究の報告は少なく，今後，平均年齢が高い症例での男女間の差を検討する必要がある．

頚椎パラメータ

健常成人のT1S，CL，C2-7 SVAを測定した報告はほとんどない．ここでは欧米人とアジア人の比較としてOeら[7]とAmesら[8]の報告を**表2**に示す．2つの報告で共通している60歳台以上のデータを見てみると，T1Sに関しては両人種に差は見られないが，CLに関してはアジア人と比べて欧米人では約10°近く大きい可能性がある．またわが国では男女の差を見てみると，T1S，CLに男女差はあまりないようであるが，C2-7 SVAは男性で有意に高い結果

表2 年代別頚椎パラメータ

筆者	Ames CP, et al[8]			Oe S, et al[7]			
国籍	米国			日本			
対象	55人			656人			
性別				男性		女性	
年代	20-39	40-59	≥60	50-59	≥60	50-59	≥60
T1S	22±7	21±8	32±9	32±6	33±7	28±9	32±8
CL	9±9	7±9	22±9	11±7	12±9	13±11	15±10
C2-7 SVA				25±7	32±15	22±12	23±12

であった（$p<0.001$）[7]．しかし，Amesらの報告は対象の母集団がかなり少ないという問題がある．今後，欧米諸国からの健常者の頚椎アライメント基準値の報告が期待される．

まとめ

　脊柱矢状面アライメントにおける人種間と性別間の違いを比較した．平均年齢30歳台の人種間において欧米人はアジア人と比べてPIは10°程度大きく，それに伴いPT，SS，TKも欧米人の方が大きくなるが，LLは人種間に差がない可能性がある．また，男女間の差の検討として，両人種ともに女性の方が男性よりもPIが若干高く，その影響のためかLLは男性よりも女性で大きい傾向がある．しかし，その他のパラメータではほとんど男女差はなかった．また，平均年齢70歳台を対象とした日本人のデータからは加齢に伴って男女間の，とくに骨盤パラメータの差が大きくなる可能性が示唆された[7]．頚椎パラメータに関しては，CLが欧米人の方がアジア人と比べて10°近く大きい傾向があった．しかし，欧米人における健常成人の頚椎パラメータに関するデータはほとんどないため，現状では頚椎パラメータの人種間の違いについては不明である．

文　献

1) Dubousset J：Three-dimensional analysis of the scoliotic deformity. The Pediatric Spine：principles and practice, Raven Press Ltd, New York, p479-496, 1994
2) Takemitsu Y, et al：Lumbar degenerative kyphosis. Clinical, radiological and epidemiological studies. Spine（Phila Pa 1976）**13**：1317-1326, 1988
3) Schwab F, et al：Adult scoliosis：a health assessment analysis by SF-36. Spine（Phila Pa 1976）**28**：602-606, 2003
4) Zhu Z, et al：Sagittal alignment of spine and pelvis in asymptomatic adults. Spine（Phila Pa 1976）**39**：E1-E6, 2013
5) Mac-Thiong J, et al：Sagittal parameters of global spinal balance. Spine（Phila Pa 1976）**35**：E1193-E1198, 2010
6) Vialle R, et al：Radiographic analysis of the sagittal alignment and balance of the spine in asymptomatic subjects. J Bone Joint Surg Am **87**：260-267, 2005
7) Oe S, et al：The influence of age and sex on cervical spinal alignment among volunteers aged over 50. Spine（Phila Pa 1976）**40**：1487-1494, 2015
8) Ames CP, et al：Cervical radiographical alignment. Spine（Phila Pa 1976）**38**：149-160, 2013

B. 病態
4. 疫学

d 医原性後弯症

Point

- 医原性後弯症は，椎弓切除，脊椎固定術，放射線照射などの医療処置を原因として生じる．
- 固定術後後弯には，Harrington instrumentationによる伸延矯正で生じる腰椎前弯減少（flat back症候群），固定近位部での後弯 proximal junctional kyphosis（PJK），遠位部の後弯 distal junctional kyphosis（DJK）があり，後弯や神経障害，インプラント突出にて再手術を要する病態を呈したものは proximal junctional failure（PJF）と呼ばれる．
- DJK発生により全脊柱・骨盤アライメントの不良を生じるため，QOLへの影響はPJKより大きい．

医原性後弯症とは

　成人の脊柱変形患者における矢状面変形，とくに脊柱後弯変形は，QOLを低下させる要因として近年とくに強く認識されるようになっている[1]．後弯をきたす原因は，機能性・心因性・先天性の脊椎形態異常，内分泌疾患，血液透析による破壊性脊椎骨関節症，パーキンソン病などの神経疾患，Scheuermann病や強直性脊椎炎，加齢変性による腰椎変性後弯症，外傷や結核などの感染，脊椎手術後まで非常に多岐にわたっており，竹光[2]は原因を16分類した（表1）．医原性後弯症とは，上記原因のうち，脊椎椎弓切除後や脊椎固定術後，脊椎放射線治療後に発生する脊柱後弯に用いられる．椎弓切除後の後弯についてLonstein[3]は，成人では胸腰椎椎弓切除後の後弯変形はまれであるが，小児の脊髄腫瘍患者の椎弓切除後には49%と高率に後弯変形が発生すると報告している．一方，成人においても頚椎の椎弓切除後には後弯または局所後弯変形が30%程度に発生する[4,5]．放射線照射による後弯変形については，小児期放射線治療が椎体骨端の成長を阻害し脊柱変形を呈するとされる[6]．Riseborough[7]は，Wilms腫瘍の放射線治療にて椎体が照射範囲に含まれた症例において27%に後側弯，4%に後弯変形が生じたと報告している．一方，脊椎固定術後後弯には様々な病態が存在し，脊椎固定術を行うすべての脊椎外科医にとって固定術後後弯症の病態を知ることは重要である．本項では，脊椎手術によって生じる医原性後弯の特徴，とくに脊椎固定術後の後弯変形について，概念と病態，患者の特徴について自験例を踏まえて述べる．

表1　後弯の原因別分類

1）姿勢性・機能性後弯
　姿勢制御機能と筋発達不全による後弯
　心因性と精神疾患に伴う後弯
　　　　（psychogenic camptocormia）
　その他
2）先天性後弯
　1型奇形：椎体形成障害
　2型奇形：分節障害
　3型奇形：混合型
　上位頚椎奇形
　Klippel-Feil症候群
　myelomeningoceleに伴う後弯
3）Scheuermann病（思春期後弯症）
4）骨軟骨形成障害，間葉系疾患
　achondroplasia
　spondyloepiphyseal dysplasia
　mucopolysaccharidoses
　骨形成不全症
　Marfan症候群，その他
5）代謝性疾患および栄養障害性疾患
　くる病・骨軟化症
　閉経期，老人性など退行性骨粗鬆症
　破壊性脊椎関節障害（透析後）
　その他，乳児期筋骨格低発達によるもの
6）神経疾患，筋疾患による後弯症
　運動ニューロン疾患
　筋ジストロフィー疾患
　遅発性ミオパシーによる後弯症
　　　　（myopathic camptocormia）
　パーキンソン病に伴うcamptocormia
　首下がり病（dropped head syndrome）
　anterior horn cell disease
7）外傷性後弯症
　椎体破裂骨折，圧迫骨折
　脊椎脱臼骨折
8）脊椎術後性後弯
　椎弓切除術後
　椎体椎間板手術後
　広範固定術後隣接部後弯
9）放射線照射後後弯症
10）感染性破壊による後弯
　結核性脊椎炎
　非特異性脊椎炎，その他
11）リウマチ性疾患
　強直性脊椎炎
　関節リウマチによる脊椎破壊
　その他
12）腫瘍と類縁疾患
　原発性
　続発性
　neurofibromatosis
13）老人性脊椎変性（degenerative kyphosis）
　腰部変性後弯症（LDK）
　胸・腰部変性後弯（TLDK）
　全脊椎変性後弯（円背）
　頚椎症性後弯
14）脊椎靱帯骨化に伴う後弯
　強直性脊椎骨肥厚症
　胸椎後縦靱帯骨化症
　頚椎後縦靱帯骨化症
15）腰仙部形成障害に関連するもの
　先天性脊椎すべり症（脊椎下垂症）
16）その他の原因による後弯症

［竹光義治：脊椎脊髄ジャーナル22：437，2009より引用］

後弯，flat back, sagittal imbalance

　脊柱後弯とは何らかの原因により，脊柱が後方凸に突出する変形を指す．元来前弯をなす腰椎では，後弯位まで至らなくとも生理的な前弯が形成できなくなることで，疼痛や全脊柱または骨盤のアライメント異常をきたし，ADL障害を引き起こす原因となる（図1）．Dohertyら[8]は思春期特発性側弯症に対するdistraction based implantを用いた伸延力付加による変形矯正に伴い，腰椎前弯が減少する病態について報告し，Moeら[9]はこの病態を「flat back症候群」と名づけた．欧米ではHarrington instrumentationによる伸展操作での側弯矯正の際に生じた腰椎前弯減少によるflat backが最も頻度の高い原因として報告された．これらを含む種々の原因による常態化した矢状面バランス異常はfixed sagittal imbalanceとして

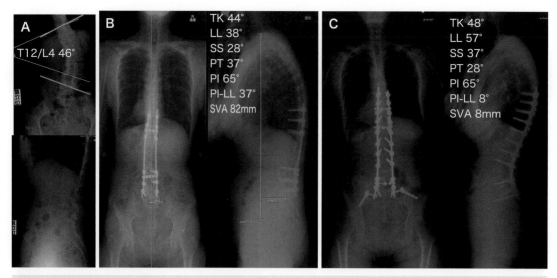

図1 術後 flat back 症例
A：術前，B：初回術後，C：L4 PSO 術後 2 年
　63 歳女性．61 歳時，腰椎側弯に対し前医で T10-L5 の後方固定術を受けた．側弯は矯正されたが，LL は 51°から 29°へ減じ，PI 65°であったため，PI-LL 36°と大きなミスマッチを生じた．腰痛のため長時間の起立が困難となり，術後 2 年で筆者らの施設を受診した．L4 pedicle subtraction osteotomy (PSO)，T10-腸骨固定術施行．起立困難は改善．LL は 57°，PI-LL は 8°へ，SVA は 82 mm→8 mm へ改善し，術後 2 年後も保たれている．

広く認識されている．また腰椎の至適なアライメントをどう設定するかについては，骨盤形態角（pelvic incidence：PI）に基づいた報告[10-12]が多数なされており，詳細は他項に譲る．近年，腰椎の変性疾患への short fusion を行うにあたっても，全脊柱のアライメントや骨盤，下肢のアライメントに考慮した計画が必要であることが広く認識されるようになっている[13]．

junctional kyphosis

成人脊柱変形での proximal junctional kyphosis（PJK）は Glattes ら[14]によって報告され，固定最上椎の尾側終板とその 2 椎上の頭側終板が成す角を proximal junction sagittal Cobb angle とし，この角度が 10°以上，かつ術後 10°以上の増大をきたしたものを PJK と定義した．同報告では，PJK は平均年齢 45 歳の患者群の平均 5.3 年経過観察にて 26％に生じ，固定最上位椎を T3 とすると発生頻度が高いが，臨床的な障害をきたすことは少ないと述べている．PJK の危険因子は複数報告されており，①高齢，②脊椎手術既往，③胸腰椎移行部を固定端とすること，④胸郭形成，⑤後方固定術または前後合併手術，⑥術前に upper instrumented vertebarae（UIV）と 1 椎上位の間に 5°以上の後弯が存在，⑦骨盤までの固定，⑧50％以上の胸椎後弯の矯正，⑨胸椎後弯角（thoracic kyphosis：TK）＋腰椎前弯角（lumber lordosis：LL）＋PI≧45°などが挙げられている[15,16]．筆者らの経験では，平均 69 歳の成人脊柱変形 73 例における術後 2 年時での PJK 発生率は 31.5％であり，術前の TK（T5-12）が 30〜39°の群では発生率が 6％であったのに対し，29°以下または 40°以上の群では 39％と有意に

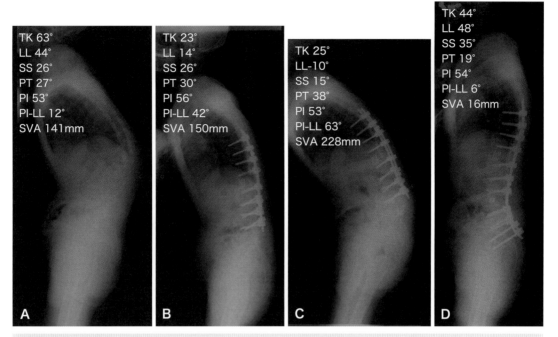

図2 DJK症例
A：術前，B：T12 P-VCR後，C：DJK発生，D：L4 PSO術後2年
　最終手術時76歳，男性．T12を頂椎とする多発圧迫骨折後後弯．T12 posterior vertebral column resection（P-VCR），T8-L4後方固定を施行．術後3ヵ月でL4骨折によるDJK発生．再手術にてL4 PSO施行．疼痛，姿勢改善．術後2年で脊柱矢状面アライメントは良好に保たれている．

高く，術前の胸椎アライメントが発生に関連していた[17]．一方，2014年に行われた226人の術者を対象としたScoliosis Research Society（SRS）の調査[18]では，臨床症状出現頻度を考慮し，PJKの定義はproximal junction sagittal Cobb angle≧20°とすべきであるとしている．また固定最上位部において神経障害や疼痛，PJK，インプラント突出，他の再手術を必要とする変化を含めた病態をproximal junctional failure（PJF）と呼ぶことが定義された．

また，固定下端での後弯についてはdistal junctional kyphosis（DJK）と呼ばれ，発生によりPJKよりも全脊柱・骨盤アライメントに影響を与える（**図2**）．Scheuermann病による後弯では，固定下端を後弯範囲内に留めず，上端の前弯椎まで延ばすことでリスクが軽減すると報告されている[19]．自験例では，全脊柱または骨盤アライメント不良のある骨粗鬆症性椎体骨折後後弯の椎体骨切り矯正患者において，骨盤までの矯正固定を行わなかった18例のうち6例（33％）に遠位固定椎近傍での骨折を伴うDJKが発生し，PJKは2例（11％）であった．骨盤まで固定した9例のうちDJKを生じたものはなく，PJKの発生は2例（22％）であった．Oswestry Disability Index（ODI）はDJKを生じた症例で有意に悪化していた[20]．高齢の後弯症例では，全脊柱・骨盤まで含めたアライメント評価を行い，矯正固範囲検討を行う必要がある．

手術的治療を要した医原性後弯症の特徴

2010年3月より2016年7月にかけて筆者らが施行した成人脊柱変形矯正固定術368例のうち，広範囲固定術後のPJK，DJKを除いた，前医で固定術を受けた後の後弯を変形の主症状とした医原性後弯症またはflat back症例は21例（5.7%）であった．

固定術後後弯症の患者群とその他の脊柱変形患者群において，年齢，性別，矢状面X線パラメータであるTK，LL，sacral slope（SS），骨盤傾斜角（pelvic tilt：PT），PI-LL，sagittal vertical axis（SVA），ODIを比較したところ，SVAでは医原性後弯症で平均192 mm，その他の変形で114 mmと，有意に医原性後弯症で大きかった．年齢，性別，その他の矢状面X線パラメータには有意差はなかった．またODIも両群で有意差はなかった．

手術的治療には腰椎高位に大きな角度の矯正を必要とするため，21例中15例（71%）でPSO併用の矯正固定術を行う必要があった（**図3**）．

まとめ

脊柱後弯をきたす原因は非常に多岐にわたる．脊椎固定術後に生じる医原性後弯症においては，固定範囲内外のアライメント不良以外に，固定上端，下端に後弯を生じるPJK，DJKがある．自験例の検討では，手術を要した医原性後弯症患者は，その他の成人脊柱変形患者に比較してSVAが大きく，体幹が前傾していた．治療には良好な腰椎前弯獲得のため，大きな矯正量を得られるPSOを必要とした．

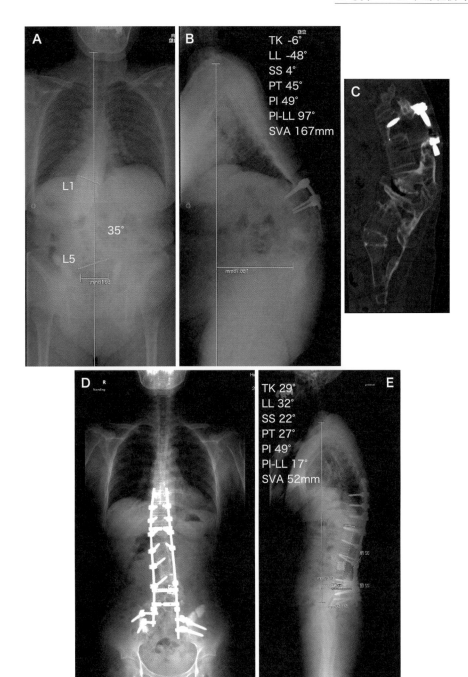

図3 PJF, 固定部偽関節による後弯

　56歳女性. 43歳時, S1半椎による側弯症にてL2-S1後方固定術を施行された. 術後, 後弯進行し, 抜釘とL1/2 posterior lumbar interbody fusion (PLIF) を受けた. 後弯進行は止まらず, 直立不能となり筆者の施設を受診 (A〜C). 筆者の施設でL4 PSO, L3椎体下縁切除, T10-腸骨固定を行い, 直立可能となった (D, E).

文 献

1) Glassman SD, et al：The impact of positive sagittal balance in adult spinal deformity. Spine (Phila Pa 1976) **30**：2024-2029, 2005
2) 竹光義治：脊柱後弯症—疾患概念と治療の変遷. 脊椎脊髄ジャーナル **22**：436-447, 2009
3) Lonstein JE：Post-laminectomy kyphosis. Clin Orthop Relat Res **128**：93-100, 1977
4) Mikawa Y, et al：Spinal deformity and instability after multilevel cervical laminectomy. Spine (Phila Pa 1976) **12**：6-11, 1987
5) Guigui P, et al：Spinal deformity and instability after multilevel cervical laminectomy for spondylotic myelopathy. Spine (Phila Pa 1976) **23**：440-447, 1998
6) Arkin AM, et al：Radiation scoliosis；an experimental study. J Bone Joint Surg Am **32**：396-401, 1950
7) Riseborough EJ：Irradiation induced kyphosis. Clin Orthop Relat Res **128**：101-106, 1977
8) Doherty JH：Complications of fusion in lumbar scoliosis, proceedings of the Scoliosis Research Society. J Bone Joint Surg Am **55**：438, 1973
9) Moe JH, et al：The iatrogenic loss of lumbar lordosis. Orthop Trans **55**：131, 1977
10) Schwab F, et al：Scoliosis Research Society-Schwab adult spinal deformity classification. Spine (Phila Pa 1976) **37**：1077-1082, 2012
11) Yamato Y, et al：Calculation of the target lumbar lordosis angle for restoring an optimal pelvic tilt in elderly patients with adult spinal deformity. Spine (Phila Pa 1976) **41**：E211-E217, 2016
12) Inami S, et al：Optimum pelvic incidence minus lumbar lordosis value can be determined by individual pelvic incidence. Eur Spine J **25**：3638-3643, 2016
13) Le Huec JC, et al：Evidence showing the relationship between sagittal balance and clinical outcomes in surgical treatment of degenerative spinal diseases：a literature review. Int Orthop **39**：87-95, 2015
14) Glattes RC, et al：Proximal junctional kyphosis in adult spinal deformity following long instrumented posterior spinal fusion. incidence, outcomes, and risk factor analysis. Spine (Phila Pa 1976) **30**：1643-1649, 2005
15) Yagi M, et al：Characterization and surgical outcomes of proximal junctional failure in surgically treated patients with adult spinal deformity. Spine (Phila Pa 1976) **39**：E607-E614, 2014
16) Maruo K, et al：Predictive factors for proximal junctional kyphosis in long fusions to the sacrum in adult spinal deformity. Spine (Phila Pa 1976) **38**：E1469-E1476, 2013
17) Oe S, et al：Preoperative T1 slope more than 40° as a risk factor of correction loss in patients with adult spinal deformity. Spine (Phila Pa 1976) **41**：E1168-E1176, 2016
18) Scheer JK, et al：Results of the 2014 SRS Survey on PJK/PJF-a report on variation of select SRS member practice patterns, treatment indications, and opinions on classification development. Spine (Phila Pa 1976) **40**：829-840, 2015
19) Denis F, et al：Incidence and risk factors for proximal and distal junctional kyphosis following surgical treatment for Scheuermann kyphosis：minimum five-year follow-up. Spine (Phila Pa 1976) **34**：E729-E734, 2009
20) 長谷川智彦ほか：椎体骨折のある高齢脊柱変形（後弯）の治療. 整・災外 **59**：949-955, 2016

B. 病態
4. 疫学

骨粗鬆症性椎体骨折と脊柱変形

Point

- 椎体骨折の形態は，中位胸椎や胸腰椎移行部では wedge deformity が，腰椎では biconcave や crush deformity の頻度が高く，biconcave deformity で進行しやすい．
- 椎体骨折後後弯患者では姿勢異常，歩行機能障害，易転倒性，疲労性腰痛のほか，胃食道逆流症や食道裂孔ヘルニアを引き起こす．
- 55°を超える後弯は呼吸機能を悪化させる．
- 骨折変形による局所後弯よりも，全脊柱のアライメント不良が QOL 悪化に影響する．
- 椎体骨折，後弯変形を有することで死亡リスクが増加する．

　骨粗鬆症有病率について，Yoshimura ら[1]は都会，山村，農村の3地域，3,040人の大規模住民コホート調査を行った ROAD study において，40歳以上の L2-4 腰椎では男性3.4%，女性19.2%であり，2005年の時点で日本国内では，約1,100万人の骨粗鬆症患者が存在すると推定している．また，Tanaka ら[2]は3地域2,187人の住民コホート調査で，平均63歳の住民において，22.6%の既存椎体骨折が存在し，1年あたり24.9人/1,000人の新規有症状椎体骨折が発生すると報告している．さらに70歳以降では，70歳台前半の25%，80歳以上の43%で椎体骨折を有すると Ross ら[3]は報告している．Ensrud ら[4]は6,439人の高齢女性調査で，胸椎椎体骨折の存在は脊柱後弯に関連があることを述べている．このように骨粗鬆症および骨粗鬆症性椎体骨折は非常に頻度が高く，高齢者脊柱後弯変形の原因として重要な疾患である．そこで本項では，骨粗鬆症性椎体骨折における変形・症状の疫学について紹介する．

椎体骨折による後弯変形

　骨粗鬆症性椎体骨折では，椎体の圧潰部位により変形の形態が異なる．Genant ら[5]は椎体骨折の形態を，前方圧潰をメインとする wedge deformity，中央が圧潰した biconcave deformity，後方が圧潰した crush deformity に分類し，各々の形態における圧潰の程度で Grade 0〜3の4群に分類する半定量的評価法（SQ法）を報告しており，この分類は現在広く用いられている．各々の骨折形態の高位別発生頻度については，Ismail ら[6]による50歳以上14,903人の欧州大規模コホート調査において，男女でほぼ同様の分布傾向を示し，椎体前方が圧潰した wedge deformity が全域で最も頻度が高く，とくに T6-8 の中位胸椎，T12-L1 の

胸腰椎移行部での骨折で発生頻度が高いとしている．一方，biconcave deformity や crush deformity は中位胸椎，腰椎でやや頻度が高いが，胸椎よりも腰椎，とくに下位腰椎発生頻度が高いと報告している．骨折高位，形態による変形進行の有無については，明田ら[7]の既存椎体骨折を有する 220 人の地域住民 8 年間の追跡調査で，26％に骨折形態の変化・進行が見られ，とくに中下位腰椎に存在する biconcave deformity では他高位より進行頻度が高く，45％に椎体変形の進行が見られたとしている．Katzman[8]らは平均年齢 68.3 歳，3,038 人の調査において，椎体骨折の存在が C7/T12 の後弯を平均 3.7° 増加させるとしている．経時的変化では，Kado ら[9]が 65 歳以上の 1,196 人，15 年の経過において，骨粗鬆症性椎体骨折は骨量低下，体重減少とともに脊柱を後弯させ，身長の低下をきたす独立した危険因子であることを報告している．

骨粗鬆症性椎体骨折後後弯の症状

骨粗鬆症性椎体骨折後の後弯変形により障害が惹起される．椎体骨折の症状出現については大きく 2 つの要因がある．1 つには骨折部の不安定性に起因する症状である．遷延治癒または偽関節化した骨折部の不安定性により腰背部痛をきたす．さらに脊柱管内陥入骨片，不安定性による脊柱管狭窄を原因とした脊髄・馬尾・神経根症状を呈することがある．偽関節化する危険因子について種市ら[10]は，軽微な外力による受傷，高齢，middle column 損傷を挙げており，Hoshino ら[11]は，偽関節化により椎体内に 15° 以上の不安定性を残した例や，42％以上の脊柱管内への骨片突出を呈することが，神経障害出現と疼痛の遷延化に関与していると報告している．

そして 2 つ目には後弯変形の残存である．骨折部位が癒合しても，後弯変形が残存することにより姿勢異常[12]，歩行機能障害[13]，易転倒性[14]，筋・椎間関節・椎間板にかかる負荷増加に由来する疲労性の腰痛，新規椎体骨折リスク増大などを呈する．さらに Miyakoshi ら[15]は，地域住民コホート調査において椎体骨折を伴う脊柱後弯変形は，胃食道逆流症（gastro-esophageal reflux disease：GERD）を引き起こすリスク因子であると報告している．また Yamaguchi[16]らは 81 例の高齢者上部消化管内視鏡検査で，椎体骨折を有する患者では，GERD のみでなく食道裂孔ヘルニアを 63％と高率に合併しているとしており，椎体骨折後後弯の患者の診察において消化器症状についての聴取は必須と考える．一方，脊柱変形に伴う GERD 症状は，手術によって改善することを Sugimoto[17]らが報告している（図 1；自験例）．また，Harrison ら[18]は，文献レビューにおいて，骨粗鬆症性椎体骨折の関連する後弯変形では，骨折数と後弯角の増大が呼吸機能低下をもたらし，とくに後弯 55° を超えると肺活量，1 秒量ともに明らかな低下が見られると報告している．変形による腰痛関連 QOL への影響については，2012 年に Schwab ら[19]が国際側弯症学会成人脊柱変形の矢状面評価として PI-LL ［PI：pelvic incidence（骨盤形態角），LL：lumber lordosis（腰椎前弯角）］，sagittal vertical axis（SVA），pelvic tilt（PT，骨盤傾斜角）の関与していることを報告し，さらに QOL を保つための目標値 PI-LL≦10，SVA＜40 mm，PT＜20° が提唱された．筆者の施設が行った 50 歳以上，656 人の高齢者運動器検診（TOEI 2012 study）において，Locomo 25 のスコア悪化と関連のあったのは，椎体骨折の有無，sacral slope（SS，仙骨傾斜），PT，LL，SVA であっ

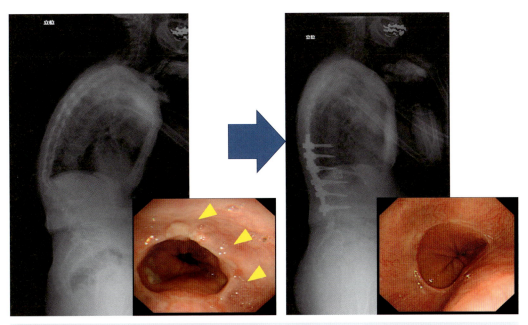

図1 後弯矯正固定術による食道粘膜病変の改善
 68歳女性．L1椎体骨折による後弯症．術前より強い胸やけや食事の通過障害があった．L1 P-VCR（posterior-vertebral column resection）T10-L4固定を行い，消化器症状は軽減した．内視鏡所見でも粘膜びらんが改善した．

たが，相関係数は骨折の有無よりも全脊椎・骨盤矢状面パラメータで高く，SVAが最も高かった[20]．この結果，機能低下には局所の後弯よりも全脊柱のアライメント不良が関与することが示唆された．そのため，椎体骨折後脊柱後弯の患者においては，骨折部位のみならず骨盤を含めた全脊柱・骨盤アライメントを評価する必要がある．

Pongchaiyakulら[21]は，コホート調査より無作為抽出した300例，10年の経過観察調査において，症状の有無に関わらず，既存椎体骨折を有することが続発骨折・死亡リスクを上げると報告しており，Kadoら[22]は脊柱後弯が進行する症例で死亡リスクが上がるとしている．しかし，具体的に後弯変形によるどの症状が生命リスクにどの程度関わっているかについては現在のところ分かっておらず，前述した疼痛，身体機能障害，消化器・呼吸器障害，脊柱・骨盤アライメント異常が各々相互に関与していると考えられる．

まとめ

骨粗鬆症性椎体骨折に関わる後弯は，頻度の高い疾患であるが，その症状は疼痛のみならず，偽関節を併発した症例での神経障害，変形癒合後の脊柱・骨盤アライメント不良，疲労性疼痛，歩行障害，GERDや食道裂孔ヘルニアといった消化器・呼吸器障害，続発性骨折リスク増大など種々の障害を引き起こす．また近年のコホート研究では，骨折による後弯変形は死亡リスクを増加させる原因となることが報告されており，骨折部位の疼痛変形を見るのではなく，様々な障害出現の可能性を念頭に置き治療を進めていく必要がある．

文 献

1) Yoshimura N, et al：Prevalence of knee osteoarthritis, lumbar spondylosis, and osteoporosis in Japanese men and women：the research on osteoarthritis/osteoporosis against disability study. J Bone Miner Metab **27**：620-628, 2009
2) Tanaka S, et al：The Fracture and Immobilization Score（FRISC）for risk assessment of osteoporotic fracture and immobilization in postmenopausal women- A joint analysis of the Nagano, Miyama, and Taiji Cohorts. Bone **47**：1064-1070, 2010
3) Ross PD, et al：Vertebral fracture prevalence in women in Hiroshima compared to Caucasians or Japanese in US. Int J Epidemiol **24**：1171-1177, 1995
4) Ensrud KE, et al：Correlates of kyphosis in older women. The Fracture Intervention Trial Research Group. J Am Geriatr Soc **45**：682-687, 1997
5) Genant HK, et al：Vertebral fracture assessment using a semiquantitative technique. J Bone Miner Res **8**：1137-1148, 1993
6) Ismail AA, et al：Number and type of vertebral deformities：epidemiological characteristics and relation to back pain and height loss. European Vertebral Osteoporosis Study Group. Osteoporosis Int **9**：206-213, 1999
7) 明田浩司ほか：脊椎椎体骨折の追跡コホート調査．整・災外 **59**：895-902, 2016
8) Katzman WB, et al：Thoracic kyphosis and rate of incident vertebral fractures：the Fracture Intervention Trial. Osteoporos Int **27**：899-903, 2016
9) Kado DM, et al：Factors associated with kyphosis progression in older women：15 years' experience in the study of osteoporotic fractures. J Bone Miner Res **28**：179-187, 2013
10) 種市 洋ほか：骨粗鬆症性椎体圧潰（偽関節）発生のリスクファクター解析．臨整外 **37**：437-442, 2002
11) Hoshino M, et al：Factors affecting neurological deficits and intractable back pain in patients with insufficient bone union following osteoporotic vertebral fracture. Eur Spine J **18**：1279-1286, 2009
12) Kim DH, et al：What is the effect of spino-pelvic sagittal parameters and back muscles on osteoporotic vertebral fracture? Asian Spine J **9**：162-169, 2015
13) Katzman WB, et al：Increasing kyphosis predicts worsening mobility in older community-dwelling women：a prospective cohort study. J Am Geriatr Soc **59**：96-100, 2011
14) Van der Jagt-Willems HC, et al：Associations between vertebral fractures, increased thoracic kyphosis, a flexed posture and falls in older adults：a prospective cohort study. BMC Geriatrics **15**：34, 2015
15) Miyakoshi N, et al：Impact of spinal kyphosis on gastroesophageal reflux disease symptoms in patients with osteoporosis. Osteoporos Int **20**：1193-1198, 2009
16) Yamaguchi T, et al：The presence and severity of vertebral fractures is associated with the presence of esophageal hiatal hernia in postmenopausal women. Osteoporos Int **13**：331-336, 2002
17) Sugimoto M, et al：Improvement of gastroesophageal reflux disease in Japanese patients with spinal kyphotic deformity who underwent surgical spinal correction. Dig Endosc **28**：50-58, 2016
18) Harrison RA, et al：Osteoporosis-related kyphosis and impairments in pulmonary function：a systematic review. J Bone Miner Res **22**：447-457, 2007
19) Schwab F, et al：Scoliosis Research Society-Schwab adult spinal deformity classification：a validation study. Spine（Phila Pa 1976）**37**：1077-1082, 2012
20) 井出浩一郎ほか：TOEI study—椎体骨折罹患（椎体変形）と Locomo25 の相関—．整・災外 **59**：891-894, 2016
21) Pongchaiyakul C, et al：Asymptomatic vertebral deformity as a major risk factor for subsequent fractures and mortality：a long-term prospective study. J Bone Miner Res **20**：1349-1355, 2005
22) Kado DM, et al：Hyperkyphosis predicts mortality independent of vertebral osteoporosis in older women. Ann Intern Med **150**：681-687, 2009

B. 病態

5 症状と問題点

> **Point**
> ・成人脊柱変形の側弯や後弯といった外見の症状は立位静止時よりも歩行時で悪化する．
> ・成人脊柱変形に最も特徴的な症状が，後弯に伴う腰痛である．
> ・成人脊柱変形における神経障害の特徴は，椎間孔内外での神経根障害の頻度が際立って高いこと，上位神経根障害の比率が非変形例よりも高いことである．
> ・腰痛性間欠跛行は，歩行すると数分で腰痛のために歩行できなくなり，立ち止まって腰を伸ばして休み，しばらくすると改善して歩けるようになるが，歩き続けるとまた腰痛が出るというものである．
> ・成人脊柱変形では思春期特発性側弯症（AIS）より自己イメージのスコアが低く，さらに精神面でのスコアも低い．
> ・胃食道逆流症（GERD）は後弯変形や側弯変形との相関が指摘されており，また手術を決心する重要な因子である可能性もあることから，成人脊柱変形患者では必ず医療面接で確認すべき症状である．

　成人脊柱変形の病態を評価し治療に繋げていく上で，臨床症状の評価は必須である．各種フォーミュラが示され画像評価が進歩しても，画像評価だけでは代償機能のすべてを示すことはできず，それが各々の患者すべてに当てはまるわけではない．臨床症状の評価と画像評価が組み合わさって初めて，冠状面および矢状面の変形，配列異常およびバランス異常が各々の患者に及ぼす影響を評価できるのである．

　成人脊柱変形では主訴となることの多い腰痛・下肢痛，神経障害，整容上の問題，歩行・起立障害だけでなく，それに関連する心理的ストレス，さらに呼吸器・消化器症状まで把握する必要があり，それらを包括的に検討することが手術適応の決定や術後の成績に大きく影響する．以下，項目ごとに成人脊柱変形の症状と問題点を詳述する．

外見

　成人脊柱変形には側弯変形と後弯変形およびその両者を併せ持つ後側弯変形があり，その程度により外見に関わる種々の愁訴が出現する．成人脊柱変形の多くは胸腰椎・腰椎部に存在し，同部位の後弯変形に由来する愁訴が最も多い．とくに de novo 例では軽症例から重症例まで後弯変形が主体である（図1）．成人脊柱変形における後弯変形の主たる原因は腰椎前

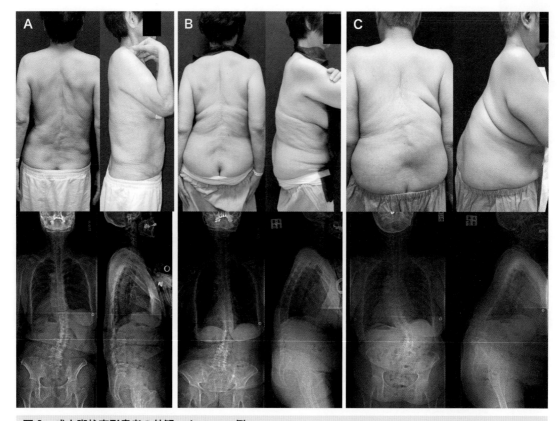

図1　成人脊柱変形患者の外観：de novo 例
A：77歳．腰椎側弯と腰椎前弯の減少があり，脇線の非対称，胸椎前弯の減少，骨盤後傾があるが，代償機能が働き，矢状面バランスは保たれている．
B：72歳．腰椎側弯と腰椎前弯の減少があり，胸腰椎移行部が後弯傾向にあり，中上位胸椎の後弯減少，骨盤後傾があるが，代償しきれておらず，矢状面バランスが前方に移動している．
C：65歳．著明な腰椎側弯と後弯を認め，脇線の非対称，胸椎前弯化と骨盤後傾による代償機能が働いているが著明な腰曲りとなっている．

弯の減少であり，軽症例であれば，腰の反りの減少となって表れる．腰椎前弯の減少が大きくなるにつれて，重心線を股関節の後方に保ち視線を水平に保つために，胸椎後弯が減少し骨盤が後傾するため，胸を張り，殿部を前に突き出すような格好になる．さらに悪化すると，膝関節を曲げてバランスを保つ．これらの代償機能を超えると重心線が前方へ移動し，前かがみとなり，ついには大きく前方へ傾斜し，いわゆる腰曲りとなる．思春期特発性側弯症（adolescent idiopathic scoliosis：AIS）の遺残変形では側弯変形が主体であるが，加齢により変性が進むと後弯変形が加わってくる（**図2**）．胸椎カーブの例ではAISと同様の症状を呈する．すなわち，肩や肩甲骨の高さの左右差，ウエストラインの左右差である．胸腰椎・腰椎カーブの例ではそれに骨盤傾斜が加わり，スカートやズボンをはくと傾いたり，ずれたりする．このタイプでは高齢化すると後弯変形が加わり，腰の反りが減少する[1]．ダブルカーブの例では変性により胸腰椎・腰椎カーブが悪化し，胸腰椎移行部（2つのカーブの間）が後弯となる．これにより肋骨と骨盤の隙間が減少し，食い込むようになる．さらに悪化しバランスが崩れると，体全体が右あるいは左に傾いてしまうこともまれではない．ほぼすべて

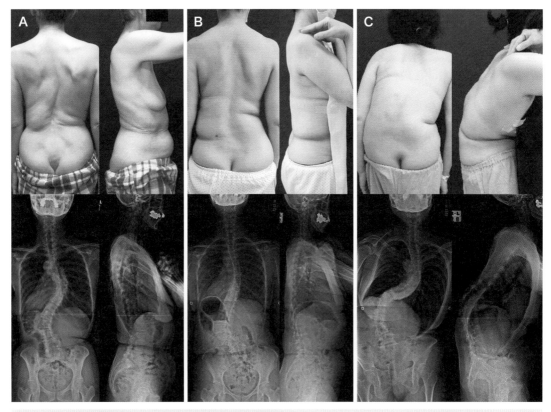

図2 成人脊柱変形患者の外観：AIS遺残変形増悪例
A：62歳．Lenke分類type 1．胸椎カーブが主体で，腰椎カーブもあるが柔らかく，腰部隆起（lumbar hump）よりも肋骨隆起（rib hump）の方が大きい．やや右肩上がり．立位バランスは保たれている．
B：52歳．Lenke分類type 5．腰椎カーブが主体で，胸椎カーブは小さく，脇線の非対称が明らか．立位バランスは保たれ，腰曲りは見られない．
C：45歳．Lenke分類type 6．腰椎カーブの方が大きいダブルメジャーカーブ．胸腰椎移行部の後弯変形が著明で，腰曲りとなっている．脇線の非対称，腹部の皺が著明で，肋骨が骨盤に食い込むようになっている．冠状面・矢状面ともにバランスが悪化している．

の症例で前屈テスト（Adam's test）を行うと種々の程度の肋骨隆起（rib hump），腰部隆起（lumbar hump）を認める．

　これら外見の症状は，立位静止時よりも歩行時で悪化する．立位では胸椎後弯減少と骨盤後傾といった代償機能が働くため何とか直立位を保てる例でも，歩行時にはこれらの代償機能が働かなくなり，体幹が左右に傾いたり，前屈歩行，腰曲り歩行になる．

　これらの所見は見れば分かる症状であり，患者自身も自覚し，他人からも認識されるため患者の心理的ストレスの原因ともなる．立位姿勢を正面および側面の両方から観察することが基本であるが，診察室に入るときの歩行時の姿勢を見逃さないこと，医療面接で立位静止時だけでなく立位作業時（台所での姿勢），歩行時の姿勢について聞き出すことが，成人脊柱変形の外見に関する症状を把握するために重要である．手術的治療の際Scoliosis Research Society（SRS）-22で評価すると，自己イメージのドメインは術前後で最も改善しうる項目である．それだけ術前の愁訴として大きな位置を占め，術後の満足度に大きく関わる要因とい

える。術前に整容上の愁訴をしっかり把握することが重要である。

腰痛，下肢痛（間欠跛行）

　成人脊柱変形の主体は脊柱変形であるが，AIS遺残例の一部を除き，脊柱変形のみが主訴となることはむしろまれであり，de novo例では早期から，AIS遺残例でも変形進行により腰痛が主訴の1つとなる．また，腰椎変性に伴う下肢痛を訴えることも少なくない．

　最も典型的なのが後弯に伴う腰痛である．腰椎前弯が減少し，前述した代償機能（胸椎後弯減少，骨盤後傾，膝屈曲）が働くと，腰背部の筋群には体を支えようとして常に過度の筋収縮が要求される（**図3**）．そのため，この腰痛は安静臥床時や坐位では出現しないが，長時間立位や長途歩行で出現する．歩き出すとすぐに前かがみとなり，腰痛が徐々に強くなり，しまいには腰痛で歩けなくなり，一度体を起こして（腰椎を伸展して）休む（腰痛性間欠跛行）[2]．これは腰背部筋群のコンパートメント症候群であるが，腰部脊柱管狭窄症における下肢痛と，それによる神経性間欠跛行と同様に，成人脊柱変形に非常に特徴的な症状であり，腰痛性間欠跛行があれば，腰椎前弯が減弱しnon-ergonomic balanceとなっている可能性を考慮するべきである．

　特発性側弯症の胸腰椎・腰椎カーブでは，椎体の側方すべりが30歳以上で半数以上に，50歳以上ではほぼ全例に認められる[1]．さらに，AIS遺残例でもde novo例でも，前方すべり，後方すべり，椎体の回旋変形，椎間板腔の狭小化，椎間関節の変性などが認められる．これらの変性変化に起因すると考えられる腰痛も多い．朝方起床後の腰痛や長時間坐位後の動き始めの腰痛，立ち上がりや物を持つ，前屈・後屈など体動時の腰痛，背臥位になるときの（立位から背臥位になり後弯が減弱するときに生じる）腰痛などである．成人脊柱変形の手術的治療後には強い腰痛は改善することが多いが，腰痛がすべて解消するわけではない．成人脊柱変形における変性は多椎間に及ぶため，これらに起因する腰痛の原因がどこにあるのかを厳密に特定することは困難である．しかし，ていねいな診察により，上殿皮神経障害や仙腸関節障害などの脊柱以外の疾患からくる腰痛を除外診断しておく必要がある．成人脊柱変形の術後にこのような障害が起きることがあるため，術前のチェックが重要である．

　腰椎の変形と変性に伴い，馬尾または神経根が圧迫・絞扼され，下肢痛・しびれを伴い神経性間欠跛行を生じる症例も少なくない．ただし主訴が下肢痛および神経性間欠跛行であれば，例えX線上で脊柱変形を伴っていても，診断は腰椎後側弯変形を伴う腰部脊柱管狭窄症であり，本項で扱う成人脊柱変形ではない．しかし，下肢痛・間欠跛行が改善しても，脊柱変形由来の症状が残存する例も散見されるので，いずれにせよ十分な評価が必要である．本項で扱う成人脊柱変形に下肢痛を伴う場合，第一目標は脊柱変形を治すことであるが，術後下肢痛が残存しては満足度が著しく下がるので，下肢痛の病態をしっかりと把握し治療しなければならない．これについては次の神経障害の項で詳述する．

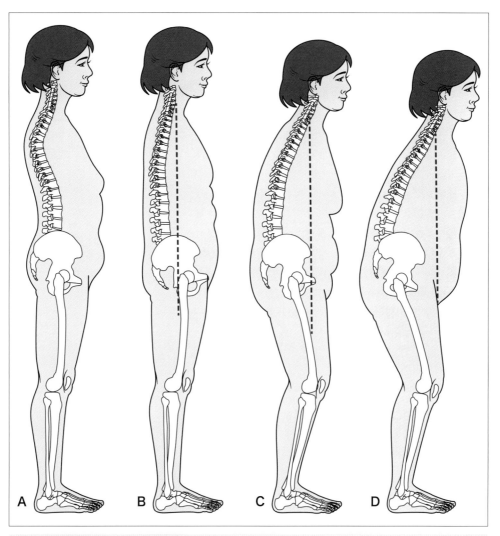

図3 矢状面バランスの代償機能
A：図2-Aの症例．側弯変形があっても矢状面バランスは保たれている．
B：図1-Aの症例．腰椎前弯が減少しているが，胸椎後弯と骨盤後傾によりC7-plumb line（C7PL）は大腿骨頭後方にある．一見バランスが良いように見えるが，non-ergonomic balanceであり，腰背筋群および股関節伸展筋群の過度の収縮を必要とし，腰痛の原因となる．
C：図1-Bの症例．胸腰椎の後弯が加わり，体幹がやや前屈し，C7PLは大腿骨頭前方にある．
D：図1-Cの症例．さらに腰椎前弯が減少し，体幹は腰曲りとなり，代償しきれていない．しかし，胸椎後弯減少，骨盤後傾は認められ，代償しようとしていることは重要である．

神経障害

　成人脊柱変形における神経障害の特徴は椎間孔内外での神経根障害の頻度が際立って高いこと，上位神経根障害の比率が非変形例よりも高いことである[3]．本症における神経障害の機序は様々である（**図4**）．脊柱管内では側弯凹側の椎間関節変性肥厚に椎間板の後方膨隆が加わり，外側陥凹部で神経根が圧迫される神経根障害や，前方すべりを伴い黄色靱帯・椎間関節包・下関節突起や椎弓の肥厚が著明で高度に脊柱管が狭窄し，脊柱管中央部（central

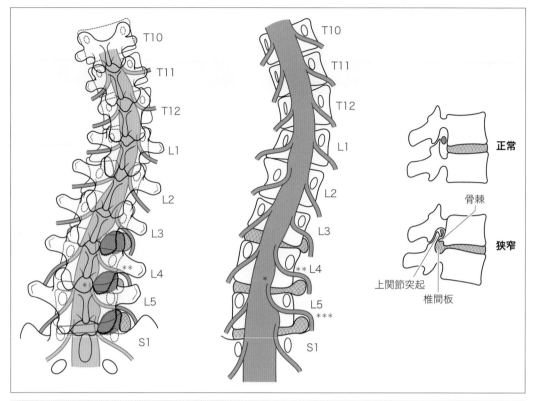

図4 成人脊柱変形における神経障害の機序
　脊柱管内では外側陥凹での神経根障害や中心性狭窄による馬尾障害が，椎間孔内では膨隆椎間板や椎体骨棘による神経根の押し上げに上関節突起による圧迫が加わり全周性に絞扼される．腰仙椎部ではいわゆる far-out syndrome が発生する．
＊外側陥凹での神経根障害，＊＊椎間孔内で神経根障害，＊＊＊椎間孔外で神経根（L5）障害

canal）で硬膜が圧迫される馬尾障害が起こる．椎間孔部では側弯凹側で椎間回旋，側方すべりと椎間板の非対称性圧潰により椎弓根間が狭小化しているところに，椎間板および椎体骨棘の後側方への突出により神経根は上位椎弓根に押し上げられ，さらに下位椎体上関節突起により全周性に絞扼される．椎間孔外ではL5/S1において仙骨翼やL5/S1椎体骨棘，横突起などによりL5神経根が障害される．

　変形のない脊柱管狭窄症では下位腰椎の神経障害が多いが，成人脊柱変形では上位腰椎神経障害もまれではない．とくに，外側病変は非変形例ではL5が圧倒的だが，変形例ではL3〜L5神経根に同程度に見られ，頻度も高い[3]．成人脊柱変形に股関節や膝関節の変形性関節症を合併することは少なくないが，上位腰椎神経根障害ではこれらの関節痛と紛らわしいことがあるので注意を要する．

　著明な後側弯変形の矯正術後に神経根が牽引されて新たな神経障害が出現することがある．また，後弯の矯正により脊柱管や椎間孔部の狭窄が逆に強くなる場合もある．さらに，近年広まっている lateral interbody fusion（LIF）により，腰部神経叢の障害や腸腰筋の筋力低下が一過性に出現することがあるため，術前の神経障害の評価は十分に行う必要がある．

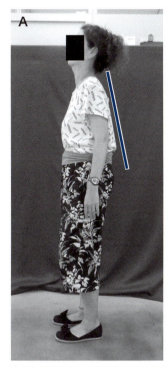 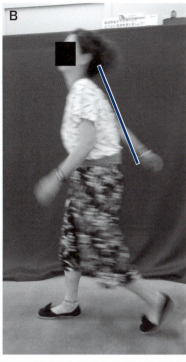 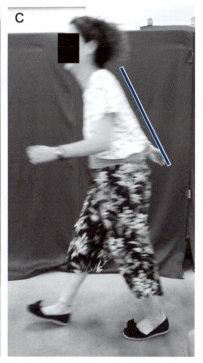

図5 歩行による矢状面バランスの悪化
立位静止時では代償機能によりなんとかバランスが保たれていても（A），歩行を開始すると前傾となり（B），長く歩くとさらに悪化する（C：15分後）．

歩行・起立障害

　成人脊柱変形の歩行障害は，変形による腰曲がり歩行と腰痛性間欠跛行である．側弯があれば体幹は横に傾き，後弯があれば体幹が前に傾く．立位静止時には胸椎後弯の減弱，骨盤後傾，膝関節屈曲といった代償機能により直立位を保てている症例でも，歩行させると短時間で腰曲がりが顕著となる（図5）．これは股関節伸展筋群が立位静止時には代償機能の中で骨盤後傾に作用しているが，歩行時には股関節伸展に作用するので，代償機能が働かなくなるためである[4]．このことは医療面接で詳しく聴き出すか，歩行解析をする必要がある．腰痛性間欠跛行は腰痛の項で詳述したように，歩行すると数分で腰痛のために歩行できなくなり，立ち止まって腰を伸ばして休み，しばらくすると改善して歩けるようになるが，歩き続けるとまた腰痛が出るというものである．

　成人脊柱変形の起立障害は動的バランス能力よりも静的バランス能力が低下する．体が前傾し，C7-plumb line が前方に移動すると開眼片脚起立時間が低下し，これによりロコモティブシンドロームと診断されることが多い[5]．また長時間立位を保つことで代表的な台所作業では，直立位を保てず肘で体を支える患者も少なくなく，宮本らの言う "kitchen-elbow sign"，すなわち肘や前腕伸側の皮膚異常（色素沈着，鱗屑，皮膚肥厚，胼胝形成など）を認めることがある（図6）[6]．医療面接で台所作業時の姿勢を聞き出し，肘の観察をすることで発見できる．

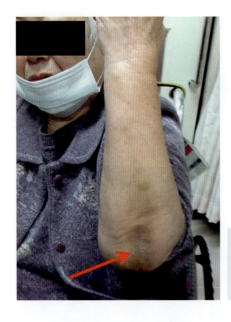

図6　kitchen-elbow sign
台所作業時に肘をつくため，肘や前腕の伸側皮膚に色素沈着，鱗屑，皮膚肥厚，胼胝形成などの異常を認める．

[岐阜市民病院　宮本　敬医師より提供]

　成人脊柱変形の経過は長く，とくにAIS遺残例では長期的視野が必要である．AISでは元来腰痛も歩行障害も認められないが，加齢により側弯変形の増悪とともに胸腰椎・腰椎の後弯が出現し，矢状面バランスが悪化するため，長時間立位あるいは歩行時に，体幹の傾きや腰曲りを自覚するようになる．しかし，同時に腰痛が出現するとは限らず，家事や子育てもあり，手術に踏み切れない症例も少なくない．そのような症例でもさらに高齢化すると腰痛が出現し，日常生活動作（ADL）障害が悪化する．

　成人脊柱変形では先述の疼痛および機能障害が同年齢の対照群に比べ加齢により早く悪化することが示されている[7]．また，これらは側弯のみの例よりも，後弯のみ（Cobb角＜20°，SVA＞50 mm），後側弯（Cobb角＞20°，SVA＞50 mm），著明な後側弯（SVA＞100 mm）の順に悪化する[7]．

心理的ストレス

　成人脊柱変形をSRS-22で評価すると，機能・疼痛・自己イメージのドメインは日本人健常者と比べて低値であるが，精神面のドメインも日本人健常者と比べて低値である[8]（**図7**）．「機能」は前述した神経障害，歩行・起立障害を，「疼痛」は腰痛・下肢痛を，「自己イメージ」は外見をそれぞれ反映していると考えられる．「精神面」は整容上の障害をどのように考えているかを反映していると考えられるが，AISでは自己イメージが低いものの精神面は低くないのに対し，成人脊柱変形では自己イメージがAISよりもさらに低く，精神面も低い（**図7**）．AISは大きな変形であっても局所的な変形（regional deformity）であり，歩容や立位姿勢は正常で服を着ていればよく見ないと分からないことが多い．それに比べて，成人脊柱変形では局所の変形に加えて全体のバランスが崩れ（global deformity），後弯が加わり，歩容が腰曲りとなり，立位姿勢も悪く，遠くから見ても変形が分かってしまうためと考えられる．

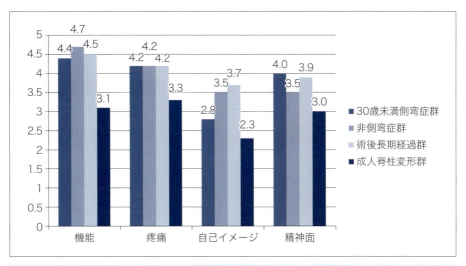

図7 SRS-22 評価の結果：成人脊柱変形の心理ストレス
30歳未満側弯症群（30歳未満のAIS左凸胸腰椎・腰椎カーブ31例）は文献1より，非側弯症群（健常者727例）と術後長期経過例（術後20年以上経過例51例）は文献5より，成人脊柱変形群は2011年以降に受診した40歳以上の成人脊柱変形患者85例のデータより引用．
成人脊柱変形患者では機能・疼痛のドメインも低く，自己イメージドメインは際立って低く，精神面のドメインも低値である．

　心理的ストレスはこちらから聴かないと情報が取得できない．患者としては他人に言いたくないことであり，医師にも自発的には言わない．「ご自分の体の格好や歩く姿をどう思いますか？」とか，「今の体のままでこれからも過ごすとすれば，どう思いますか？」などという質問を投げかけてみると，心の奥で感じていたことを話してもらえるかもしれない．手術適応のAISであったが手術をせずに40代半ばで受診した女性は「ずっと自分の体にコンプレックスを感じて生きてきた」と話し，変性すべりと後弯で前屈歩行の60代女性は「曲がって歩くのは嫌」と断言し，著明な後側弯変形を呈し，腰曲り歩行になった50代女性は「この体のままで生きることは屈辱である」と表現した．ここまではっきりと表現しなくても，成人脊柱変形患者はその変形の程度，歩行・立位障害の程度に応じて何らかの心理的ストレスを抱えていることを診察時に考慮することが，医師・患者関係を強くし，その後の治療過程に良好な影響を与える．成人脊柱変形治療は心のケアも必要である．

呼吸器・消化器症状

　成人脊柱変形では大きく硬い変形になること，胸腰椎・腰椎の後弯変形や胸椎の後弯減弱を伴うことも多いため，呼吸器・消化器といった内臓に影響を及ぼすことが考えられる．筆者らの施設で行った40歳以上の成人脊柱変形患者85名（平均年齢67.8歳：50～88歳）の前向きコホート研究で内臓障害度を調査したところ，息切れが50.6％，胸苦が32.1％，胸やけが34.2％，便秘が30.4％に認められた（**表1**）．

表1 2011年以降に受診した40歳以上の成人脊柱変形患者85人の内臓障害度調査

内臓障害	あり	なし
息切れ	51%	49%
胸苦	32%	68%
胸やけ	34%	66%
便秘	30%	70%

［第89回日本整形外科学会学術総会で発表，横浜，2016］

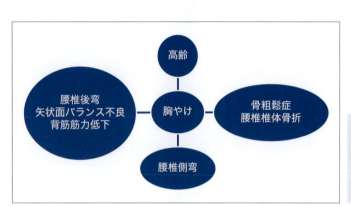

図8 胸やけの危険因子

胸やけは，高齢，腰椎後弯や矢状面バランス不良および背筋筋力低下，骨粗鬆症や腰椎椎体骨折，そして腰椎側弯が危険因子であると言われている．

息切れは心不全，気管支喘息やCOPD（慢性閉塞性肺疾患）などで表れる症状であるが，肺を支えている脊柱と胸郭の変形が強いと結果的に肺機能が障害されて息切れを起こす．心不全の有症率は2015年の時点では全年齢で約1％であり[9]，65歳以上からのみ発生すると仮定した場合約3.7％，気管支喘息の有症率は20～44歳で9.4％[10]，COPDの有病率は40歳以上で8.6％[11]である．したがって，成人脊柱変形では胸郭の変形からくる息切れや，脊柱変形による歩行障害のためエネルギー消費が大きくなることによる息切れも少なくないと考えられる．

胸苦を呈する代表的な疾患は狭心症，心筋梗塞や気管支炎などである．上記心疾患の有病率は全年齢の約1.4％[12]，65歳以上からのみ発生すると仮定した場合約5.2％程度であり，気管支炎の有症率は不明であるが，喘息が前出のように9.4％であるから，成人脊柱変形では脊柱変形からくる胸苦もあると思われる．

息切れや胸苦は，器質的な疾患からのみではなく，精神的要因，心理的ストレスからも生じる．呼吸器疾患，心疾患だけでなく心理的ストレス，精神面のチェックも必要となってくる．

胸やけは胃食道逆流症（GERD）の代表的症状であり，逆流性食道炎（RE），非びらん性胃食道逆流症（NERD）および喘息や慢性咳嗽などの食道外症状などで生じる．GERDは日本でも増加傾向にあり，内視鏡で確認されるGERDは14～16％，NERDなども含めると20％を超えると言われる[13]．また，日本では高齢女性に多く，後弯変形や骨粗鬆症との関連が指摘されており，腰椎後弯，矢状面バランス不良，背筋筋力低下が危険因子であるという報告，腰椎後弯と腰椎椎体骨折数が危険因子であるという報告，さらに後弯変形に対する矯正手術はGERDも改善するという報告もある．一方，腰椎側弯角はGERDと有意な相関があり，

とくに左凸胸腰椎・腰椎カーブが強い危険因子で30°を超すと危険性が増すという報告がある(図8)[14]．また筆者らの調査ではGERDが手術を決心する重要な因子であったことから，成人脊柱変形患者では必ず医療面接で確認すべき症状である．

便秘は成人の有病率が約14％に上る[15]．加齢とともに，腹筋力や腹圧の低下によって排便しにくくなり，大腸の蠕動運動の衰えによって便の運搬力が下がり，骨盤底筋の運動機能が低下するなどの要因が重なるため，高齢者の便秘の有病率は高くなる．成人脊柱変形でとくに後弯が進むと体幹筋力は減弱し，大腸の蠕動運動が弱まり便秘になる可能性は高い．ただし成人脊柱変形患者では腰痛や下肢痛などの経過が長く，弱オピオイドなどの薬剤を用いている場合も考えられ，その副作用として便秘になっている可能性もあるので注意を要する．

文 献

1) 飯田尚裕ほか：左凸胸腰椎・腰椎カーブを呈する思春期特発性側弯症の年齢別形態的解析．J Spinal Res 5：1549-1553，2014
2) 長総義弘ほか：腰痛性間欠跛行の臨床的検討．整・災外 35：683-688，1992
3) 山田 宏ほか：椎間孔内・外の狭窄ならびに圧迫病変の診断．脊椎脊髄 21：364-368，2008
4) Shiba Y, et al：Dynamic global sagittal alignment evaluated by three-dimensional gait analysis in patients with degenerative lumbar kyphoscoliosis. Eur Spine J 25：2572-2579, 2016
5) 飛永敬志ほか：成人脊柱変形に伴う運動器不安定症と健康関連QOLに関する検討．J Spinal Research 6：1623-1627，2015
6) 宮本 敬ほか：腰痛を有する高齢女性における肘～前腕伸側の皮膚診察の意義—Kitchen elbow sign（KE-Sign）と矢状面バランス異常との関連—．中部整災誌 56：1060-1061，2013
7) Ames CP, et al：Adult spinal deformity：epidemiology, health impact, evaluation, and management. Spine Deformity 4：310-322, 2016
8) Iida T, et al：Minimum 20 years long-term clinical outcome after spinal fusion and instrumentation for scoliosis. Comparison of the SRS-22 patient questionnaire with that in nonscoliosis group. Spine（Phila Pa 1976）40：E922-E928, 2015
9) Okura Y, et al：Impending epidemic—future projection of heart failure in Japan to the year 2055—. Circ J 72：489-491, 2008
10) Fukutomi Y, et al：Nationwide cross-sectional population-based study on the prevalences of asthma and asthma symptoms among Japanese adults. Int Arch Allergy Immunol 153：280-287, 2010
11) Fukuchi Y, et al：COPD in Japan：the Nippon COPD epidemiology study. Respirology 9：458-465, 2004
12) 厚生労働省：平成26年（2014）患者調査の概況．p1-33，2015＜http://www.mhlw.go.jp/toukei/saikin/hw/kanja/14/＞（2017/1）
13) Fuimoto K：Review article：prevalence and epidemiology of gastro-oesophageal reflux disease in Japan. Aliment Pharmacol Ther 20：5-8, 2004
14) Hosogane N, et al：Scoliosis is a risk factor for gastroesophageal reflux disease in adult spinal deformity. Clin Spine Surg 30：E480-E484, 2017
15) 厚生労働省：平成25年 国民生活基礎調査の概況．p1-51，2014＜http://www.mhlw.go.jp/toukei/saikin/hw/k-tyosa/k-tyosa13/＞（2017/1）

C. 診断・評価

1 診かたと注意点

Point

● 症　状
・よくある症状：腰背部痛，下肢痛，立位困難，歩行障害，整容上の問題
・まれな症状：摂食障害，前方注視困難，呼吸障害
● 全身的評価
・顔面：患者の表情
・上肢：筋萎縮，振戦
・脊椎：頚椎，胸椎，腰椎，仙骨部の変化
・下肢：全人工股関節置換術の既往や下肢の変形性関節症，股関節や膝関節での代償
・皮膚：色素斑，神経線維腫，異常な伸張

　成人脊柱変形（adult spinal deformity：ASD）は，世界でも有数の高齢社会が進んだわが国において，非常に重要な疾患の1つとなっている．その発生頻度は6～68％[1,2)]と報告によりばらつきがある．1970年代から世界で注目されてきたが[3)]，最近までわが国においてはあまり注目されず，"腰部脊柱管狭窄症に変形が加わった病態" として局所に対して short segment な除圧固定術が行われてきた[4)]．しかし最近，徐々に学会主導の啓発がなされるようになって，わが国における ASD の認知度は飛躍的に上がった．

医療面接

1 症　状

　本症の治療を考える上で，かなり重要な点は患者の主訴である．患者の主訴は腰背部痛，下肢痛が多く，次いで立位困難，歩行障害，整容上の問題などである．まれに摂食障害，前方注視困難，呼吸障害などが主訴のこともある．腰背部痛は60～80％[5,6)]であり，下肢痛を含めると約90％を占める[7)]．腰背部痛が主訴であった場合，その部位・強さ・性状や悪化させる因子も記載する．Visual Analogue Scale（VAS）や pain drawing が有用なこともある．腰背部痛が前屈などの特定の動きに伴ったものか，あるいはある一定の歩行後に生じるかについての医療面接は重要である．前者は腰椎すべり症や腰椎不安定症に特有であり，安静によって軽快する．一方，後者は脊柱変形に伴う脊柱起立筋の慢性的な筋疲労の結果生じるものであり，臥位をとらないと軽快しないことが多い．歩行障害ではいずれも全脊柱が前屈位

表 1 AIS と ADS の遺残との鑑別点

	AIS の遺残	ADS
年　齢	＞40 歳	＞60 歳
狭窄症	まれ	多い
Cobb 角	大きい	小さい
胸椎代償性カーブ	多い	まれ
回旋変形	カーブのすべての椎体	頂椎付近
椎体側方すべり	多くない	多い
全脊柱バランス不良	まれ	多い

となるため混同されやすいが，腰部脊柱管狭窄症による間欠跛行との鑑別が必要である．

まれではあるが摂食障害をきたした場合は，患者の多くは逆流性食道炎を合併しており，内科的な精査が必要なこともある．また，高度の変形をきたし整容上の問題が主訴の場合は，その変形がいつ生じたのか，どのぐらいのスピードで進行しているのかも記載する．

2 現病歴

症状がいつ出現したかを聴取することは，高齢になってから生じるとされる de novo 変性側弯症（adult degenerative scoliosis：ADS）と，思春期特発性側弯症（adolescent idiopathic scoliosis：AIS）の連続あるいは遺残（adult idiopathic scoliosis）によるものかを区別する上で有用である．両者の鑑別のポイント[8]を**表 1**に記載するが，実際には両者を完全に区別することは困難である．

3 既往歴と家族歴

ASD は高齢者に多いため，既往歴の評価は非常に重要である．心肺疾患やパーキンソン病の聴取は，手術適応や手術法を決定する上で必要である．家族歴は，とくに神経内科的疾患のオーバーラップを見逃さないためにも行わなければならない．

4 その他

職業歴や現在の生活様式も聴取しておかなければならない．前屈する動作の多い農家で仕事を続ける希望がある場合には，広範囲の固定術は勧められないためである．

全身的評価

これまで多くの医師が指摘してきたように，整形外科の診察は常に患者が入室するときから始まる．歩容の観察は最も重要であり，患者は杖や歩行器を使用していたり，跛行を伴っていたり，車いすで入室してきたりする．全人工股関節置換術や下肢の変形性関節症の患者では，脚長差による硬性墜下性跛行だけでなく腰椎の側弯が生じることがあり，これを hip spine syndrome[9]という．さらに最近では knee spine syndrome[10]として，脊柱の矢状面のアライメント不良が膝関節痛をきたすことも知られている．また，患者の表情にも十分な注意を払うべきであり，その観察がうつやパーキンソン病の診断のきっかけとなることがある．

次に立位の背面と側面からの視診を行う（**図 1**）．冠状面で体幹が左右にシフトしてバランス不良がないか，矢状面で頚椎・胸椎・腰椎に前弯の減少や高度の後弯などのアライメント

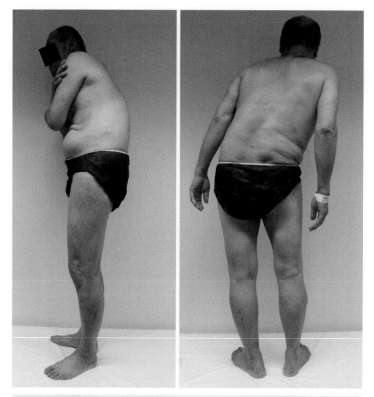

図1　66歳男性．成人脊柱変形
冠状面で体幹が左右にシフトしてバランス不良がないか，矢状面で頸椎・胸椎・腰椎に前弯の減少や高度の後弯などのアライメント異常がないかをチェックする．

異常がないかをチェックする．患者は脊柱の後弯変形を股関節・膝関節の屈曲で代償していることが多い（**図2**）．強直性脊椎炎の患者では高度の円背をきたすことがあり，前方注視ができないこともある（**図3**）．また神経線維腫症1型（von Recklinghausen病）では，多数の皮膚の色素沈着（カフェオレ斑）や神経線維腫を認める（**図4**）．Ehlers-Danlos症候群では皮膚の異常な伸張を認める（**図5**）．軟骨無（低）形成症の患者では高度の胸腰椎後弯を認めることがあり，その場合は下肢だけでなく胸椎の前弯化で代償していることが多い（**図6**）．前屈すると変形がより明らかとなる．

　四肢の筋萎縮（神経内科的疾患），振戦（パーキンソン病），皮膚の色素沈着，仙骨部の異常（脊髄係留症候群）の評価も重要である．本症は高齢者が多いため骨粗鬆症の頻度が高く，さらには広範囲の固定術が必要とされる場合が多いため，骨塩量の評価は必須である．高齢者が多く，変形に伴う摂食障害もきたすためにるい痩が問題となることもある．

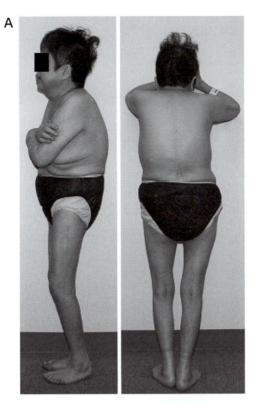

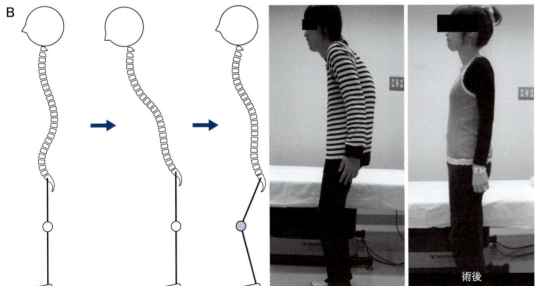

図2 脊柱後弯変形の股関節・膝関節の屈曲による代償例
A：66歳女性．関節リウマチ　B：23歳女性．強直性脊椎炎

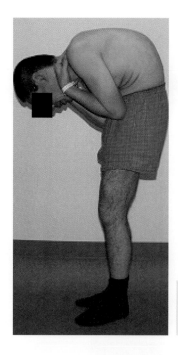

図3　40歳男性．強直性脊椎炎による円背
　強直性脊椎炎の患者では高度の円背をきたすことがあり，前方注視ができないこともある．

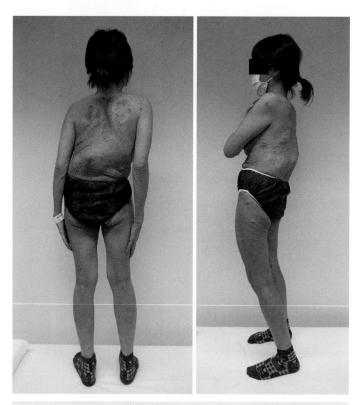

図4　46歳女性．神経線維腫症1型のカフェオレ斑と線維腫
　神経線維腫症1型（von Recklinghausen病）では，多数の皮膚の色素沈着（カフェオレ斑）や神経線維腫を認める．

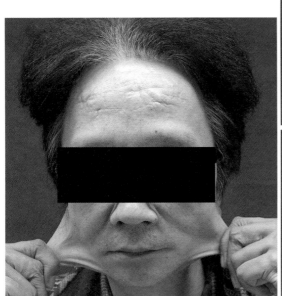
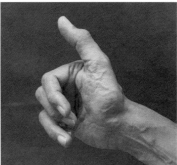
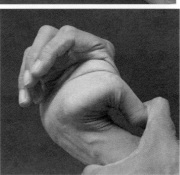

図5 Ehlers-Danlos症候群の皮膚の異常な伸張

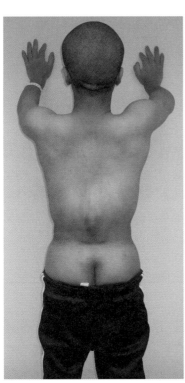
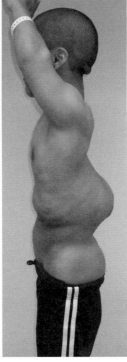
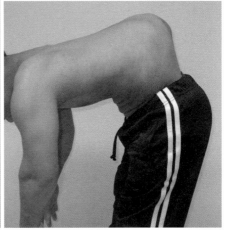

前屈位

図6 25歳男性．軟骨無（低）形成症，胸腰椎後弯症
　軟骨無（低）形成症の患者では高度の胸腰椎後弯を認めることがあり，その場合は股関節・膝関節の屈曲で代償していることが多い．前屈すると変形がより明らかとなる．

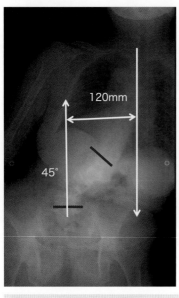
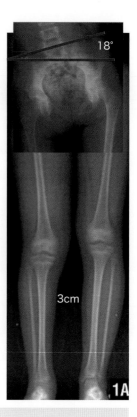

1. global balance
   C7-CSVL：120 mm

2. local alignment
   Cobb角：45°（L1-L5）

3. pelvic alignment
   pelvic obliquity：18°
   leg length discrepancy：3 cm

図7　X線冠状面像の評価

神経学的所見

　神経学的所見として重要なものは，四肢と体幹の感覚障害と筋力低下，深部腱反射とBabinski反射，腹壁反射，Romberg徴候である．AISと比較してASDでは，腰椎すべり症や腰部脊柱管狭窄症を合併していることが多く，神経学的異常を認めることが多い．間欠跛行や下肢の神経学的所見は脊柱管の中心性狭窄，外側陥凹狭窄，凹側での椎間孔狭窄，凸側の牽引などで生じ，そのレベル診断は困難な場合もある．また，まれに趾の屈曲変形や凹足などの足の変形が認められることがあり，脊髄空洞症，脊髄係留症候群，神経筋原性側弯症などの神経疾患の合併に注意する．

体幹バランスと変形の評価

1 グローバルバランスの評価（図7，図8）

　まず立位の正面・側面の全脊柱X線写真でグローバルバランスを評価する．正面像ではC7-CSVL（central sacral vertical line；図9）を計測し，5 cm以内を正常（balanced），5 cm以上を異常（imbalance）と評価する[11]．側面像ではSVA（sagittal vertical axis；図10）を計測し，5 cm以上を異常と判断する[12]．これまで指摘されてきたようにSVAは非常に簡単で計測しやすい値ではあるが，骨盤や下肢の代償によって容易に変化することが問題であ

1. 診かたと注意点　87

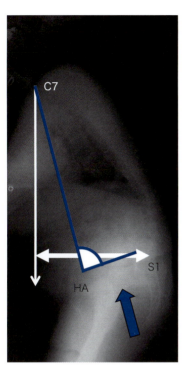

1. global balance＜Step 1＞
   SVA, TPA, GT

2. spinal alignment＜Step 2＞
   thoracic kyphosis (TK)：T5-12
   lumbar lordosis (LL)：L1-S1

3. pelvic alignment＜Step 3＞
   PT：0〜15°

4. lower leg alignment＜Step 4＞
   hip flexion, knee flexion

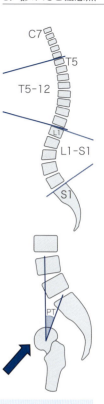

図8　X線矢状面像の評価

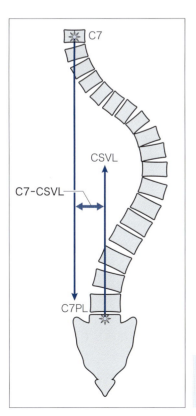

図9　C7-CSVL (central sacral vertical line)

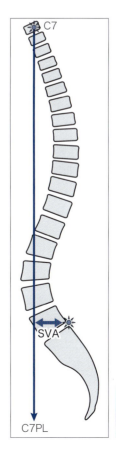

図10　SVA (sagittal vertical axis)

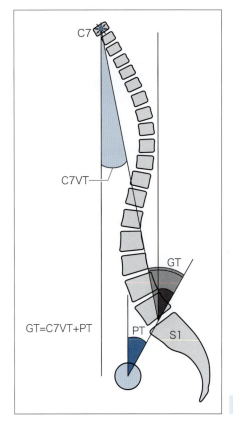

図11 GT（global tilt）

る[13]．そのため，最近では pelvic tilt（PT）と SVA の両者を評価する GT（global tilt；**図11**）[14]や TPA（T1 pelvic angle；**図12**）[15]も考案されている．

2 局所のアライメント異常の評価

脊柱アライメントは立位正面像において正常ではストレートである．歴史的には10°以上の側弯を成人脊柱側弯症としてきたが[16]，SRS-Schwab 分類では30°以上で分類されている[17]．これまでの報告でも，30°以上の腰椎側弯は進行のリスク因子であることが示されている[18]．一方，矢状面像では生理的な弯曲があるため，T5-12 が 20〜40°の後弯，腰椎が 20〜40°の前弯，骨盤傾斜 PT が約15°を正常とする．

3 代償機能の評価

矢状面アライメントの異常は，多くの代償機能によって補正されている．

①脊柱による代償：最も多く認められる代償は胸腰移行部での高度の後弯が，腰椎の過度の前弯と胸椎の後弯の減少（ときとして前弯化）によって代償される場合である．

②骨盤による代償：脊柱での代償のみでは不十分な場合に，骨盤を後傾させてバランスを取ろうとする．この場合には PT が異常高値となる．

③下肢による代償：最後の代償機能は下肢であり，股関節と膝関節を屈曲して，バランスをとる．

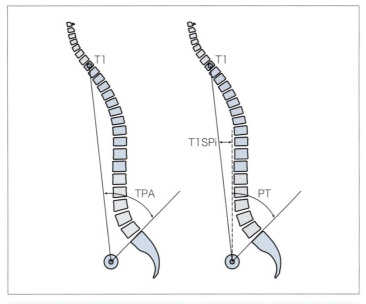

図12 TPA（T1 pelvic angle）

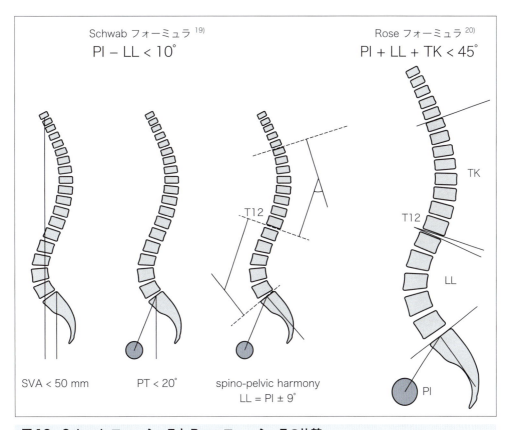

図13 SchwabフォーミュラとRoseフォーミュラの比較

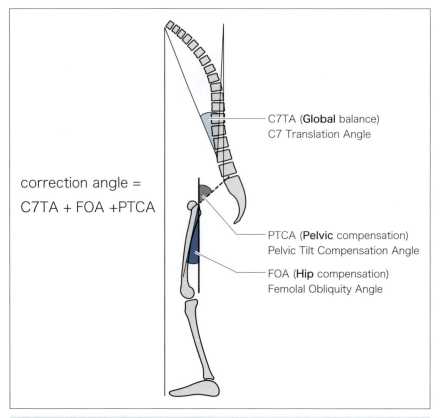

図14 FBI(full balance integrated)法

4 矯正の理論

骨盤の形[pelvic incidence(PI)あるいは sacral slope(SS)]に適した腰椎の前弯が必要とされることは周知である．最も有名なフォーミュラは，Schwab ら[19]の提唱する PI-LL＜10°である．Rose ら[20]の提唱する PI＋TK＋LL＜45°(図13)や，さらにはわが国からより詳細なフォーミュラ[21,22]も報告されている．

下肢による代償がある場合には，股関節の屈曲した角度を追加する必要がある[23](図14)．

文献

1) Ploumis A, Transfledt EE, Denis F：Degenerative lumbar scoliosis associated with spinal stenosis. Spine J **7**：428-436, 2007
2) Schwab F, et al：A clinical impact classification of scoliosis in the adult. Spine(Phila Pa 1976) **31**：2109-2114, 2006
3) Duval-Beaupère G, Robain G：Visualization on full spine radiographs of the anatomical connections of the centres of the segmental body mass supported by each vertebra and measured in vivo. Int Orthop **11**：261-269, 1987
4) 田中雅人ほか：腰椎変性側弯症の手術成績の検討．整形外科 **50**：31-36, 1999
5) Daffner SD, Vaccaro AR：Adult degenerative lumabe scoliosis. Am J Orthop **32**：77-82, 2003
6) Brubb SA, Lipscomb HJ, Suh PB：Results of surgical treatment of painful adult scoliosis. Spine(Phila Pa 1976) **19**：1619-1627, 1994

7) Ascani E, et al：Natural history of untreated idiopathic scoliosis after skeletal maturity. Spine (Phila Pa 1976) **11**：784-789, 1986
8) Cho KJ, et al：Surgical treatment of adult degenerative scoliosis. Asian Spine J **8**：371-381, 2014
9) Fogel GR, Esses SI：Hip spine syndrome：management of coexisting radiculopathy and arthritis of the lower extremity. Spine J **3**：238-241, 2003
10) Murata Y, et al：The knee-spine syndrome. Association between lumbar lordosis and extension of the knee. J Bone Joint Surg Br **85**：95-99, 2003
11) King HA, et al：The selection of fusion levels in thoracic idiopathic scoliosis. J Bone Joint Surg Am **65**：1302-1313, 1983
12) Roussouly P, et al：Sagittal alignment of the spine and pelvis in the presence of L5-S1 isthmic lysis and low-grade spondylolisthesis. Spine (Phila Pa 1976) **31**：2484-2490, 2006
13) Van Royen BJ, et al：Accuracy of the sagittal vertical axis in a standing lateral radiograph as a measurement of balance in spinal deformities. Eur Spine J **7**：408-412, 1998
14) Obeid I, et al；European Spine Study Group, ESSG：Global tilt：a single parameter incorporating spinal and pelvic sagittal parameters and least affected by patient positioning. Eur Spine J **25**：3644-3649, 2016
15) Protopsaltis T, et al；International Spine Study Group：The T1 pelvic angle, a novel radiographic measure of global sagittal deformity, accounts for both spinal inclination and pelvic tilt and correlates with health-related quality of life. J Bone Joint Surg Am **96**：1631-1640, 2014
16) Abebi M：Adult scoliosis. Therapeutische Umschau **44**：757-763, 1987
17) Schwab F, et al：Scoliosis Research Society-Schwab adult spinal deformity classification：a validation study. Spine (Phila Pa 1976) **37**：1077-1082, 2012
18) Pritchett JW, Bortel DT：Degenerative symptomatic lumbar scoliosis. Spine (Phila Pa 1976) **18**：700-703, 1993
19) Schwab F, et al：Adult spinal deformity-postoperative standing imbalance：how much can you tolerate? An overview of key parameters in assessing alignment and planning corrective surgery. Spine (Phila Pa 1976) **35**：2224-2231, 2010
20) Rose PS, et al：Role of pelvic incidence, thoracic kyphosis, and patient factors on sagittal plane correction following pedicle subtraction osteotomy. Spine (Phila Pa 1976) **34**：785-791, 2009
21) Yamato Y, et al：Calculation of the target lumbar lordosis angle for restoring an optimal pelvic tilt in elderly patients with adult spinal deformity. Spine (Phila Pa 1976) **41**：E211-E217, 2016
22) Inami S, et al：Optimum pelvic incidence minus lumbar lordosis value can be determined by individual pelvic incidence. Eur Spine J **25**：3638-3643, 2016
23) Le Huec JC, et al：Sagittal imbalance cascade for simple degenerative spine and consequences：algorithm of decision for appropriate treatment. Eur Spine J **20** (Suppl 5)：699-703, 2011

C. 診断・評価

2 画像診断

Point

- 全脊柱バランスを評価するために，自然な立位姿勢での全脊柱正面と側面のX線像を撮影する．脚長不同や骨盤傾斜の存在も同時に評価する．
- 各カーブの柔軟性（flexibility）を評価するために，ベンディング撮影やトラクション撮影を実施する．冠状面のみではなく矢状面でのカーブの柔軟性を評価する．
- 各種画像計測ソフトウェアを用いた術前評価を行う．ソフトウェアには大きく矯正シミュレーション用とインストゥルメント設置用の2つがある．
- 脊柱変形矯正の術前評価には，MRIによる脊髄の異常や神経の圧迫性病変の評価が必須である．
- 骨癒合や脊椎奇形の評価には，術前CT撮影による三次元情報の取得が必須である．とくに脊椎インプラント設置のための術前計測は入念に行う必要がある．
- 成人脊柱変形の手術的治療を行う前には，骨密度測定を行い骨脆弱性の程度を確認する．

X線評価（flexibility評価を含む）

　脊柱変形の全体像を把握するには，立位での全脊柱正面と側面のX線撮影が必須である．変形のある腰椎では，すべり症や各椎間の可動性を見るために，正面，両斜位のみでなく前・後屈機能写を撮影する．立位全脊柱2方向撮影では，患者は何かにつかまらせず，正面像では手を体側に垂らし，脚長差を補正せずに通常の「気を付け」の姿勢で撮影する．側面像では手首を鎖骨に当てて水平視をさせた状態（fists on clavicles）で撮影する．撮影条件により全脊柱のバランスに大きな違いが出ることから，可及的にいつもの立位姿勢を再現できるように検者が確認することが必要である（図1）．慣れていない施設では，最初は医師同伴で撮影を行う方が無難である．立位正面像では，下肢長不同（leg length discrepancy）による骨盤傾斜の有無（図2），左右の鎖骨や肩の軟部組織のシルエットの差についても確認する．

　側弯についてはカーブの側弯角（Cobb角）を計測するのみでなく，各カーブの柔軟性（flexibility）を見る上で，X線によるベンディング撮影はきわめて重要である．一般的にはpush-prone法でカーブの頂椎付近をパッドなどで押してカーブの大きさの変化を見ることが多いが，胸椎カーブに対しfulcrum-bendingを実施している施設もある[1]．成人脊柱変形では，ほとんどのカーブを構築性カーブとして固定範囲に入れざるを得ないことが多く，

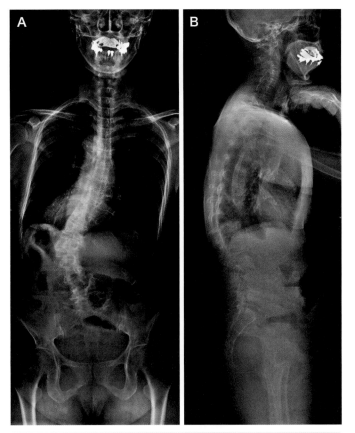
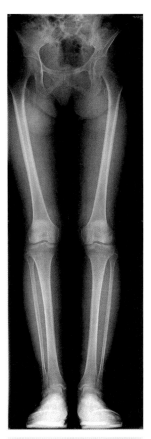

図1 立位全脊柱X線正面像（A）と側面像（B）

図2 両下肢全長X線正面像

　カーブの大きさに関わらずすべてのカーブについて flexibility を評価しておくことが重要である（**図3-A**）．また，lumbosacral oblique take-off（下位腰椎の仙骨に対する傾斜）の flexibility を見ることも必須であり，この角度が大きく矯正ができない場合には仙椎や骨盤までの固定が必要となる（**図3-B**）．トラクション撮影は，骨盤を押さえ，頭部を引っ張り，カーブの flexibility を確認する手法である．一般的にベンディング撮影よりはカーブの矯正率は低いが，カーブ全体のバランスを把握するのに有効である（**図4**）．

　前額面内における脊柱の flexibility のみでなく，胸椎や腰椎の矢状面内の flexibility も重要な評価項目である．胸椎では術前に前弯位であるものがどの程度後弯を形成できるのか，腰椎ではどの程度ベンディング検査で前弯ができるのかを評価し，矢状面矯正手法を選択するための参考とする．

　近年，頭頂から足趾までの全身立位の三次元的形態を計測する X 線撮影装置 EOS を導入する施設が国内にも増加している．低被曝線量で下肢を含めた脊柱全体の正面・側面像を一度に撮影することができる．この器機の導入によって日本人の全脊柱アライメントが明らかになっている（**図5**）．

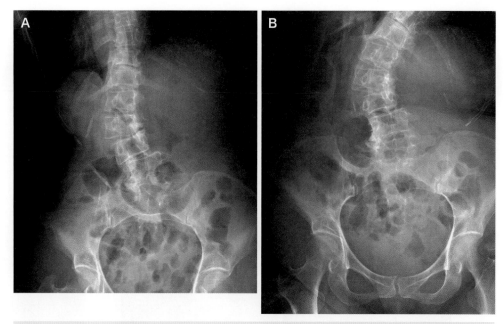

図3 ベンディング撮影
A：腰椎カーブ，B：腰仙椎移行部

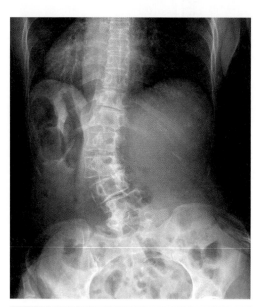

図4 トラクション撮影
　背臥位で骨盤を保持して下顎にかけたストラップを頭側に牽引する．

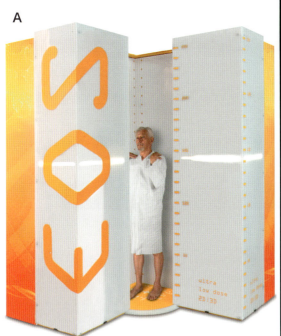
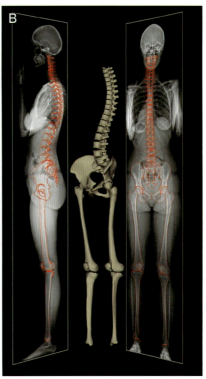

図5 EOS による全身 3D 撮影
脊柱のみでなく下肢全長も同時に撮影可能である．

[A は EOS imaging 社より許可を得て掲載]

画像計測ソフトウェア

インストゥルメンテーションによる変形矯正手術に際して，術前画像を用いた入念な術前計画は手術を安全かつ正確に行うための鍵となる．術前計画に用いるソフトウェアは以下の2種類がある．1つは立位全脊柱像から術後アライメントを計画する矯正シミュレーション用ソフトウェアで，もう1つは椎弓根スクリューなどを正確に設置するためのインストゥルメント設置用ソフトウェアである．

1 矯正シミュレーション用ソフトウェア

立位全脊柱像から矢状面および冠状面の各種パラメータを計測し，椎体間ケージを用いた椎間矯正や各種骨切りによる術後アライメントを予測する機能を実装するソフトウェアである．国内で使用可能なソフトウェアには以下の3つがある．

a. Surgimap®

Surgimap 社より公開されている全脊柱ベースのシミュレーションソフトウェアであり，有料ソフトであるが脊柱・骨盤パラメータ計測や，pedicle subtraction osteotomy（PSO）や vertebral column resection（VCR）などの脊椎骨切りシミュレーションの機能は無料配布版でも使用可能である[2]（**図6**）．一般的に普及している picture archiving and communication system（PACS）からの digital imaging and communication in medicine（DICOM）画像の

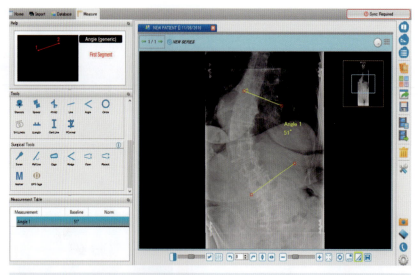

図6 Surgimap® のスクリーン像
　冠状面の側弯角の測定や矢状面パラメータ，脊柱・骨盤パラメータの計測が容易にできる．

ほか，デジタルカメラなどで撮影された JPEG 画像にも対応している．簡便な操作で変形矯正のシミュレーションが可能なところが長所であるが，基本的な動作アルゴリズムがカット＆ペーストであるため，機能撮影による椎間可動性を反映したシミュレーションは困難である．作成した計画画像を DICOM 形式で再出力し，PACS システムに画像として登録が可能であり，また計画画像から作成したロッド形状を術前に作成するオーダーメイドロッドサービス（UNiD®，MEDICREA 社）も欧米で開始された．

b．Vertaplan®

　シミュレーション用ソフトウェアの多くが特定のイントゥルメント専用に販売されている環境下で，ソフト単体での販売が行われている稀有なサービスである．Spontech 社（ドイツ）が開発販売している．基本的な測定とシミュレーションは Surgimap® と同様であるが，機能写のデータから各椎間の可動性を加味したシミュレーションに対応している．立位全脊柱画像に後屈位データから得られた椎間ごとの可動域情報を入力することで，より実践的な変形矯正シミュレーションに対応している．PACS システムに組み込む形でのサーバー利用を前提に開発されているため，個人の personal computer（PC）などのモバイル環境には対応していない．輸入販売価格は 5,000 ユーロ（2017 年 2 月現在）と，サーバー利用系ソフトウェアとしては安価である．

c．SpineEOS®（図5）

　EOS imaging 社が EOS の拡張アプリケーションとしてリリースした変形矯正シミュレーターである．前述のソフトウェアが基本的には 2D シミュレーションであるのに対し，SpineEOS® は EOS で撮影構築した 3D アライメント情報をもとに動作するため，3D シミュレーションが可能である．椎体ごとにセグメント化された脊椎モデルを連結し，直感的な矯正シミュレーションを実現している．作成したシミュレーションから適切なロッド形状の三

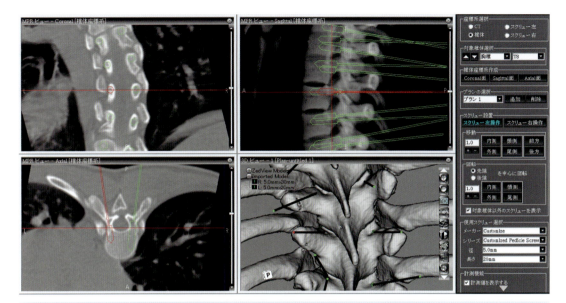

図7　CTを用いた術前プラニングソフトZedView VEGA®のスクリーン画像
各椎における椎弓根スクリューのサイズや至適スクリュー刺入点の計測が可能である．

次元出力が可能である．EOSに接続されたワークステーションでの運用が前提となっているため，単体でのソフトウェア利用はできず，EOSの設備導入が必要である．

2 インストゥルメント設置用ソフトウェア

椎弓根スクリューを設置するためのソフトウェアであり，多くは術前CTデータを用いた形状解析が基本動作である．ほとんどがナビゲーションシステムの内部に組み込まれているため，単体動作するソフトウェアは限定されている．

a．ZedView VEGA®

CTのDICOM画像から各椎体の三次元骨形態モデルを作成し，至適な椎弓根スクリューの刺入位置と方向およびサイズを計画するシステムである[3]（**図7**）．動作に要求されるPCスペックが低く設計されているため，個人使用のPCで運用が可能である．三次元的距離測定や角度計測機能も実装されている．機械的なナビゲーション機器との連結はなく，術中ナビゲーションシステムとしては機能しない．術前計画をもとに刺入点とスクリューの刺入方向の術中確認が主たる用途である．国内メーカーであるLEXI社より販売されている．三次元モデル出力機能が実装されており，三次元実体臓器モデルや立体テンプレートのサービスも提供されている．

MRI

特発性側弯症の遺残変形の症例をはじめ，脊柱変形の症例では脊髄の異常や神経の圧迫性病変について十分に評価しておく必要がある．Chiari奇形，脊髄空洞症，脊髄腫瘍，脊髄係留症候群などの有無について評価しておく必要がある．成人脊柱変形では，腰椎の変性変化のために腰部脊柱管狭窄症，変性すべり症，椎間孔狭窄などを合併していることが多く，変

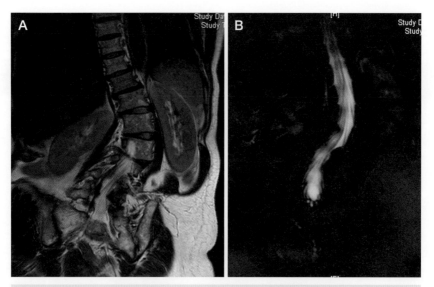

図8　MRIによる腰椎における脊柱管狭窄や椎間孔狭窄の評価
A：T2強調像による冠状面像，B：脊髄造影モード

形矯正のみならず除圧操作が必要な症例も数多い．腰椎については矢状面・横断面像のみではなく，前額面像を撮像し，椎間孔狭窄の状態についても十分に把握しておく必要がある（**図8**）．変形矯正後に新たな神経圧迫因子となるような骨棘などは手術中に切除してから変形矯正を実施するべきである．

　高齢者の場合には骨粗鬆症性椎体骨折の既往や悪性腫瘍の脊椎転移が潜んでいる可能性があり，それらの鑑別診断にMRIは有用である．骨粗鬆症性椎体骨折後の脊柱後弯変形の場合には，骨折椎体の骨癒合状態の評価が重要となる．椎体内cleftの形成や脊柱管内への椎体後壁の突出など，MRIによる骨折椎体や周囲の椎体の質的評価を行っておくべきである．

　循環器疾患の治療のために埋め込み型ペースメーカーを装着している場合や閉所恐怖症の場合には，MRIを撮影することはできない．その場合，脊髄造影画像や神経根造影などを使用して神経への圧迫状態を確認する必要がある．その際には三次元構築のできるCTの撮影を推奨する．神経根障害の部位の同定に神経根ブロック＋造影が有用であり，神経根造影後のCTで椎間孔から椎間孔外の狭窄の状態を評価することができる．

CT

　成人脊柱変形では変性とともに骨癒合しほぼ強直している椎間も多く，3D-CTを撮影し，骨癒合の状態などを詳細に把握しておく必要がある．変性側弯で椎間関節が強直し，椎体も骨棘が癒合しているような場合には，全周性に解離をするか脊椎骨切りを行う必要があるので，術前の骨癒合状態の評価は矯正手法の選択に重要である（**図9**）．

　各椎骨に椎弓根スクリューを正確に刺入するためや，骨盤にSAI（sacro-ala-iliac）screwを設置するために，術前に正確なスクリュー刺入点を把握し，スクリューの太さや長さを計測しておくことが重要である．近年は椎弓根スクリューをアンカーとして使用した脊柱変形

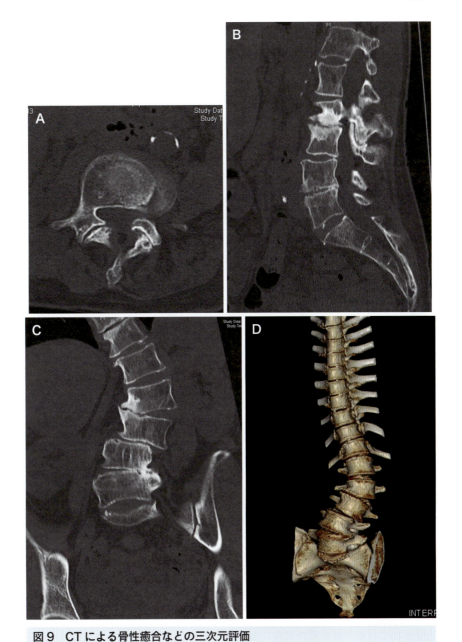

図9 CTによる骨性癒合などの三次元評価
A：横断面像，B：矢状面像，C：冠状面像，D：3D画像
前方要素，後方要素の形態ならびに癒合の状況を把握できる．

の矯正を行う手技が一般的である．椎弓根スクリューのアンカーとしての高い強度は利点ではあるが，側弯症例の椎弓根の内径は3mm以下である場合も多く，物理的に椎弓根スクリューを正確に椎弓根内に設置することが困難なことがある．また，椎弓根に海綿骨が存在せず，ほとんど皮質骨に置換されている場合もある．術前に固定範囲内の椎弓根形態について正確な解剖学的情報を入手し，そのようなインプラントを設置すべきかをあらかじめ決めておくことが，安全に変形矯正手術を行う基本である．また，胸椎レベルでは椎弓根スクリューの先端と大動脈の位置関係，腰椎前方手術では大血管の位置だけでなく，尿管の位置

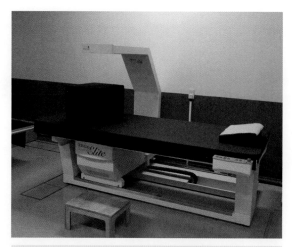

図10　DXA法による骨密度測定機器

についても腰椎前方・側方手術の前に把握しておく必要がある．

　成人脊柱変形は，小児期の脊柱変形の遺残の場合も多く，変性が高度となり椎間関節や前方の椎間腔が骨性に完全癒合していることがある．それを切離しない限り，変形矯正ができない場合も少なくない．先天性側弯症がある症例では奇形椎の三次元形態の把握が骨切り術の術前計画に必須となる．変形が高度になればなるほど，先天性奇形なのか変性による癒合なのかの判定が困難な場合もあり，十分な椎体形態の術前把握が安全で効果的な脊柱変形矯正手術には不可欠である．三次元実態モデルを事前に作成して，実際に骨切り術などを予行演習するのみでなく，モデルを手術室に持ち込み術中に参照することも有用である．

骨密度測定

　成人脊柱変形の手術的治療の選択には骨脆弱性の評価が必須である．骨脆弱性の有無や程度が術後のインプラントの弛みや固定隣接椎体の骨折に密接に関連するためである．骨密度の測定機器はDXA（dual-energy X-ray absorptiometry）法（図10），qCT法，MD法（microdensitometry），定量的超音波測定（quantitative ultrasound：QUS）法などが一般的に使用されている．最も精度の高い測定法はDXA法であるが，測定機器が高価で他の計測方法で診療を行っている施設も少なくない．DXA法では腰椎と大腿骨近位部の両部位を測定するのが一般的である．

　腰椎DXA像では前後方向でL1からL4，またはL2からL4を計測する．側面での計測は基本的に行わない．腰椎に骨棘形成が著明な症例や骨硬化性病変がある場合には大腿骨の計測値を採用する．大腿骨近位部DXA像では，頚部，転子部，近位骨幹部の計測を行う．左右どちらかの測定で良い．これらの測定部位の計測ができない場合（人工股関節置換術後，腰椎椎体多発骨折例，腰椎の高度変形，極度の肥満など）には，橈骨骨幹部遠位1/3の部位の骨密度を用いることが推奨されている．近年では，椎体の骨微細構造を評価する指標としてTrabecular Bone Score（TBS）が紹介されており，前後方向の腰椎DXA像の生データ（密度の濃淡画像）から骨梁幅や骨体積率比率などを反映すると言われている[4]．臨床で簡便に

算出できる骨構造特性指標として，今後の臨床検査として期待されている．

MD法は骨密度診断としての有用性は証明されているが，骨粗鬆症治療薬の効果判定ができるだけの測定精度がないことが問題とされている．また，QUS法は簡便で健康診断や人間ドックでのスクリーニングに使用されているが，診断基準や治療効果判定には測定精度が低すぎる問題点がある．

脊柱変形矯正手術を考える症例では，可能であればDXA法での腰椎と大腿部の測定を経時的に行うことが必要であろう．とくに変形が高度となれば腰椎での評価ができず，大腿部での評価にならざるを得ない場合が多い．副甲状腺ホルモンなどの骨粗鬆症治療薬の効果を骨密度測定や骨代謝マーカーでモニターすることは，変形矯正手術後の隣接椎体骨折を予防するためにも重要である．

文 献

1) Cheung KM, Luk KD：Prediction of correction of scoliosis with use of the fulcrum bending radiograph. J Bone Joint Surg Am **79**：1144-1150, 1997
2) Akbar M, et al：Use of Surgimap Spine in sagittal plane analysis, osteotomy planning, and correction calculation. Neurosurg Clin N Am **24**：163-172, 2013
3) Abe Y, et al：A novel cost-effective computer-assisted imaging technology for accurate placement of thoracic pedicle screws. J Neurosurg Spine **15**：479-485, 2011
4) 骨粗鬆症の予防と治療ガイドライン2015年版，骨粗鬆症の予防と治療ガイドライン委員会（編），ライフサイエンス出版，東京，p26-29, 2015

C. 診断・評価

3 健康関連 QOL 評価

Point
- 健康関連 QOL（HRQOL）尺度には開発の背景，質問形式や内容に違いがあり，それぞれの特徴を理解する必要がある．
- 成人脊柱変形は多様な症状を呈する症候群であるため，評価対象となる患者背景や評価目的などを考慮して，評価に使用する健康関連 QOL 尺度を選択する．
- 治療成績評価には満足度や minimal clinically important difference（MCID）も考慮すべきである．

　成人脊柱変形は腰痛および下肢痛だけではなく，変形による機能障害，心理的な障害や逆流性食道炎などの臓器障害を生じることがあり，非常に多彩な症状を生じる．これらの症状によって生じる生活の質（quality of life：QOL）障害の程度は慢性呼吸器疾患や慢性心疾患など，他の慢性疾患より重度であると報告されている[1]．そのため，臨床評価や治療成績評価には QOL 評価が欠かせず，患者立脚型の評価法である健康関連 QOL（HRQOL）評価が主に用いられている．HRQOL の評価法には，対象疾患や症状を限定しない「包括的 QOL 尺度」と，それぞれの疾患に特異的な「疾患特異的尺度」がある．代表的な包括的 QOL 尺度には Medical Outcome Study（MOS）36-Item Short-Form Health Survey（SF-36），EuroQol（EQ-5D）などがある．代表的な腰痛に特異的な評価尺度には，Oswestry Disability Index（ODI）と Roland-Morris Disability Questionnaire（RDQ）がある．また，わが国で開発された尺度として，計量心理学的に配慮された腰痛疾患特異的 QOL 尺度である日本整形外科学会腰痛評価質問票（Japanese Orthopaedic Association Back Pain Evaluation Questionnaire：JOABPEQ）がある．特発性側弯症に特異的な評価尺度には Scoliosis Research Society-22（SRS-22）がある．これらの QOL 尺度には検証された日本語版があり，わが国での成人脊柱変形の臨床評価および手術成績評価に使用されている．本項ではこれらの評価尺度について，成人脊柱変形の臨床評価時の適応と注意点を概説する．

包括的 QOL 尺度

1 MOS 36-Item Short-Form Health Survey（SF-36）

　SF-36 は米国で作成された国際的に最も汎用されている包括的 QOL 尺度であり，170 ヵ国以上で翻訳され，信頼性・妥当性が十分に検証されている[2]．現在はオリジナルを改良した

SF-36v2が標準となっている．SF-36は過去1ヵ月の健康状態に関する36の質問項目からなり，身体機能，日常役割機能（身体），体の痛み，全体的健康感，活力，社会生活機能，日常役割機能（精神），心の健康の8つの健康概念について，下位尺度としてスコアリングされる．また，3つのコンポーネント・サマリスコア（身体的側面のQOLサマリスコア，精神的側面のQOLサマリスコアと役割/社会的側面のサマリスコア）が使用できる．成人脊柱変形の包括的な臨床評価としても使用される頻度の高いQOL尺度である．わが国の国民標準値や各年代の健常者の平均値などのデータがあるため，他の疾患や健常者との比較においては非常に有用である．しかし，やや質問項目が多く，同じ質問内容について身体的な理由と心理的な理由で別の評価があるなど，高齢者に理解しにくい質問項目がある．質問票には自己記入式と面談式があり，高齢成人脊柱変形患者に適応する際には面談式の質問票の使用が推奨される．また，短縮版としてSF-36から選択された12項目からなるSF-12v2があり，SF-36と同様に下位尺度やサマリスコアが使用できる．これらの尺度を使用して調査を行う際には使用登録申請および使用料が必要である．

2 EuroQol（EQ-5D）

EQ-5Dは欧州の研究者グループEuroQol Groupによって開発された包括的QOL尺度であり[3]，5つ質問項目とVisual Analog Scale（VAS）からなっている．当初は各質問項目に対して3つの水準から選択するEQ-5D-3Lが用いられていたが，回答が高得点に集まってしまうことなどの問題があり，現在では改良バージョンであるEQ-5D-5L（各質問項目に対して5つの水準から選択）が使用されている．最大の特徴は，死亡を0，完全な健康を1とする評価値に換算表を用いて回答を換算し，効用値尺度として評価する点である．効用値尺度は医療技術の経済評価に使用される質調整生存年（quality-adjusted life year）を算出するために必要であり，経済評価では国際的に最も使用されている尺度である．非常に簡便な質問票であり，高齢者でも自己記入しやすい点が高齢成人脊柱変形患者に向いている．成人脊柱変形の医療経済評価を目的とする場合にはEQ-5Dのような効用値尺度が必要である．本尺度を使用する際には使用登録が必要である．

腰痛特異的QOL尺度

1 Oswestry Disability Index（ODI：p340 付録1参照）

現在，ODIは成人脊柱変形の臨床評価には国際的に最も使用されている腰痛特異的QOL尺度である．ODIは1980年に英国で開発された質問票で[4]，現在では改良版のバージョン2.0が使用されている．それぞれ具体的な日常生活動作を問う10項目の質問票からなり，各項目の合計得点を満点の50で割り%で表記する．睡眠や社会生活の項目が入っていることから，精神的な側面の評価も可能である．10項目の比較的簡便な質問票であること，欠損値があっても評価できることなどから高齢者にも使用しやすい．脊柱変形による腰痛は慢性的な経過をとるものが多く，慢性腰痛の評価に適しているとされるODIが評価に用いられることが多い．しかし，性生活に関する項目が含まれており，日本の国民性と高齢者には合わないと考えられる．ODIは回答に欠損があっても評価可能であり，はじめから性生活に関する項目を外して使用することもある．また腰椎手術に対するminimal clinically important difference

（MCID）が約15%と報告されており[5]，成人脊柱変形の治療効果判定にもこのMCIDが使用されることがある．

2 Roland-Morris Disability Questionnaire（RDQ：p347 付録4 参照）

1983年に英国で報告された尺度で[6]，今日の状態での日常生活行動を二択で問う24項目の質問からなる．わが国でも十分な信頼性と妥当性を検証されており，性別や各年代での平均値が報告されている．ODIと比べて比較的急性期の腰痛評価に適しているとされており，成人脊柱変形の臨床評価に使用される頻度は少ない．

3 日本整形外科学会腰痛評価質問票（Japanese Orthopaedic Association Back Pain Evaluation Questionnaire：JOABPEQ：p341 付録2 参照）

従来のJOAスコアが医師側の評価主体であったため，腰痛患者の機能障害，活動制限，環境因子，一般的な健康状態などを含めて多面的に評価するために，日本整形外科学会により開発された腰痛特異的QOL尺度である[7]．疼痛関連障害・腰椎機能障害・歩行機能障害・社会生活障害・心理的障害の5項目のドメインと腰痛・殿部下肢痛・殿部下肢のしびれの3つのVASからなり，それぞれが独立している．合計や総合的な評価はない．各ドメインともに20以上の改善をもって治療有効とするとされている．腰椎機能障害，社会生活障害，心理的障害など腰痛以外の評価が可能であり，多因子の疾患である成人脊柱変形の臨床評価に適している．しかし，成人脊柱変形での検証がまだ不十分であるため，今後さらなる検討が必要である．

特発性側弯症特異的QOL尺度

1 Scoliosis Research Society-22（SRS-22：p344 付録3 参照）

SRS-22は当初SRS outcomes instrumentとして特発性側弯症の評価のために開発された[8]．その後，若干の改良を加えて22の質問項目からなるSRS-22rが現在主に使用されている[9]．Function, pain, self image, mental healthとsatisfactionのドメインとtotal（各ドメインの平均値），subtotal（totalからsatisfactionを除いたものの平均）で評価する．外観（appearance）に関する項目があり，脊柱変形に特化した質問票といえる．また，治療満足度に関する項目もあり，手術加療の評価に向いている．しかし，仕事や職場での活動や休業休職に関する質問があり，リタイアした高齢者には向かない項目が含まれている．成人脊柱変形の評価に使用した論文や報告が多くある．また，成人脊柱変形に対する治療効果の有効性を検証するためのMCIDが報告されている[10]．

その他の評価尺度

1 Diamond Scale

戸川らにより成人脊柱変形の臨床評価を目的として開発された尺度である[11]．患者の愁訴を①腰背部痛，②下肢痛・神経障害，③内臓症状（呼吸器消化器障害），④整容心理の4つに分け，それぞれNumerical Rating Scaleで点数化し，ダイヤモンド型に配置したものである．視覚的直感的に患者の愁訴と重症度を把握できる．ただし，重症度などの絶対的な評価がで

きないため，患者間の比較ができない．

2 長範囲固定による障害の評価尺度

Lumbar Stiffness Disability Index は Hart ら[12]により腰椎固定術後に生じる腰椎可動制限による障害を評価する目的で作成された尺度である．日常生活動作についての10項目の質問に対して5段階の回答から選択する．このスコアが腰椎の可動域と相関することが報告されている．

また，本邦独自の日常生活動作の障害を評価する指標がTogawaら[13]から報告されている．これは床拭き，床から物を拾う動作，四つ這い動作など日本家屋での生活を考慮した7項目からなる．長範囲固定が必要となることの多い成人脊柱変形手術では，矯正固定術後の日常生活動作の評価に有用である．

3 Locomo 25

成人脊柱変形は著しい QOL の障害を生じるため，ロコモティブシンドロームや運動器不安定症の原因の1つである．Locomo 25 は日本整形外科学会の推奨するロコモティブシンドロームの評価尺度である[14]．25項目の質問からなり，高齢者にも答えやすい具体的な内容の質問票である．高齢者成人脊柱変形の評価尺度としても使用できる．

まとめ

成人脊柱変形は多様な病因および病態を有する疾患である．症状は腰痛，変形による機能障害，逆流性食道炎などの臓器症状，変形に対する心理的な障害などの非常に多岐にわたる．また，患者背景も多様であり，年齢・病態から生活様式や生活背景なども治療に関連してくる．そのため，臨床評価が非常に難しい疾患である．現存の臨床評価尺度には一長一短あるが，成人脊柱変形の多様な症状や機能障害をすべて含んだ評価法はない．そこで評価対象である成人脊柱変形症例の背景や評価目的などでQOL尺度を使い分ける必要がある．今後は腰痛やそれに伴う機能障害だけではなく，脊柱・骨盤のアライメント不良による障害，筋力の問題，臓器症状，変形に対する心理的障害などを含んだ，成人脊柱変形に特異的な QOL 尺度の開発が望まれる．

> **MEMO** 各 HRQOL 尺度の日本語版入手法
>
> - SF-36, SF-12：認定 NPO 法人健康医療評価研究機構 iHope International のウェブサイト（http://www.i-hope.jp/）から日本語版のサンプルがダウンロード可能．使用登録が必要．
> - EQ-5D-3L・5L：EuroQol のウェブサイト（http://www.euroqol.org/home.html）で使用登録を行うと，最新の日本語版が入手可能．
> - ODI：ODI の公式ウェブサイトは閉鎖されており，文献から日本語版が入手可能[15]．
> - RDQ：Roland Morris Disability Questionnaire のウェブサイト（http://www.rmdq.org/）から日本語版がダウンロード可能．
> - JOABPEQ：日本整形外科学会および日本脊椎脊髄病学会のホームページで会員用ページにログインし，ダウンロード可能．アプリ版やタッチパネル式入力計算システムも同ページから入手可能．
> - Locomo 25：日本整形外科学会ホームページからダウンロード可能．

文 献

1) Pellisé F, et al：Impact on health related quality of life of adult spinal deformity（ASD）compared with other chronic conditions. Eur Spine J **24**：3-11, 2015
2) Ware JE, et al：The MOS 36-item short-form health survey(SF-36). 1. Conceptual framework and item selection. Med Care **30**：473-483, 1992
3) The EuroQol group：EuroQol--a new facility for the measurement of health related quality of life. Health Policy **16**：199-208, 1990
4) Fairbank JC, et al：The Oswestry low back pain disability questionnaire. Physiotherapy **77**：271-273, 1980
5) Copay AG, et al：Minimum clinically important difference in lumbar spine surgery patients：a choice of methods using the Oswestry Disability Index, Medical Outcomes Study questionnaire Short Form 36, and Pain Scales. Spine J **8**：968-974, 2008
6) Roland M, et al：A study of the natural history of back pain. Part 1：development of a reliable and sensitive measure of disability in low-back pain. Spine（Phila Pa 1976）**8**：141-144, 1883
7) 日本整形外科学会，日本脊椎脊髄病学会診断評価等基準委員会（編）：JOABPEQ, JOACMEQ マニュアル，南江堂，東京，2012
8) Asher MA, et al：Further development and validation of the Scoliosis Research Society(SRS) Outcomes Instrument. Spine（Phila Pa 1976）**25**：2381-2386, 2000
9) Asher MA, et al：Refinement of the SRS- 22 health-related quality of life questionnaire function domain. Spine（Phila Pa 1976）**31**：593-597, 2006
10) Crawford HC, et al：The Minimum Clinically Important Difference in SRS-22R total score, appearance, activity and pain domain after surgical treatment of adult spinal deformity. Spine（Phila Pa 1976）**40**：377-381, 2015
11) 戸川大輔ほか：成人脊柱変形の症状評価—Diamond Scale 法—. 整・災外 **56**：821-830, 2013
12) Hart RA, et al：Lumbar Stiffness disability index：pilot testing of consistency, reliability, and validity. Spine J **13**：157-161, 2013
13) Togawa D, et al：Disabled activities after corrective surgery for adult spinal deformity. Eur Spine J **23**（Suppl 5）：S517, 2014
14) Seichi A, et al：Development of a screening tool for risk of locomotive syndrome in the elderly：the 25-question Geriatric Locomotive Function Scale. J Orthop Sci **17**：163-172, 2012
15) Fujiwara A, et al：Association of the Japanese Orthopaedic Association score with the Oswestry Disability Index, Roland-Morris Disability Questionnaire, and short-form 36. Spine（Phila Pa 1976）**28**：1601-1607, 2003

C. 診断・評価

4 特殊な病態評価
Slot-scanning 3D X-ray Imager（EOS），立位バランス，歩行解析

Point

- EOS：立位同時2方向全身X線画像検査法であるEOSは，低線量・低被曝で画像の拡大や歪みの小さい高解像度の三次元画像を実現できる，脊柱アライメントや姿勢の評価における革新的評価システムである．
- 立位バランス：直立姿勢時の身体平衡機能を検査する重心動揺検査は，重心動揺を定量的に評価し，立位全身の重心線を決定できる．
- 歩行解析：歩行時の身体運動機能を検査する歩行解析検査は，動的安定性の評価において有用である．

Slot-scanning 3D X-ray Imager（EOS）

EOS（EOS imaging社，フランス）は，立位同時2方向全身X線撮影装置である[1]．EOSの特徴を以下に整理する．

1 被曝線量

EOSではX線管球と検出器が同期して移動しながら撮影する．EOSの特徴の1つは，一般X線撮影（CR），CTと比較して被曝線量が少ないことである[2]．これは，X線が非常に細いスリットを透過することで散乱放射線を減少させることができる技術（slot-scanning）によって，X線像を取得するためである．被曝線量は同一の部位を撮影した場合，CRの約1/6〜1/9，CTの約1/100である[1,3]．とくに，小児では平均余命も長いことから放射線誘起の発癌のリスクが高まるので，EOSは有用なX線機器である．

2 画像の拡大と歪み

EOSはCR（FCR；Fujifilm社，日本）に比べ画像の拡大が少ない撮影が可能で，かつ信号雑音比が改善された線形走査技術を兼ね備えている．CRでの撮影では，カセッテから被写体の距離が遠くなるにつれて画像拡大が起きてしまう．しかし，EOSでは管球と検出器が同期して移動しながら撮影を行うので画像拡大が小さい．これは，EOSでは拡大率補正を行うことができるために，画像拡大が非常に小さくなっているためである（**図1**）．このCRにおける画像拡大は，脊椎アライメント計測で重要な骨盤パラメータの計測にも影響を及ぼす．全脊椎側面撮影では計測の際，仙骨底や左右寛骨臼といった指標点がカセッテの端にあるためX線が射入する．そのため，正確な認識が困難である（**図2-A**）．一方，EOSでは被写体に対し垂直にX線が入射するため，仙骨底や左右寛骨臼の認識が容易である（**図2-B**）．EOS

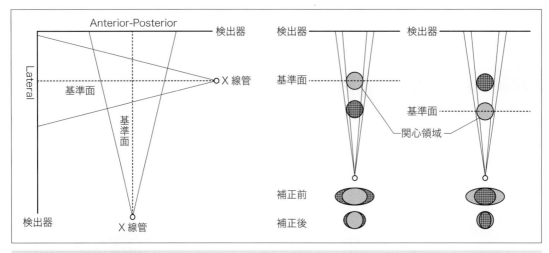

図1　EOS拡大補正原理

［EOS imaging 社より許可を得て引用］

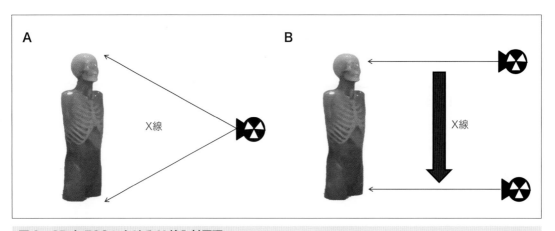

図2　CRとEOSにおけるX線入射原理
A：CR，B：EOS

はアライメント計測においても検者間での相違が非常に少なく，再現性の高い計測が可能である．

3 画質

EOSでは，表現可能な写真濃度域が広く，濃淡の異なる物質間を最適化することが可能な粒子検出器を使用しているため，CRに比べ高解像度である（**図3**）．CR全脊椎撮影では体厚の差の影響を顕著に受け，部位によっては観察や計測が非常に困難である．しかしEOSでは，体厚の差や上肢の重複に関わらず全身の骨の観察が容易である（**図4，図5**）．

4 照射野と撮影肢位

CRが長尺カセッテの範囲（35.4×83.7 cm）に撮影部位が限られるのに対して，EOSでは全身または特定の身体領域の医療画像が得られ，最大照射野（44.8×173 cm）の範囲で撮影が可能である（**図6**）．

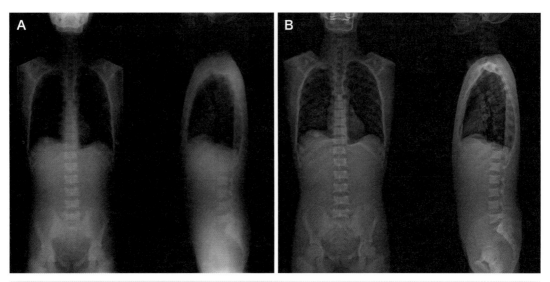

図3 CRとEOSにおける人体ファントムX線像
A：CR 長尺カセッテ，B：EOS 全身撮影
　CT用人体ファントム（CTU-4型；新潟大学医学部保健学科所有）にて撮影．

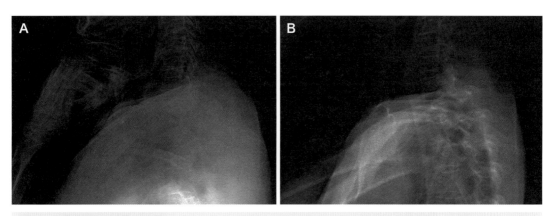

図4 上部胸椎X線像の比較
A：CR，B：EOS

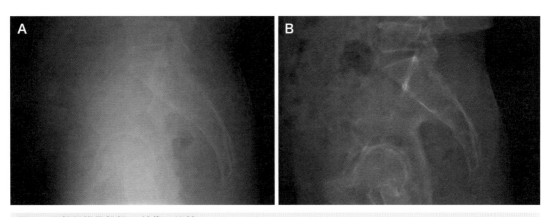

図5 下部腰椎骨盤部X線像の比較
A：CR，B：EOS

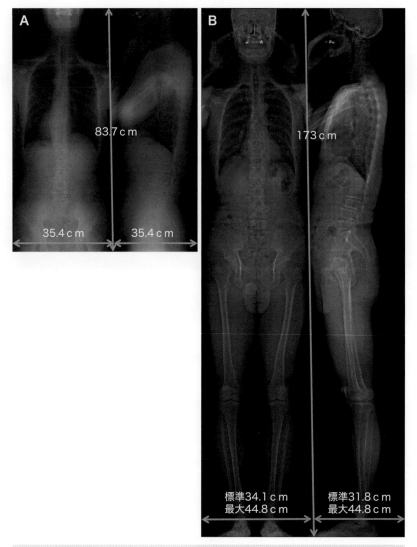

図6　撮影範囲の比較
A：CR長尺カセッテ，B：EOS全身撮影

　CRの全脊椎側面撮影姿勢が国際的に標準とされている両手を鎖骨部に近づけ撮影する鎖骨上肢位（fists on clavicles）[4]で行うのに対し，EOSでは両手を頰に当て肘を開くようにした頰骨上肢位（hands on cheeks）が推奨されている（**図7**）[5]．この理由は，CRが正面と側面の撮影を2回に分けて行うことに対して，EOSでは2方向を同時に撮影するため，鎖骨上肢位で撮影を行うと側面像で手が頸胸移行部椎体に重なる可能性があるためである．

　EOSによる脊椎アライメント計測は，付属の画像処理端末であるsterEOS workstationを用いて行うことができる．主な解析評価項目は，T1からL5のモデリングを行うSpineと，骨盤から両下肢のモデリングを行うLower Limbとに分けられる[6]．重度な側弯患者の複雑な椎体の形状も解析可能であるが，圧迫骨折や半椎体では原則マニュアル計測となる．また，解剖学的指標にインプラントが重複した場合にも計測が困難である．モデリングと計測の手順としてはEOSで撮影された正側2方向の画像を用い，まず仙骨底の前方端と後方端を決

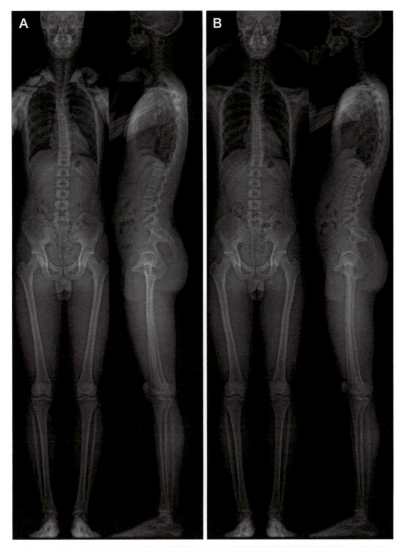

図7 上腕の位置の違いによる立位同時2方向X線像の比較
A：鎖骨上肢位，B：頬骨上肢位

め，左右寛骨臼には近似円を配置，仙腸関節位置を定める．続いてT1からL5までの各椎体の形状を決定していく（**図8，図9**）．

さらに，姿勢評価の計測であるpostural assessmentは重度な側弯患者には推奨されていないが，全身姿勢の分析に特化し，矢状面に焦点を当てた解析項目である．骨盤パラメータから椎体の後弯・前弯はもちろんのこと，sagittal vertical axis（SVA）やknee flexion（膝屈曲）といったパラメータの計測が可能である．EOS全身撮影では，頭部から下肢まで評価することが可能であり，代償変形を含む術前後の経過観察においてとくに有用である[7,8]．

計測パラメータは胸椎後弯（thoracic kyphosis：TK）を表すT1-T12 kyphosis，T4-T12 kyphosisと，腰椎前弯（lumber lordosis：LL）を表すL1-L5 lordosis，L1-S1 lordosis，骨盤パラメータのpelvic incidence（PI），sacral slope（SS），pelvic tilt（PT）といったパラメータのほかに，冠状面において側弯Cobb角が計測される（**図10**）[9-12]．最も大きく側弯を示

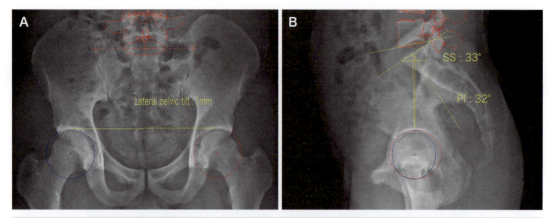

図8 骨盤面における評価(骨盤パラメータ)
A:冠状面,B:矢状面

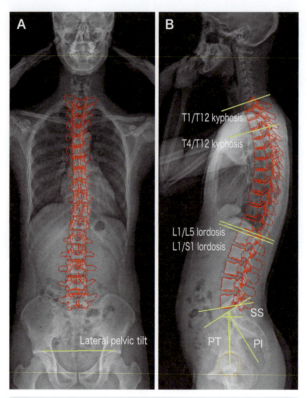

図9 アライメントと計測結果
A:冠状面,B:矢状面

している部位であり,正中線から最も偏位が強い椎骨を頂椎と判定する.

　EOSの課題点としては,撮影時間が全身で最大約20秒程度と一般撮影に比べて長く,撮影時間中の静止が必要であること,また被検者の身体動揺によりwaving artifactという画像の乱れが生じることである.起立保持困難な患者や小児においては,撮影前に十分観察した上で撮影可能であるか判断し,起立保持不可である場合は付属の姿勢安定器を用いるなどに

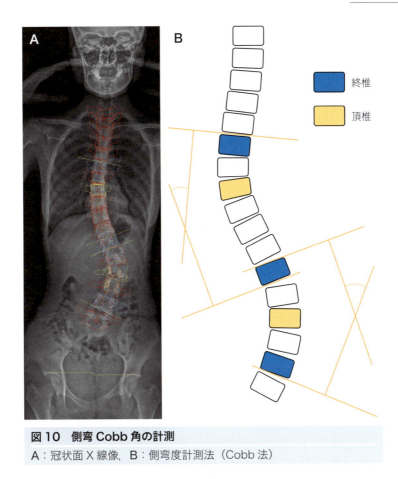

図10　側弯 Cobb 角の計測
A：冠状面 X 線像，B：側弯度計測法（Cobb 法）

よって撮影中の身体動揺を防止する配慮が必要である．

立位バランス

　立位バランスを評価するためには，重心動揺検査が欠かせない[13]．重心動揺検査は，直立姿勢時に現れる身体動揺を重心の動揺として捉え，記録・分析して身体平衡機能を検査するものである．バランスとは，動的安定性であり，アライメントのみではバランスを知ることはできない（Ⅰ-B-2 参照）．

　重心動揺検査において得られる数値は，足圧中心の軌跡により囲まれた部分を表す面積，単位時間当たりの総軌跡長を表す速度，身体動揺のばらつき具合を表す密集度，左右の動揺において足圧中心と動揺平均中心の距離で測定する左右中心，前後方向の動揺を表す前後中心である．

　X 線撮影時（CR，EOS）において重心動揺の検査を行うことにより[13]，重心動揺検査で得られた左右中心と前後中心を，装置の左右照射 X 線交点である isocenter からの移動距離として算出することが可能となり，立位全身の重心線を決定することができる（Ⅰ-B-2 参照）．

歩行解析

　成人脊柱変形患者の主訴の1つには，腰痛・腰曲りのために歩けないというものがある．そのために，歩行解析は重要な評価である．歩行解析の検査は，歩行における足の接地から次の同じ足の接地までの時間を歩行周期として捉え，数値として表現可能な歩行特徴量（歩行周期時間，ステップ長，ストライド長，歩行速度）と，時間とともに連続に変化する時系列データ（床反力変化・関節角度変化・関節モーメント変化）とを記録・分析して，身体運動機能を検査するものである．

　Shibaらは，腰椎変性後側弯症（degenerative lumbar kyphoscoliosis：DLKS）を対象に歩行時の矢状面グローバルバランスについて三次元運動解析システム（3D-MAS）を用いて動的に評価した立位静止時における矢状面アライメントは骨盤後傾や股関節伸展などの代償機能を働かせたものであり，DLKS患者は歩行とともに代償機能としての骨盤後傾を維持できなくなり，体幹が前傾してくることを報告している[15]．また，Yagiらはpedicle subtraction osteotomy（PSO）の術前後患者と健常者の動的歩行バランスを評価し，PSOによりアライメントや歩行パターンなどの臨床成績や歩容は改善したが，歩行速度は改善しなかったことを報告している[16]．

　そして，Arimaらは立位・歩行時における矢状面バランス変化と影響を及ぼす因子であるPTとの関連を調査し，比較的良好な静的矢状面アライメントは骨盤後傾による代償機能の働きであることを示唆し，歩行時における前方への体幹傾斜による矢状面バランスの不良を報告している[17]．

　立位・静止時における全身アライメントを定量的に評価し，さらに歩行解析による動的安定性の理解が進めば成人脊柱変形の病態解明が深まるであろう．

文　献

1) Dubousset J, et al：A new 2D and 3D imaging approach to musculoskeletal physiology and pathology with low dose radiation and the standing position：the EOS system. Bull Acad Natl Med **189**：287-297；discussion 297-300, 2005
2) Damet J, et al：Occupational and patient exposure as well as image quality for full spine examinations with the EOS imaging system. Med Phys **41**：063901, 2014
3) Deschênes S, et al：Diagnostic imaging of spinal deformities：reducing patients radiation dose with a new slot-scanning X-ray imager. Spine（Phila Pa 1976）**35**：989-994, 2010
4) Kaneko K, et al：Validation study of arm positions for evaluation of global spinal balance in EOS imaging. Euro J Orthop Surg Traumatol **26**：725-733, 2016
5) Faro FD, et al：Evaluation of a functional position for lateral radiograph acquisition in adolescent idiopathic scoliosis. Spine（Phila Pa 1976）**29**：2284-2289, 2004
6) Carreau JH, et al：Computer-generated, three-dimensional spine model from biplanar radiographs：a validity study in idiopathic scoliosis curves greater than 50 degrees. Spine Deformity **2**：81-88, 2014
7) Obeid I, et al：Global analysis of sagittal spinal alignment in major deformities：correlation between lack of lumbar lordosis and flexion of the knee. Euro Spine J **20**（Suppl 5）：S681-S685, 2011
8) Schwab F, et al：Adult spinal deformity--postoperative standing imbalance. Spine（Phila Pa

1976) **35**：2224-2231, 2010
9) Boulay C, et al：Sagittal alignment of spine and pelvis regulated by pelvic incidence：standard values and prediction of lordosis. Euro Spine J **15**：415-422, 2006
10) Schwab F, et al：Sagittal plane considerations and the pelvis in the adult patient. Spine (Phila Pa 1976) **34**：1828-1833, 2009
11) Glaser DA, Doan J, Newton PO：Comparison of 3-dimensional spinal reconstruction accuracy. Biplaner radiographs with EOS versus computed tomography. Spine (Phila Pa 1976) **37**：1391-1397, 2012
12) Le Huec JC, et al：Pelvic parameters：origin and significance. Eur Spine J **20** (Suppl 5)：S564-S571, 2011
13) Hasegawa K, et al：Normative values of spino-pelvic sagittal alignment, balance, age, and health-related quality of life in a cohort of healthy adult subjects. Eur Spine J **25**：3675-3686, 2016
14) Steffen JS, et al：3D postural balance with regard to gravity line：an evaluation in the transversal plane on 93 patients and 23 asymptomatic volunteers. Euro Spine J **19**：760-767, 2010
15) Shiba Y, et al：Dynamic global sagittal alignment evaluated by three-dimensional gait analysis in patients with degenerative lumbar kyphoscoliosis. Euro Spine J **25**：2572-2579, 2016
16) Yagi M, et al：Walking sagittal balance correction by pedicle subtraction osteotomy in adults with fixed sagittal imbalance. Eur Spine J **25**：2488-2496, 2016
17) Arima H, et al：Discrepancy between standing posture and sagittal balance during walking in adult spinal deformity patients. Spine (Phila Pa 1976) **42**：E25-E30, 2017

D. 治療

1 保存的治療

> **Point**
> ・薬物療法は痛みの緩和に有効で，アセトアミノフェン，非ステロイド性抗炎症鎮痛薬（NSAIDs），オピオイド，抗うつ薬，抗痙攣薬などを，患者の状態に合わせて副作用に留意して選択していく．
> ・運動療法は痛みの緩和とともに進行予防が期待される．

　成人脊柱変形患者に対する手術的治療は，全身管理や矯正方法を含めて大きく発展している．一方で，超高齢社会の日本の成人脊柱変形患者数は今後ますます増えていくであろうし，併存疾患や全身状態不良，あるいは手術希望なしなど，手術的治療の適応を満たさない患者も少なくない．さらに，手術を行っても術前の愁訴を完全に解消できることは少なく，保存的治療の必要性はますます高くなっている．一方で，成人脊柱変形に対する保存的治療の研究はごくわずかしかない[1]．手術的治療研究のコントロールとしての保存的治療群では，その効果は臨床的意義（MEMO参照）以下となっている[2]．

> **MEMO　臨床的意義**
> 　治療効果は，対照群と比較して差があるかを統計学的に検証することで確かめる．サンプルの分布だけで差を検証する統計学的有意差が極端に小さい場合には，個々の患者にとっての意味があまりない．患者の満足度や変化の自覚的認識を指標に実臨床での意味のある差を臨床的意義（clinicaly important difference）と呼ぶ．

　側弯症で派生する問題としては，①変形に対する心理的影響，②呼吸機能障害，③痛みがあり，成人脊柱変形ではさらに④GERD（gastroesophageal reflux disease，胃食道逆流症），⑤前方注視障害が見られる（**表1**）．それらの問題のうち，保存的治療としては③痛みに対するアプローチが重要であり，本項では薬物療法について触れ，最後に装具療法や運動療法について述べる．

　脊柱変形の痛みの原因は他の脊椎疾患同様に多元的要因で生じている可能性が高い（**表2**）．その中で筋疲労性の痛みは特徴的でハンプ周囲にみられる．さらに椎間板症や椎間関節症なども生じる侵害受容性疼痛が主体である．症例によっては殿部痛や下肢痛などの神経障害性疼痛が加わってくる．痛みの上行路には弁別系という脊髄から外側視床路を経て体性感

表1 成人脊柱変形に派生する問題
- 側弯症全般
  - 変形に対する心理的影響
  - 呼吸機能障害（胸椎・胸腰椎カーブ）
  - 痛み
- 成人脊柱変形に多い問題
  - GERD
  - 前方注視障害

表2 成人脊柱変形のpain generator
- 筋疲労
- 椎間板：終板障害
- 椎間関節障害
- 腰部神経根障害
- 馬尾障害

表3 成人脊柱変形の痛みに対する薬物療法
- アセトアミノフェン
- 非ステロイド性抗炎症薬（NSAIDs）
  - 一般的NSAIDs
  - COX-2選択的阻害薬
- オピオイド
- 抗うつ薬
- 抗痙攣薬

覚野に至る経路と同時に，情動系という内側視床路を経て前帯状回や扁桃体，島皮質に至り，うつや怒りなどの不快情動を引き起こす経路がある．したがって，すべての痛みは不快情動を伴うものであり，成人脊柱変形など慢性痛をきたす疾患では顕著となる例がある点に，患者の診療にあたって留意する必要がある．

薬物療法（表3）

1 アセトアミノフェン

最初に投与する薬物としてはアセトアミノフェンが望ましい．アセトアミノフェンはノイロトロピン®（ワクシニアウイルス接種家兎炎症皮膚抽出液）と並んで，最も副作用の懸念が小さく高齢者にも出しやすい．米国老年医学会の2009年「高齢者の疼痛治療ガイドライン」でも第一選択薬となっている．アセトアミノフェンに抗炎症作用はないものの，中枢性の鎮痛作用が推測されている．疼痛緩和効果を得るには1回1,000 mg程度は必要であるが，現在1日4,000 mgまでの処方が可能である．自殺企図などで大量に摂取した場合には肝臓で抱合相手のグルタチオンが不足し肝細胞を傷害するため，米国では死亡例もある．通常の処方量ではまず問題はないが，アルコールとの同時摂取や市販感冒薬との併用に注意を促しておいた方が良い．なお，わが国の添付文書ではアセトアミノフェンは消化性潰瘍に禁忌になっているが，NSAIDsと同一の薬理作用と誤認されて記載されている可能性が高い．

2 非ステロイド性抗炎症鎮痛薬（NSAIDs）

一般的（非選択的）NSAIDsは組織損傷によって細胞膜リン脂質から遊離されるアラキドン酸がプロスタグランジンE_2などの炎症物質に代謝されていくアラキドン酸カスケードにおけるシクロオキシゲナーゼ（cyclooxygenase：COX）の活性を阻害する．NSAIDsはいまだに有用であるが，3つの副作用に十分な注意を要する（**表4**）．これらのリスクからみて

表4　NSAIDsの副作用

- 上部消化管障害
  - NSAIDs潰瘍として頻度が高い
  - COX-2選択的阻害薬またはプロトンポンプ阻害薬の併用
- 腎障害
  - 腎機能低下患者で障害悪化しやすい
- 心血管障害
  - 頻度は低いが脳血管障害など重篤な副作用

表5　オピオイドの種類

	薬理作用	一般名	代表的な薬剤
トラマドール	1）μオピオイド受容体作動 2）セロトニン・ノルアドレナリン再取り込み阻害	トラマドール	トラムセット®（アセトアミノフェンとの合剤） トラマール® ワントラム®（徐放剤）
拮抗性オピオイド	1）部分的μオピオイド受容体作動 2）κオピオイド受容体拮抗（?）	ブプレノルフィン	ノルスパン®テープ
強オピオイド	μオピオイド受容体作動	モルヒネ フェンタニル	デュロテップ®MTパッチ ワンデュロ®パッチ

も，痛み発症から間もない急性期や増悪期の短期間の処方が望まれる．

COX-1には胃壁の防御機能があり，活性阻害は胃潰瘍や消化管出血の原因となる．とくに胃潰瘍の既往歴はリスクが高い．NSAIDs潰瘍は4〜43％に生じるが，吐血まで無症状のことが多いため，今や消化性潰瘍の最大のリスクファクターとみなされている．プロトンポンプ阻害薬を併用する．なお，わが国の「胃潰瘍診療ガイドライン」では潰瘍予防として他にピロリ菌の除菌も勧めている．

薬剤性腎障害は抗生物質が最多であるが，2番目に多いものがNSAIDsである．NSAIDsは腎血管拡張作用を減弱させるため，輸入細動脈の収縮による腎前性腎不全を起こすこともある．慢性腎臓病は悪化しやすいが，多くの高齢者では腎機能の中等度以上の低下がある．

COX-2選択的阻害薬は上部消化管障害のリスクを下げるので，高齢者に使用するNSAIDsとしては第一選択として良い．日本腎臓学会の「CKD診療ガイドライン2013」では，高齢者においてCOX-2選択的阻害薬は非選択的な薬剤よりも有害事象が少ないという報告はなく，すべてのNSAIDsの使用は必要最小限とする，としている．また心血管系の有害事象についても一般的NSAIDsと同様にあることに留意する．

NSAIDs貼付剤は四肢関節痛ではエビデンスも出つつあり，内服NSAIDsの多くの副作用を軽減する可能性が高い．効率のよりdrug delivery systemとして今後エビデンスの集積が待たれるところである．

3 オピオイド（表5）

古代から使用されている鎮痛薬であるが，日本では明治時代からの麻薬に関する歴史的経緯からがんの鎮痛薬などに使用が制限されてきた薬剤である．オピオイドは細胞表面にあるオピオイド受容体であるG蛋白質共役受容体を活性化し，KチャネルやCaチャネルを含め

た広範なシグナル伝達を引き起こす．オピオイド受容体は脳・脊髄・末梢神経などに広く存在し，疼痛上行性回路の抑制とともに，前シナプスのオピオイド受容体に結合し，下行性疼痛抑制系の賦活化によって鎮痛効果を得る．オピオイドはサブタイプのうちμ受容体に働き，鎮痛作用をもたらす．多くのオピオイドは用量依存性に効果を発揮するが，悪心や依存などの副作用も強く強オピオイドと呼ばれ，モルヒネ，オキシコドン，フェンタニルなどがある．オピオイドは侵害受容性疼痛や神経障害性疼痛には有効であるが，かつて心因性疼痛と呼ばれていた機能性疼痛には効果が見られない．

トラマドールはコデインと同様に代謝産物がオピオイドとしての作用を持つプロドラッグであり，副作用が軽く依存も少ないと報告されている．またセロトニン・ノルアドレナリン再取り込み阻害薬（SNRI）と同様の薬理作用があり，二重の鎮痛効果があるとされる．トラマドールとアセトアミノフェンとの合剤は両薬剤の特性を補う効果があり，広く使用されている．ブプレノルフィンはペンタゾシンと同様にμ受容体への強い親和性があり，他のオピオイドと競合するために拮抗性オピオイドに属する．また部分アゴニストとして作用するために天井効果がある．

オピオイドは少量から始めて処方量を漸増するが，強オピオイドでは呼吸抑制など重篤な副作用の出現に気をつける．オピオイドの副作用は悪心と便秘，さらに長期ではホルモン分泌への影響などがある．悪心は延髄の化学受容器引金帯（chemoreceptor trigger zone：CTZ）と前庭への刺激などが原因で生じる．耐性により解消することが多いが，投与開始時に制吐薬を予防的に同時に処方する．筆者は中枢性ドパミンD_2受容体拮抗薬であるプロクロルペラジンを用いることが多い．他にメトクロプラミド，ドンペリドンなどもある．副作用として，連用による錐体外路症状がありうるので短期間処方とする．一方，便秘は耐性が起こらないとされ，オピオイドとともに処方を継続する．腸管での水分の過吸収により便が硬くなった場合には水の摂取を勧めつつ浸透圧性緩下剤である酸化マグネシウムを，蠕動運動の低下に対しては大腸刺激性緩下剤であるセンノシドを処方する．

痛みに応じたオピオイドの処方量では薬物依存は形成されにくいと言われる．静脈投与などによる急激な血中上昇が多幸感を呼ぶため，同一オピオイドであれば静注より経口が，経口より経皮が依存となりにくいので，貼付剤はオピオイドに最も適した剤形である．一方，薬物・アルコール依存歴や精神疾患患者は乱用のリスクが高い患者であり，オピオイドの処方は避けるべきである．処方後は有効性を確認して，依存に陥っていないかどうか患者の心理社会的状態の定期的な評価を行っていく必要がある．長期内服にはホルモン異常など副作用の報告もあり，症状の軽快が得られ次第，漸減する必要がある．したがって，成人脊柱変形で最も適応となるのは術前に疼痛の強い患者である．急激な中止は退薬症候が起こる可能性があり，30％減を数週間単位で行いながら漸減する．退薬症候としては，最初にインフルエンザに類似した症状（倦怠感，微熱，発汗，悪寒，熱感，咳，欠伸，筋肉痛，関節痛）が見られることが多く，続いて悪心や嘔吐などが生じる．

4 抗うつ薬

抗うつ薬の鎮痛作用は，セロトニン，ノルアドレナリン，ドパミンなどの神経伝達物質に作用して，主として下行性疼痛抑制系の賦活化によって効果をもたらす．下行性疼痛抑制系にはセロトニン系とノルアドレナリン系の2つの系がある．セロトニン神経は延髄の大縫線

核にあり，視床下部からの信号を受けて脊髄後角に投射する．ノルアドレナリンは橋の外側にある青斑核から脊髄後角に投射する．

三環系抗うつ薬（TCA）はセロトニン・ノルアドレナリン・ドパミンなどのモノアミン再取り込み阻害作用があり，広範な作用をもたらす．最も効果が高い一方で，強い副作用として口渇や眠気・眩暈，便秘，尿閉などを呈することも多い．アミトリプチリン，イミプラミン，クロミプラミン，ノルトリプチリン，アモキサピンなど多くの種類がある．

SNRI は TCA に続いて鎮痛作用があり，デュロキセチンは保険適用となった慢性腰痛などの慢性疼痛とともに神経障害性疼痛にも有効で，2016 年刊行の日本ペインクリニック学会の「神経障害性疼痛薬物療法ガイドライン」では Ca チャネルブロッカー $\alpha_2\delta$ リガンド，TCA と並んで第一選択薬に格上げされた．選択的セロトニン再取り込み阻害薬（SSRI）は鎮痛作用が弱いと言われている．

5 抗痙攣薬

下肢痛など神経障害性疼痛を疑わせる症状であれば，抗うつ薬とともに抗痙攣薬である $\alpha_2\delta$ サブユニットの Ca チャネルブロッカーが用いられる．抗痙攣薬としてはガバペンチンやプレガバリン，Na チャネルブロッカーとしてカルバマゼピン，ゾニサミドなどがあるが，神経障害性疼痛に対しての保険適用はプレガバリンに限られる．眠気やふらつきが多い副作用で，ほかに下肢浮腫などがある．

6 その他の薬剤

抗不安薬，筋弛緩薬などがある．抗不安薬は GABA 受容体の作用を亢進し，中枢神経系を抑制するとされている．眠気やふらつきも生じやすく，睡眠障害に処方されることも多い．ベンゾジアゼピン系と非ベンゾジアゼピン系があり，とくにベンゾジアゾピン系は依存が多い．早い減量は離脱症状を起こす危険があり，緩徐に減量していく．

今後も痛みに対する新しい薬剤が導入される見込みである．変形の発生や進行を予防するために，椎間板変性や筋萎縮の進行を遅延あるいは減少させる働きを有する薬剤の開発が期待される．

装具療法

装具療法は，成長期の小児側弯症に対しては脊柱変形の進行を防ぐ強いエビデンスがある．しかし成人脊柱変形では装具に対するコンプライアンスが低い患者が多く，さらに体幹筋萎縮の危惧もあるためほとんど使用されていない．また通常の腰痛や背部痛に対して保存的治療の有効性も示されていない．

運動療法

慢性腰痛においては，運動療法が痛みの緩和には限定的であるが有効であり，活動性の向上にも繋がることが示されている．運動療法による鎮痛効果については，内因性オピオイドの誘導や疼痛下行性抑制系の賦活化など幾つもの推測がなされている[3,4]．したがって，成人脊柱変形においても痛みに対するアプローチとして運動療法は重要である．

変形に対しての意義はどうだろうか？　成人脊柱変形の病態，とくにその進行には椎間板変性とともに背筋の筋力低下が関連していることは間違いない．したがって，運動療法では脊柱変形の進行を予防する可能性が期待される．運動療法では，体幹とともに股関節など下肢を含めた移動能力や体の柔軟性の向上を目標として，ストレッチングと筋力訓練を行う．最近，保存的治療による姿勢の改善を示した報告がなされた[5]．また成人後弯症に対する試験プロトコールの報告もあり，その結果が注目される[6]．

文　献

1) Everett CR, Patel RK：A systematic literature review of nonsurgical treatment in adult scoliosis. Spine（Phila Pa 1976）**32**（19 Suppl）：S130-S134, 2007
2) Smith JS, et al；Spinal Deformity Study Group：Operative versus nonoperative treatment of leg pain in adults with scoliosis：a retrospective review of a prospective multicenter database with two-year follow-up. Spine（Phila Pa 1976）**34**：1693-1698, 2009
3) International Association for the Study of Pain（IASP）：運動器痛に対する運動療法．世界運動器痛年 2009 年 10 月―2010 年 10 月＜http://www.iasp-pain.org/files/Content/ContentFolders/GlobalYearAgainstPain2/MusculoskeletalPainFactSheets/Exercise_Japanese.pdf＞（2017/1）
4) Sluka KA, et al：Regular physical activity prevents development of chronic pain and activation of central neurons. J Appl Physiol（1985）**114**：725-733, 2013
5) Lewis C, et al：A preliminary study to evaluate postural improvement in subjects with scoliosis：active therapeutic movement version 2 device and home exercises using the Mulligan's mobilization-with-movement concept. J Manipulative Physiol Ther **37**：502-509, 2014
6) Katzman WB, et al：Study of Hyperkyphosis, Exercise and Function（SHEAF）protocol of a randomized controlled trial of multimodal spine-strengthening exercise in older adults with hyperkyphosis. Phys Ther **96**：371-381, 2016

D. 治　療

2 手術適応の考え方

Point
- 成人脊柱変形に対する手術介入は，ADL，QOL に影響するような症状を有していることが大前提である．
- 無症状例に対する予防手術は，年齢，変形の程度，患者の意向などを考慮し判断する．
- 手術適応決定には，前額面変形±代償不全と矢状面変形±代償不全に分け，整理すると良い．

　成人脊柱変形に対する手術の有効性については，Bridwell ら[2]の手術群と非手術例との前向き比較調査をはじめ，様々な報告で確認されている．手術適応を考える前に，まず脊柱変形でどのような症状が出現する可能性があるかを理解しておく必要がある．脊柱変形を治療する目的は，痛みや呼吸器症状の治療や予防，整容上の悩みなどである．呼吸器症状は主に早期発症側弯症の放置例で問題になるものであり，成人の脊柱変形では，重度の腰椎後側弯・後弯例で腹部臓器が横隔膜を押し上げて呼吸苦が出現する場合もあるが非常にまれである．したがって最も重要なのは，痛みの存在部位と性状，日常生活動作（ADL），生活の質（QOL）への影響などである．次に画像上の検討である．前額面・矢状面全脊柱立位 X 線における様々なパラメータが痛みと関連すると報告されており[1,3-10]，症状と各パラメータとの相関は理解しておかねばならない．整容上の問題や脊柱変形進行に関する不安は，本人が心配したり悩んでいて QOL が低下していると判断されれば治療を考慮して良い．また悩みや不安は主観的なものなので，手術介入を考慮されるような変形が存在すれば年齢の上限はない．本病態が女性に多いことを考慮すると「もう年だから」は禁句である．

　手術適応決定には前額面変形と矢状面変形とに分けて，変形のみ，変形＋アライメント不良（いわゆる代償不全）と分類し，症状，X 線上のパラメータを整理すると理解しやすい．このとき，下記で示すような注意点を参考に適応を決定することが望ましい．

1 前額面の愁訴

a．変形（側弯角 30°以上）のみの場合

　ハンプに一致した労作性鈍痛，体動時痛（いわゆる starting pain），何らかの狭窄による下肢痛などが挙げられる．前額面変形（側弯）が痛みの原因であるというエビデンスはないが，椎体間の不安定性や L3，L4 傾斜が痛みと関連していると報告されている[7]．整容上の悩み（ハンプやウエストラインの非対称）は QOL に影響していれば手術介入の理由になる（図1，図2）．

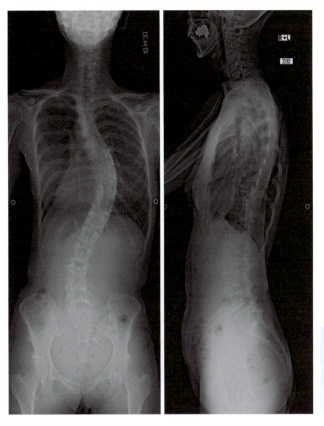

図1 35歳女性．特発性側弯症（側弯角56°）
　側弯由来と考えられる軽い鈍痛のみ．手術するとすれば，進行予防と整容上の改善目的になる．

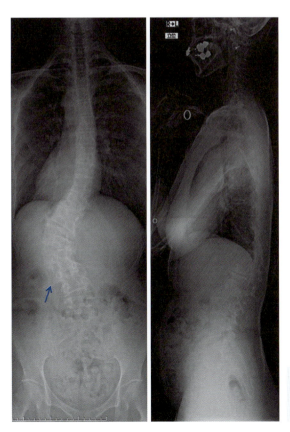

図2 45歳女性．後側弯症（側弯角70°）
　アライメントは正常．L3が側方すべりし始めている（➡）．

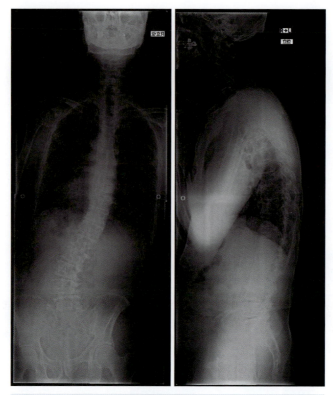

図3　67歳男性．側弯角30°未満
　前額面アライメントが破綻している．歩行するとだんだん右に体が寄っていくという愁訴があった．

b．変形＋前額面アライメント不良の場合

　前額面のアライメント不良が痛みなどの愁訴の原因になっているという明確なエビデンスはない[8]が，C7棘突起が正中仙骨線より4cm以上偏位と限定すると何らかの影響はある[4,6]．筆者の経験では，前述aの症状に加えて，片側の労作性腰背部痛，まっすぐ歩けない，片側の股関節痛，膝関節痛（**図3**，**図4**）などを訴える患者が多い．

2 矢状面の愁訴

a．変形（胸椎後弯角40°以上，胸腰椎〜腰椎部後弯角0°以上）のみの場合

　腰背部痛，胃食道逆流症，前方注視困難，下肢神経症状（腰椎部脊柱管狭窄や椎間孔狭窄，骨粗鬆症性椎体骨折後後弯例で骨片による脊髄圧迫のある場合），整容上の悩みなどを訴えることが多い（**図5**）．

b．変形＋矢状面アライメント不良（おおよそSVA 50 mm以上）

　Sagittal vertical axis（SVA）のみならず様々なspinopelvicのパラメータと愁訴との関連性が報告されている[1,3,5,7-10]．症状として，上記aの症状に加え，労作性腰痛（歩いているとどんどん腰が曲がってきて腰仙椎移行部に痛みが出現，痛みのため歩行の継続や立位の維持ができない）が特徴的である（**図6**）．脊柱管狭窄による馬尾性間欠跛行との鑑別を要する．

3 変形＋前額面・矢状面のアライメント不良

　1，**2**の愁訴すべて（**図7**）．

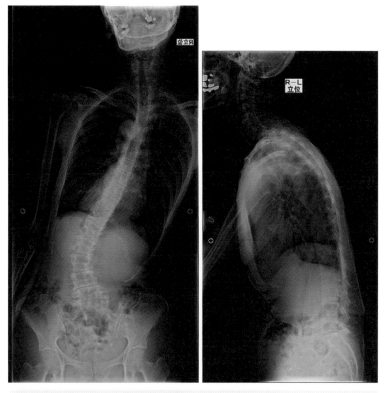

図4　45歳女性．側弯角40°未満
前額面・矢状面でのアライメントの破綻を認める．

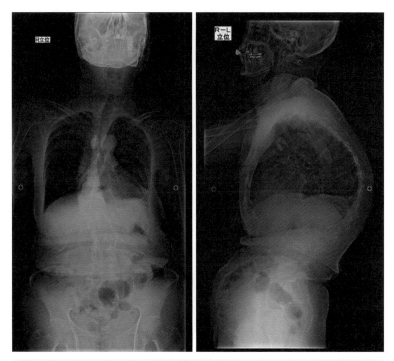

図5　70歳女性．骨粗鬆症性椎体骨折後後弯，アライメント良好例
背臥位で寝られないという愁訴はあったが背部痛は軽度．

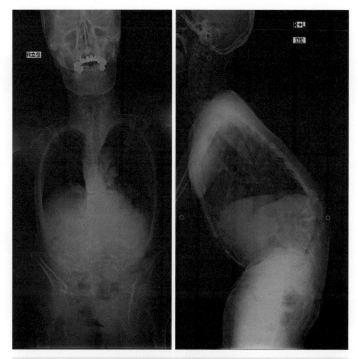

図6　75歳女性．骨粗鬆症性椎体骨折後後弯，アライメント不良例
胸腰椎移行部の痛みと労作性腰痛，歩行障害を呈した．

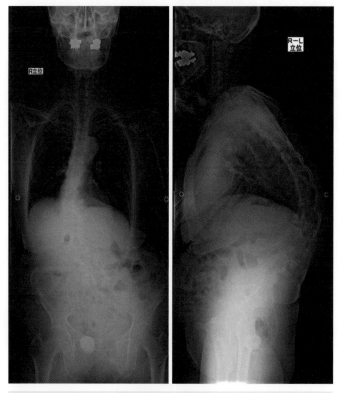

図7　75歳女性．後側弯変形と前額面・矢状面アライメント不良例
著明な労作性腰痛，歩行障害を呈した．

手術適応を考える上での注意点

・脊柱変形（側弯，後弯）を手術でどれだけ矯正するか，矯正すれば良いのかに関し，エビデンスはない．これは側弯症専門医にとっても永遠の課題である．**手術の目的は変形矯正ではなく，良好な脊柱アライメントの獲得**である．ただし，変形を矯正すれば固定範囲が短縮できる可能性はある．

・ごく例外的な病態（先天性後弯）以外では，変形が原因で神経症状，神経痛を起こすことはない．神経症状，神経痛は変性変化（椎体の側方すべりを含む）や骨折などで硬膜管や神経根が直接圧迫されてはじめて生じるので，治療には何らかの除圧が必要になる．

・体動時痛は椎間関節などの変性が原因，労作性腰背部痛はアライメント不良，ハンプに一致した痛みは脊柱変形そのものによる痛みと理解すると考えを整理しやすい．

・脊柱アライメントは静的な脊椎配列，脊柱バランスは動的な脊椎配列である．全脊柱立位2方向で良好なアライメントが確認できても，歩行という動的要素が加わると脊柱バランスが破綻してしまうことがある．

Scoliosis Research Society（SRS）の M & M report による検討では，18歳から90歳までの成人脊柱変形手術の合併症発生率は16.2％，年齢が上がるにつれて増加し，71〜80歳で19.1％，81〜90歳台では25.5％にもなる[11]．リスクファクターとして喫煙歴，高血圧の既往，罹病期間などが報告されており[12]，手術適応ありと判断されれば，リスクアセスメントは必須である．

これらの情報をもとに手術適応があり，かつ手術可能と判断すれば患者にその旨説明を行う．脊柱変形は，基本的に生命予後に影響する病態ではないので，あくまでも患者に選択してもらうというスタンスは崩してはならない．ただ脊柱変形は進行する可能性が高く，手術の決断が遅れれば遅れるほど，状況（手術の難易度，侵襲，患者の体力など）は悪くなることは十分説明しなければならない．

文 献

1) Ames CP, et al：Impact of spinopelvic alignment on decision making in deformity surgery in adults：a review. J Neurosurg Spine **16**：547-564, 2012
2) Bridwell KH, et al：Does treatment (non-operative and operative) improve the two-year quality of life in patients with dult symptomatic lumbar scoliosis. Spine (Phila Pa 1976) **34**：2172-2178, 2009
3) Chapman Jr TM, et al：Baseline patient-reported outcomes correlate weakly with radiographic parameters. Spine (Phila Pa 1976) **41**：1701-1708, 2016
4) Daubs MD, et al：Does correction of preoperative coronal imbalance make a difference in outcomes of adult patients with deformity? Spine (Phila Pa 1976) **38**：476-483, 2013
5) Glassman SD, et al：The impact of positive sagittal balance in adult spinal deformity. Spine (Phila Pa 1976) **30**：2024-2029, 2005
6) Glassman SD, et al：Correlation of radiographis parameters and clinical symptoms in adult scoliosis. Spine (Phila Pa 1976) **30**：682-688, 2005
7) Lafage V, et al：Pelvic tilt and truncal inclination：two key radiographic parameters in the setting of adults with spinal deformity. Spine (Phila Pa 1976) **34**：E599-E606, 2009
8) Schwab FJ, et al：Adult scoliosis：a quantitative radiographic and clinical analysis. Spine (Phila

Pa 1976) 27：387-392, 2002
9) Schwab F, et al：Adult spinal deformity-postoperative standing imbalance：how much can you tolerate? An overview of key parameters in assessing alignment and planning corrective surgery. Spine（Phila Pa 1976）35：2224-2231, 2010
10) Schwab FJ, et al：Radiographical spinopelvic parameters and disability in the setting of adult spinal deformity：a prospective multicenter analysis. Spine（Phila Pa 1976）38：E803-E812, 2013
11) Shaw R, Skovrlj B, Cho S：Association between age and complications in adult scoliosis surgery：an Analysis of the Scoliosis Research Society morbidity and mortality database. Spine（Phila Pa 1976）41：508-514, 2016
12) Soroceanu A, et al：Medical complications after adult spinal deformity surgery. Spine（Phila Pa 1976）41：1718-1723, 2016

D. 治療

3 手術計画の立て方と実際

> **Point**
> - 矯正固定手術によりいかなる ADL 制限が生じるかを術前から十分説明し，患者と家族の理解を得る．
> - 良好なグローバルバランス（とくに矢状面）獲得のために必要な脊柱・骨盤・下肢の代償機能の現状とその能力を十分考慮した固定範囲・アライメントのプランニングを行う．
> - 様々な脊椎固定アンカーの特徴を理解し，患者の骨質に応じた脊椎インストゥルメンテーション使用法を考える．
> - 前方アプローチであれ後方アプローチであれ，良好な骨母床作成と十分な骨移植を怠らない．

本項では中高年齢層（50歳以上）の成人脊柱変形（adult spinal deformity：ASD）を想定し記載する．

術前計画と準備

1 外来時点での第一歩

手術プラン策定に当たり，基本的な術前準備の第一歩は「患者の主訴（何に困り，何を直してほしいと望んでいるのか？）」を的確に把握することである．腰痛や整容上の改善を第一に望んでいる患者に対し，随伴する腰部脊柱管狭窄による何らかの下肢症状のみに外科医が注目し，簡便な除圧術や不十分な固定術のみで治療してはならない．このような治療はときにさらなる困難な状況を誘発しかねないことを銘記すべきである（Ⅱ-A-2 参照）．疼痛に関しても，腰背部痛なのか？ 下肢痛なのか？ その両方か？ それぞれの痛みは安静時・歩行時いずれで増悪するか？ 歩行障害は下肢症状で起きているのか，腰部症状が原因なのか（"神経性間欠跛行"と"腰痛による間欠跛行"を取り違えてはならない）？ 胃食道逆流症（GERD）などの消化管通過障害はあるか？ 外見（容姿）上の不満はどの程度か？ などを記載しておく．

2 脊柱変形自体の経過を知る

脊柱変形はいつ頃から自覚ないしは他人から指摘されるようになったか？ 小児期に脊柱変形について家族・他人や医療機関で指摘されたり，治療した既往があるか？ は必ず患者から聴き出す．変形が de novo 型なのか，小児期からの（後）側弯症の遺残なのかを類推する鍵となる．

3 神経学的考察

脊柱（〜四肢）姿勢異常に影響を与えうる脊髄症（延髄〜頚髄〜胸髄由来）やパーキンソン病に代表される神経内科的疾患などが潜んでいるかどうかには常に留意すべきである．Chiari 奇形の検索は ASD においても必須である．高齢者において下肢反射（とくに大腿四頭筋反射）にわずかでも亢進が認められる場合などはとくに（遭遇頻度の高い）頚髄症の合併を疑うべきである．また臨床所見として頚髄症が明確でない場合でも，頚椎脊柱管に狭窄因子が存在する場合は，腹臥位での長時間手術において頭頚部の固定位置にとくに注意が必要となるので，術前の頚椎 MRI は確認しておくべきであろう．臨床的にも頚髄障害が明白である場合，脊柱変形矯正手術に先立って頚椎手術を行うべきと判断すべき症例も存在する．Chiari 奇形を発見した場合は，ASD 矯正手術に先んじて後頭下減圧術（foramen magnum decompression：FMD）を行っておかねばならない．

4 疼痛発生因子の確認

変形患者であるがゆえに，ことさら画像に目が向き過ぎる恐れがある．整形外科としての診察の基本をおろそかにしてはならない．外来時点で，例えば著しい腰痛を主訴とする場合なら，安静臥位・坐位・立位腰椎前後屈・腰椎左右側屈・腰椎回旋・歩行時のそれぞれのフェーズにおける疼痛発生部位と痛みの増強・軽快の程度を記録する．これは後の各種ブロック効果の判定・判断の基本材料となる．硬膜外ブロックは解剖的疼痛発生部位の究明には役立たない．下肢痛を主訴とする場合には，神経根ブロックが診断的価値を有することも多い．腹臥位透視下での正確な facet block（椎間関節ブロック）は変性椎間関節が疼痛の原因（の一部あるいは主因）であるかどうかの判断に役立つ（**図 1**）．

5 予定手術の侵襲程度の予想・手術体位などに関連した術前全身状態のチェック

長時間腹臥位が予定される手術の場合は，その旨を予想出血量とともに循環器科医に伝えた上で，循環器系の異常所見チェックを依頼する．術前呼吸機能の障害程度により，例えば胸郭変形例における肋骨（形成的）切除（ときに肋骨は移植骨源としても貴重）の是非を検討する．また緑内障がある場合は，腹臥位における眼圧上昇に関し，予想される腹臥位時間を伝えた上で眼科医の指示を仰ぐ．眼圧を下げるために頭位を挙げる工夫も術中必要である[1]．

6 骨粗鬆対策

高齢の女性が治療対象である場合が多い ASD において，骨粗鬆対策は重要である．「骨強度＝骨量（骨密度）＋骨質」であり，骨質の臨床評価が必ずしも簡便にはできない現在，強力な矯正力を負荷せざるを得ない高齢 ASD 手術では，術前から副甲状腺ホルモン（PTH）製剤（テリパラチド）の可及的早期開始に踏み切るべきと思われる．

7 手術計画に必要な画像

手術計画上必要だと思われる各種画像検査を**表 1** にまとめた．"何を知るためにどのような画像が必要なのか"を突き詰めれば，必要な画像検査はおのずと決まる．単純 X 線では，脊柱因子（胸椎〜胸腰椎〜腰椎〜腰仙椎）における矢状面・冠状面弯曲の計測と骨盤因子[pelvic tilt（PT），pelvic incidence（PI），sacral slope（SS）][2]計測を行う．患者固有の骨盤因子を知り，現状での骨盤後傾（前傾）の程度を把握する．ASD においては矢状面バランス獲得が最も重要であるので，骨盤因子の測定結果から術者・施設が採用している矯正フォーミュラに従って，目標とする腰椎前弯度を決定しておく（I-B-2 参照）．矢状面バランスの評

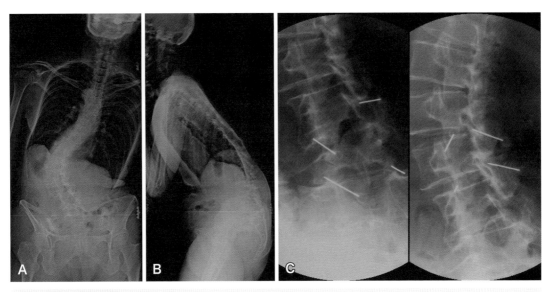

図1 腰椎椎間関節ブロック
A：立位全脊椎 PA 像，B：立位全脊椎側面像，C：ブロック時の針刺入部確認画像
　腹臥位，透視下に検索部の左右椎間関節にカテラン針を刺入し，1関節あたり1％リドカイン1mL 程度を注入する．注入完了直後に患者を立位とし，腰椎前後屈・左右側屈・回旋させる．さらに10〜20mほど歩行させる．各姿勢や歩行時の普段の痛みとの差について聴き，記載する．ブロック直後の痛みの性状変化を記録し，日常の痛みと比較しなくては，ブロックを行う意味をまったくなさない．ここに呈示した思春期特発性側弯症（AIS）遺残変形と思われる脊柱変形例では，T12-S1 両側の全椎間関節のブロックを行い，直後に腰痛は一時的に消失し，日常的に著しく制限されていた腰椎の伸展〜回旋が疼痛なくスムースに行えるようになった．しかし1時間後には元の状態に戻っていた．本例（図3と同一症例）の疼痛における椎間関節の関与は大きいと判断される．

表1　術前に必要な画像検査

単純 X 線
・立位全脊椎 2R：立位保持困難な患者では坐位で代用せざるを得ない．脊柱・骨盤因子[2]の測定など．
・頚椎 4R（機能写）：頚椎病変の検索は，基礎疾患の発見，術中体位取り時の頭頚位に重要．
・腹臥位ないしは背臥位全脊椎側面像：後弯部位の可動性確認．疼痛・強直のため無理な場合もある．
・脊柱変形部の矢状面・冠状面での flexibility の検索（Fulcrum Bending Test など）：疼痛のため無理な場合もある．
・胸腰椎〜腰椎後弯例における胸椎 flexibility の検索[5]

脊髄腔造影と CT ミエログラフィ
　変形が高度な部位の脊髄/馬尾/神経根圧迫状況は，MRI では大変評価が難しい．現在でもなお脊髄腔造影のもたらす情報はきわめて大きい．検査後，CT ミエログラフィに移る．
　手術体位に近似した体位での CT（腹臥位手術なら腹臥位 CT）が理想的．大動脈と脊椎の関係[6]を事前に把握でき，スクリュー刺入や矯正法に有益な情報が得られる．

頚椎・胸椎 MRI
　Chiari 奇形の有無確認．頚髄症，頚髄・胸髄部の脊髄空洞症や神経原性腫瘍の有無確認．

価については Scoliosis Research Society (SRS)-Schwab 分類で採用されている sagittal vertical axis (SVA) が基本[1]ではあるが，立位姿勢に捉われずに評価できる global tilt (GT)[3]や T1 pelvic angle (TPA)[4] のような新たな考え方が出てきており，今後も議論の対象になると思われる．

腰椎（腰仙椎）後弯例における胸椎 flexibility を評価[5]しておくことは，固定上端（upper instrumented vertebarae：UIV）の決定に必要なはずである．この分野はさらなる研究が必要である．

8 股関節・膝関節の可動域および伸展・屈曲筋力の評価

しばしば矢状面オフバランス（体幹前傾姿勢）が問題となる（＝すでに骨盤後傾が存在する）ASD において，下肢がどの程度代償しているか，下肢代償機能の限界を超えているのかを事前に知ることは必須である．この情報はあらかじめリハビリテーション担当スタッフに伝達し，できれば術前から関節柔軟性/可動域拡大を意図したリハビリテーションを始めておく．ただし，総合的な下肢の代償機能を事前に完全に予測する方法はなく，今後の大きな課題である．

9 股関節病変が脊柱アライメントバランスに影響している場合

冠状面において明らかな股関節病変（変股症など）を伴う骨盤傾斜例では，できれば骨盤傾斜の改善を目指して先に股関節手術を行うことが望ましい．まず土台の傾きを直してから，脊柱手術で全体的冠状面バランスを得る方がプランも立てやすい．一方，矢状面において著しい骨盤後傾を伴うオフバランス例の場合は，まず脊椎外科医が骨盤後傾改善を含む脊柱矯正手術を先に行うべきであろう．大きな骨盤後傾を残したまま人工股関節手術を行うことは，術後の股関節前方脱臼リスクを高めることは明白だからである．いずれにせよ脊椎外科医と股関節外科医の事前相談がなされることが患者にとって有用である．

10 輸血に関して

患者の状況が許せば，術前自己血貯血・術中回収血輸血の準備を行う．しかし 70 歳以上の高齢患者で，かなりの高侵襲手術となる場合には出血量も多くなると予想され，結局他家血輸血が主体にならざるを得ない場合も少なからず存在する．そのような場合は，むしろ十分な他家血準備のもとで手術を行う方が現実的かもしれない．術中回収血を用いる場合は，逆に手術中に様々な止血薬を使用できないというデメリットもあるので，術式の侵襲程度・術者の能力などを考慮した上で決定する．なお，梗塞性疾患の既往がない場合は，術中トラネキサム酸投与も考慮される．

11 立位・歩行時の患者姿勢の写真撮影記録

脊柱変形であるから，外見上の姿勢改善が治療の主目的になっている場合も多い．術後の改善状況を患者・医療従事者双方が将来認識し合うためにも，また現在の自らの異常な姿勢を患者自身が再認識するためにも，術前の外見写真は貴重な記録資料となる．

12 術後の予想される日常生活動作（ADL）制限の説明

骨盤を含む広範囲固定の場合は，爪切り動作，靴下の着脱，入浴，排便時の肛門周囲清拭動作などにかなりの制限が生じること，また今後は草むしりのような腰椎過屈曲を強いる動作は一切しないように心がけてほしいことなどを外来時点で何度も説明し，それを患者が受け入れられない場合は手術的治療を断念することになる．

手術前の説明と同意，そして記録

いかなる手術においても術前の説明とその記録保管はきわめて重要で，患者本人以外に必ず成人の関係者（患者家族や親族，患者が信頼する友人など）の同席が必要である．ASD 手術前の説明のポイントは以下の項目となろう．

1 手術に至る経過の再確認と説明

なぜこのような変形脊柱に至ったのか，原因疾患［思春期特発性側弯症（adolescent idiopathic scoliosis：AIS）遺残変形，Chiari 奇形，de novo 変形，他施設での手術的治療後の変形など］としては何が考えられるかを確認する．患者本人から聴取した「術者の施設受診に至るまでに他の医療施設での治療歴はあるか？ ある場合は，他施設で過去に説明された疾患（診断）名，実際に受けてきた治療（保存・観血的ともに）とその結果」について，再確認の意味も込めて説明する．また，術者の施設において手術前に保存的治療を行った場合はその結果も改めて説明する．以上のことは，なぜわれわれが観血的治療に踏み切らざるを得なかったかを患者・家族に理解してもらう上で絶対に必要な事項である．

2 術式選択の理由

様々な手術法がある中で，なぜ術者がこの方法を選択するに至ったかの理由を説明する．「この手技が得意で経験数も豊富だから」「もっと簡便でリスクの低い方法を採用したいが，あなたには○○の既往があるのでできない（開胸禁忌例，複数回後腹膜腔手術既往例に前方侵襲が躊躇される場合など）」「本当は●●という大きな手術を行うべき状態だが，あなたには△△の既往があり好ましくない．そこでセカンドベストとして，この手術を決断した」など，正直にしっかりした理由を背景に説明する．

3 手術手順・手技の説明

全身麻酔，神経モニタリングの必要性と方法の概略，術前マーキングを行っていること，体位の取り方について説明する．切開部位と皮切の大きさ，予定される解離手技，使用する脊椎インストゥルメンテーションの概説［スクリュー，フック，ワイヤー，テープ，使用金属の種類（＝将来の MRI 対応）］などを，実際の X 線画像上ないしはコンピュータ画面上に示した手術プラン図などを見せながら説明すると，患者側は理解しやすい．骨移植の方法，何を移植骨として用いるか（局所骨，腸骨，肋骨，人工骨）も説明する．入室時間，手術時間，帰室時間の目途を伝える．

4 術後の日常生活動作の制限に関する説明

前述のごとく，これは外来時点ですでに患者側の了解を得ていなければならない．一般に ASD 矯正手術はかなりの高侵襲手術であり，長範囲固定と劇的な姿勢変化をもたらすため，様々な術後 ADL 制限が予想される．過去の臨床経験に鑑み，これらの説明と理解を術前に得ておくことはきわめて重要である．もし和式生活（和式トイレ，畳上の布団での就寝，コタツ・坐椅子の使用）を行っている患者の場合は，今後は洋式生活（洋式トイレ，ベッドでの就寝，ソファーやイスの使用）に変更するよう指導する．また，腰椎を大きく屈曲しなくても使用できる柄の長い掃除器具を使用するよう指導する．矢状面オフバランス例に適応されることの多い胸椎～骨盤までの広範囲固定術の場合は，爪切り動作・靴下の着脱・排便後の肛門周囲清拭動作が困難になることをとくによく説明しておく．

> **MEMO**
>
> 筆者の経験では広範囲固定例（上位胸椎〜骨盤固定）でも，術後6ヵ月〜1年で排便時の処置はほとんどの自力でできるようになり患者からの苦情は少ないが，爪切りは患者固有の股関節可動域による制限も加わり術後1年たってもできない患者が多い．靴下の着脱は自助具使用により自立できる例がほとんどである．

5 輸血に関する説明

予想出血量と他家血輸血（照射血）の可能性を説明し，フィブリン糊・止血薬の一部のような血液製剤全般の使用可能性，および考えられる輸血合併症も説明した上で，輸血承諾書にサインしてもらう．

6 術後感染に関する説明

病院・病棟として取り組んでいる感染対策を説明する．術後感染を起こした場合の具体的処置（洗浄・デブリドマン，インプラント抜去の可能性，長期臥床入院の可能性など）をあらかじめ説明しておく．糖尿病などの感染を助長する疾患を合併している場合は，その旨も説明に加える．実際に手術実施施設，ないしは術者（執刀医）個人のASD手術における術後感染実例数（術後感染頻度）を呈示し，過去にどういう結果となったか説明する．ちなみに筆者は，脊柱変形手術全体における筆者の手術執刀経験数と術後感染頻度，およびその結末を説明書に明記している．

7 呼吸器・消化器・循環器合併症，術後せん妄（呆け）

これらは患者の既往歴にも関連するので，既往歴の再確認と術前他科受診結果を踏まえて説明する．大手術であるがゆえのストレス潰瘍，体幹形状変化（後弯矯正例における術後の腹部皮膚過伸展）に伴うイレウスの可能性や，下肢循環障害の可能性にも言及する．高齢者では術後せん妄や呆けも生じうる旨を説明し，場合によっては家族の協力を要請する場合もありうることを理解してもらう．

8 神経合併症に関する説明

電気生理学的なmotor evoked potential（MEP）計測を主軸とした神経モニタリングを用いたとしても，神経合併症を100％防ぎうるものではないことは説明しておく．術後麻痺（術直後，術後時間が経ってから）を起こした場合，どのような対応を取る方針かを説明しておく．筆者らは，麻痺発見後直ちに画像検査（脊髄腔造影・CTM・MRIなど）により神経圧迫因子の存在を検索し，血腫・スクリューやワイヤーの不適切な設置，新たな骨性圧迫の発生などが確認されたら，直ちに緊急再手術により原因を除去する方針を伝えている．実際に手術実施施設，ないしは術者（執刀医）個人のASD手術における術後麻痺発生数（術後麻痺発生頻度）を呈示し，過去にどういう長期結果となっているかを説明する．ちなみに筆者は，脊柱変形手術全体における筆者個人の手術執刀経験数と術後麻痺頻度，および長期にわたる麻痺改善状況について説明書に明記している．

9 術式特有の合併症の説明

例えば，側方から進入し腸腰筋・大腰筋を割いて腰椎-椎間板側方に到達する手技を行う場合，ある期間一定頻度で股関節屈曲力の低下を生じうることは事前に説明を要する．腰椎前（側）方後腹膜腔アプローチ全般において，交感神経幹の刺激による進入側下肢の浮腫や温

感・皮膚温上昇の発生に言及しておく．後腹膜腔アプローチを要とするこれらの手技においては，まれには腸管損傷を生じる事例があること，またその場合は大血管損傷と同じく大事故に繋がる場合があることも説明する．

10 静脈血栓塞栓症（VTE）

既往歴との関連を述べ，もともとハイリスク患者かどうかを説明する．術前術後の適正輸液，弾性ストッキング装着，早期下肢（自動・他動）運動の開始，術後の血栓防止薬投与の予定の有無など，術前から様々な準備をしていることを説明しておく．

術前説明終了後に患者本人・家族には説明書に再度目を通していただき，その上で内容に納得された場合，手術承諾書にサインしてもらう．

> **MEMO** 筆者が強調したいこと
>
> ヨーロッパ（とくにフランス）と比べ，わが国におけるASD矯正手術の歴史は浅く，したがって文献上の標準的（に見える）合併症頻度や手術成績を術前同意を得る際の資料として用いることは，ASD手術においてはことさら適切ではない．例え症例数が少なくても，自らが手術的治療を考慮せざるを得なくなった理由と治療アイデアを説明し，同時に執刀医（グループ）自らの手術成績と合併症頻度を呈示すべきである．これは外科系全体において肝に銘じるべきことである．

解離法，矯正法，固定法の決定

1 解離操作

脊柱変形矯正の王道は，「矯正前に有効な解離操作を行っておくこと」であることは論を俟たない．これに関しては小児側弯症治療の長い歴史の中で工夫されてきた様々な手技があり，必ず体得しておくべきもので，ASD治療においても大いに役立つ．脊椎インストゥルメンテーションや椎体間ケージの進歩により，不十分な解離操作でもある程度の矯正が可能になりつつある現在，とくに高齢で骨強度の十分でないASD患者に関しては，脊椎インストゥルメンテーションの力技（ちからわざ）に頼り過ぎることなく，柔らかくしなやかに矯正を図ることが肝要で，ひいては安全性にも繋がることを再確認したい．変形・強直した脊柱に可動性を持たせる（＝柔らかくする）には2つの考え方がある．1つは「本来脊柱が可動性を持っていた部分（椎間板〜椎間関節：motion segmentや肋骨-椎体間）に良好な可動性を再獲得させること」で，前方椎体間架橋骨棘の切除・破砕やPonte骨切り術（椎間関節全切除）などが代表的手技である．一般的変性腰椎疾患に行われるposterior lumbar interbody fusion（PLIF）/transforaminal lumbar interbody fusion（TLIF）も，実は"頻用されている椎体間解離操作を前提とした固定術"と言うことができる．もう1つの方法は「本来可動性のない部位での可動性獲得法」で，各種椎体骨切り術［pedicle subtraction osteotomy（PSO），vertebral column resection（VCR）］などが相当する．具体的手技は，各論の手術手技に詳述されているので割愛するが，論じられることの少ない胸椎横突起-肋骨間解離の手技を**図2**に示す．側弯矯正のみならず，腰椎部に主たる変形を有し，かつ胸椎flat backを呈するASD

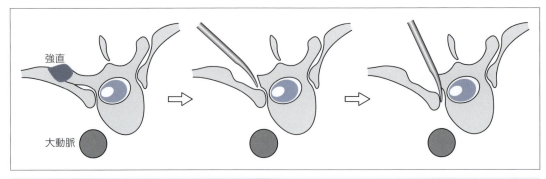

図2　胸椎横突起-肋骨間強直（側弯凹側部）の解離
　側弯凹側部の横突起-肋骨間骨性強直は，AIS遺残性と思われる成人脊柱変形の胸椎部においてよく見られる病態である．骨性強直をきたした横突起-肋骨部をリューエル鉗子やノミで切除し，肋骨背側面を露出．次にCobbなどの剝離器具を椎体側壁-肋骨頭間に進め，肋骨頭を椎体から遊離させていく．大動脈の位置に常に留意しながら行う（筆者は術前腹臥位CTなどで大動脈位置を事前確認している）．

症例において，胸椎部の良好な後弯を得ようとする場合に（Ponte骨切り術との併用で）も役立つ手技である．

2 矯正操作と固定法

　解離操作と矯正固定操作は表裏一体である．変形脊柱のどの部分に可動性を持たせて矯正するか，どの部分は現在の形状のまま固定してしまうかのプランニングは各術者のアイデアの見せ所となる．最終的な結果が全脊柱の冠状面・矢状面双方の良好なバランス獲得であれば，その過程（解離，矯正）はいかなる方法であっても良い．

a．motion segmentごとに少しずつ矯正する考え方

　「後方Ponte骨切り術＋後方からの椎体間解離（±椎体間スペーサー・骨移植）」，「前方での椎体間解離（±椎体間スペーサー・骨移植）＋後方Ponte骨切り術」のいずれかが最も理想的で有効な手技であろう．いずれの場合も，後方脊椎インストゥルメンテーションで後方要素に圧縮力などを負荷して最終矯正を図る．以上の方法はopen surgeryの方が確実に行えると考えられるが，卓越した術者であればminimally invasive surgery（MIS）手技でも可能であろう．

b．motion segment以外の部位で大きな矯正を行う考え方

　「PSO，VCR（後方から一気に行う方法と，前後方で行う場合がある）」が代表的手技となる．ただ，変形のタイプによっては三次元的に骨切りする必要（冠状面変形＋矢状面変形の矯正）がある．もちろん，各術者・施設の技量に合わせて，部位ごとに両者の矯正を適宜組み合わせて対応すれば良い．高齢患者が多いASD手術においては，少なくとも矯正固定した脊柱範囲内には再手術の必要が将来生じないように矯正位の永続的維持が求められる．stabilizationとfusionは意味が異なる概念であることを，いま一度再確認したい．

> **MEMO　骨脆弱例における矯正上の注意点**
>
> 　普及している脊柱変形矯正テクニックの1つとして「in-situ bending法」がある．しかし設置アンカーに大きな力を負荷するこの方法は，骨強度の著しく低下している症例においては，思わぬアンカー移動・脱転を招きかねず，神経損傷・大血管損傷などが危惧される．

表2　骨脆弱例における各種アンカー別の"負荷矯正力の臨床的信頼性"

	椎体回旋力 (derotation)	伸張力 (distraction)	圧縮力 (compression)	引き抜き防止力 (脊柱後弯化能力)
椎弓根スクリュー (径5 mm以下)	△	×	×	×
椎弓根スクリュー (径6 mm以上)	◎	△〜◎	△〜◎	△〜◎
フック	×	◎	◎	△〜◎
椎弓下ワイヤー・テープ	△*〜×	×	×	◎

◎　　　　△　　　　×
高 <------ (信頼性) ------> 低

椎弓根スクリュー，フック，椎弓下ワイヤー（テープ）の"特性のまとめ"とも理解できる．
*多椎弓にわたり"各椎弓根に接するように"十分外側にワイヤー・テープが設置され，かつすべてを完全にロッドに締結した後にロッド回旋を行った場合のみ，多少の脊椎回旋が生じる．

3　固定アンカーの選択

　解離と矯正プランがまとまれば，次は変形脊柱のどの部分にどのような矯正力を負荷し，最適な使用アンカーを何にするかを決める．現在，われわれが利用しうる脊椎アンカーは，椎弓根スクリュー（pedicle screw：PS），フック（横突起，下関節突起，椎弓根，椎弓），椎弓下ワイヤー・テープ，iliac screw/S2-alar-iliac screwである．ASD手術でとくに問題となる骨脆弱性患者における各アンカーの負荷矯正力の特徴と信頼性[2,7]を表2にまとめた．少なくとも直径5 mm以下のPS単独ではいかなる矯正力も期待できず，直径6 mm以上であれば椎体回旋力・引き抜き防止強度もある程度期待できる．骨脆弱性に少しでも耐えるため，骨皮質成分と骨髄成分それぞれに対応した2タイプのネジ山形状を併せ持つPSを使用することや，何らかのPS reinforcement［椎弓根〜椎体内ハイドロキシアパタイト（HA）充填など］も考慮する．一般には骨強度の問題もあるのでpoly-axial PSを用いることが安全と考えられるが，太いPSが入り良好な解離効果が得られている部位であればuni-planar PSなどにより椎体回旋を意図しても良い．

4　ロッドの選択と設置上の注意

　最終的に全範囲の矯正位置はロッド設置で決定される．その場合，採用するロッドの材質・直径にも術者の意図が込められて然るべきであろう．ロッドの持つ強度と弾性（しなり）を理解し，矯正力と安全性の両面から使用ロッドを選択する．また，ロッドのcontouring用器具についてもフラットベンダーとフレンチベンダーの2タイプが普及しているが，両者ともに使用してみて，それぞれの特徴を知ると良い．さらにlong fusion例において最も重要な「矢状面での下位腰椎-骨盤位関係［脊柱後弯例における骨盤後傾の改善＝pelvic tilt（PT）の改善］」を決定づける下位腰椎〜骨盤間のロッド形状には妥協は許されないので，慎重かつ正確なrod contouringを行う．ロッド下端をかなり極端に大きく曲げなければならない症例も決して少なくないと思われる．

骨移植について

　　ASDを「脊柱にflexibilityを持たせたまま矯正・維持する方法」はいまだ開発されていない．必然的に，矯正固定された脊柱部分は，強固な骨癒合によりその矯正位が将来的に維持される．歴史的に脊椎外傷で行われていた"rod long, fuse short（内固定範囲内のごく一部の重要部分だけ骨移植する）[8]"のような方法は，ASDではコンセンサスを得られていない．完全なる内固定範囲全域の骨癒合を得るための努力が求められる．

　　健全な骨癒合を導くには，"良好な移植母床作成"と"十分な骨移植"が鍵となる．したがって，椎体間癒合を目指すのであれば椎間板切除を徹底し，骨性終板を広く露出させる手技が求められる．後（側）方癒合を目指すのであれば，facet fusionを重要視し，もしPonte骨切り術などで椎間関節が完全切除されている場合は，残余椎弓の表面積をできるだけ広く残す工夫により骨母床面を大きく得ることを企図すべきである．後方に良好な骨母床を得られない事情があれば，その高位においては椎体間固定を徹底すべきである．

　　移植材料に関しては，自家骨以外のものは骨癒合完成まで要する期間が不明確である．自家骨（局所骨，腸骨，腓骨など）移植をあくまで主と考え，人工骨［β-リン酸三カルシウム（β-TCP），各種HAなど］をうまく併用するのが常套手段であろう．椎体間スペーサーに関しても，スペーサー内部に生理的骨癒合を求めるのか，それともスペーサーはあくまで腰椎前弯作成・保持の一助と考えて骨癒合部位はスペーサー周囲に求めるのかなどの術者のプランニングがあらかじめ必要である．

仙骨を含む長範囲固定例における術後外固定に関して

　　股関節の動きが大きく影響するため，腰仙椎間固定に偽関節が生じやすいことは広く知られている．腰仙椎部を含む長範囲固定術を行った場合，下端アンカーを仙骨のみに設置した場合は，術後にはhip spica（片側股関節の固定）を数ヵ月間使用すべきである．最近はiliac screw，S2-alar-iliac screwをS1PSと併用する方法が普及してきており，この場合は股関節は制動する必要がないと思われる．

手術計画作成の実例呈示

　　術前計画作成の実際例を図3に紹介する．あくまで筆者流のプラン作成法だが，現在ASD治療上話題となっている各問題点を，頭の中で順に整理するには役立つかも知れない．参考になれば幸いである．

> **MEMO**
>
> 　　最後に一言，「グローバルバランス維持に明らかに関与しているであろう下肢の代償機能（関節可動性や筋力）を正確に把握し，それを手術プランに反映しうる方法はいまだ完全には開発されていない．今後の大きな課題である」と言わせていただきたい．

A

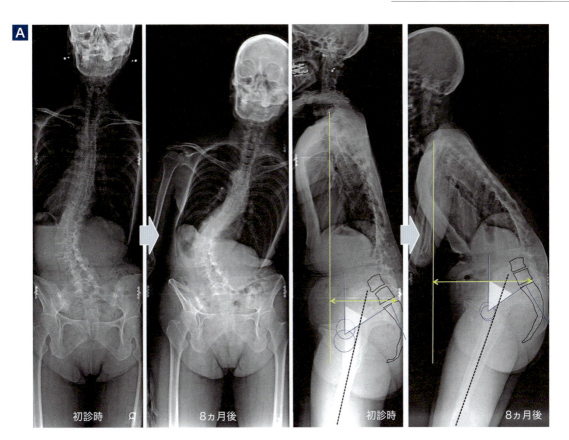

初診時　♀　　8ヵ月後　　初診時　　8ヵ月後

B **1）疼痛原因の評価**

変形部椎間関節ブロックの結果（図1）……<u>変形部椎間関節破壊・固定は疼痛改善に有効</u>と推察される．

2）固定下端の決定

図3-Aに示されたように，矢状面における胸椎～腰椎（脊柱因子）のバランス不良改善能力を補うべき"骨盤・下肢の矢状面バランス代償機能"双方が代償限界を超えているため，<u>骨盤後傾を矯正しない手術（固定下端に腰仙椎・骨盤を含まない固定）は選択すべきでない．</u>

3）固定上端の決定

胸椎 flexibility の評価[5]

坐位最大前屈位X線像
T5-12 kyphosis：8°
↓
きわめて flexibility に乏しい
↓
<u>上位胸椎までの矯正要</u>

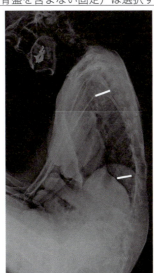

1）～3）より，本例では

上位胸椎～骨盤固定！

が必要と判断された

本例では LL を PI に近似させるべく
（−9＜PI-LL＜9）
腰椎前弯を獲得する計画で手術に臨んだ．

図3　50歳女性．AIS 遺残性の ASD と思われる症例

（次頁に続く）

140　I章．総論　　D．治療

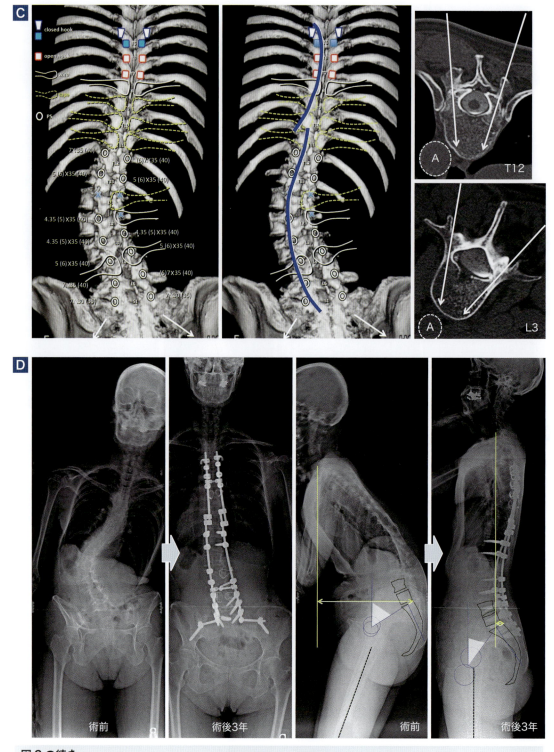

図3の続き

（次頁に続く）

図3の続き

A：初診時とその8ヵ月後の形態変化．「整容上の問題，腰痛」を主訴として来院．8ヵ月間に冠状面・矢状面ともに大きな変化を生じた．
・冠状面変化：腰椎側弯，冠状面バランスの悪化
・矢状面変化：腰椎後弯進行，矢状面バランス（SVA；黄矢印）悪化．さらに詳細に評価すると，①PT（白三角部）不変（骨盤後傾程度に変化がないことを意味する），②大腿骨軸（黒点線）は後方へ傾斜（股関節伸展による代償が限界に達し膝を屈曲して立位保持していると考えられる）がある．
　つまり，脊柱後弯進行による矢状面バランスの悪化を，骨盤因子と下肢因子で代償しきれず，ついに前方に倒れ込んでしまったと理解できる[2]．

B：各種画像・機能検査から導かれた固定範囲のプラン

C：本例における筆者の立てたアンカーとロッドの設置プラン．解離手段は多椎間Ponte骨切り術とL5/S1 TLIF．PS刺入部は術前腹臥位で撮影したCT（MPR法によるaxial像）で大動脈の位置[6]を考慮し，screw size/trajectoryを術前シュミレーションしておく．スクリュー径と長さも表示しておくと術中に安全かつ便利である．

D：術後2年経過時の結果，術前プランの評価．冠状面では側弯は改善したものの，体幹の左傾斜（いわゆるoblique take off）を生じている．矢状面においては良好なPT（白三角部）の改善（＝骨盤後傾の改善）とグローバルバランスの改善が維持されている．大腿骨軸が正常化していることからも，下肢の代償（股関節過伸展，膝屈曲）を必要としなくなったことが分かる．また胸椎後弯も獲得された．この結果より，呈示した術前計画が「冠状面では完全なる良好なバランスを獲得するには工夫が足りない」が，「矢状面においては，胸椎〜腰椎〜腰仙椎（骨盤）の各部位のアライメントもグローバルバランスも良好な結果を得るために正しい作戦だった」と評価できる．いわゆる"low screw density surgery"で，少なくとも矢状面問題は解決されている．

文献

1) Emery SE, et al：Effect of head position on intraocular pressure during lumbar spine fusion. J Bone Joint Surg Am **97**：1817-1823, 2015
2) 清水敬親：成人脊柱変形．側弯症治療の最前線—基礎編，日本側彎症学会（編），医薬ジャーナル社，大阪，p272-283, 2013
3) Obeid I, et al：Global tilt：a single parameter incorporating spinal and pelvic sagittal parameters and least affected by patient positioning. Eur Spine J **25**：3644-3649, 2016
4) Devon JR, et al：T1 pelvic angle（TPA）effectively evaluates sagittal deformity and assesses radiographical surgical outcomes longitudinally. Spine（Phila Pa 1976）**39**：1203-1210, 2014
5) 井野正剛ほか：そのflat backはflexibleか？—坐位前屈位による胸椎矢状面flexibilityの新しい評価法—．J Spine Res **6**：1638-1642, 2015
6) Takeshita K, et al：New parameters to represent the position of the aorta relative to the spine for pedicle screw placement. Eur Spine J **19**：815-820, 2010
7) Coe JD, et al：Influence of bone mineral density on the fixation of thoracolumbar implants. A comparative study of transpedicular screws, laminar hooks, and spinous process wires. Spine（Phila Pa 1976）**15**：902-907, 1990
8) Akbarnia BA, et al：Use of long rods and a short arthrodesis for burst fractures of the thoracolumbar spine. J Bone Joint Surg Am **76**：1629-1635, 1994

D. 治療

4 麻酔管理（周術期管理）

> **Point**
> ・症候群性側弯症患者は，悪性高熱症，換気障害，気道確保困難を有する可能性がある．
> ・高齢患者の手術死亡率は加齢と合併症の重症度によって上昇する．
> ・挿管困難が予測される場合は，自発呼吸を残したままでの意識下挿管を計画する．
> ・プロポフォールとレミフェンタニルの持続投与による全静脈麻酔を行う．
> ・術野からの出血減少と臓器血流維持を目指した循環管理と体位による臓器圧迫を防ぐ．

本書は脊椎外科を専門とする整形外科医の成書である．したがって，本項では麻酔科医がどのような視点で患者評価を行い，麻酔計画立案と麻酔管理を実施しているかについて概説し，脊椎外科専門医と麻酔科医の相互理解を深めることを念頭に置いた．

若年成人の症候群性側弯症

小児期からの症候群性側弯症である成人脊柱変形患者は，他臓器疾患を合併している可能性が高いため（**表1**），併存内科疾患の検索を必ず実施する．術前検査は各施設で実施されている項目でほぼ十分だが，悪性高熱症（malignant hyperthermia：MH）を発症する可能性がある疾患の場合は患者自身の麻酔歴と血縁者の麻酔歴を聴取し，MHの予測因子としてクレアチンホスホキナーゼ（CPK）の検査を実施する．また，胸椎変形症例では拘束性や閉塞性の換気障害が認められるので，術後人工呼吸管理の必要性などを予測するためにも呼吸機能検査は必須である（**表2**）．そして，これらの結果を踏まえたリスク評価に基づいたインフォームドコンセントを行うことが求められる．

頸椎疾患では挿管困難症例（気道確保困難），または気管挿管の方法に制限が加わることが多く，胸椎疾患では術中の分離肺換気が必要となる場合があるため，その要否を確認する．

高齢者の脊柱変形

近年は高齢者に対する手術が多く実施されるようになっているが，年齢は有害な周術期イベントの独立予測因子であり，手術死亡率は加齢によって上昇することも知られている．とくに，75歳以上の手術患者は術後早期の死亡率は高いが，その後は年齢調整死亡率に近づく

表1　症候群性側弯症を呈する疾患とその併発疾患

Marfan症候群	弁膜疾患（大動脈弁逆流，僧房弁逸脱）
Loeys-Dietz症候群	腹部大動脈瘤・解離，顔貌変形による挿管困難
骨形成不全症	顔貌変形による換気・挿管困難
神経線維腫症1型（NF-1）	脳動脈狭窄・閉塞，肺動脈弁狭窄，褐色細胞腫
進行性筋萎縮症	悪性高熱症（MH）
セントラルコア病（成人発症型）	悪性高熱症（MH），高口蓋による挿管困難

表2　脊柱変形患者で注意すべき呼吸機能検査

		評価	対応
1秒量	1.5L以上	肺活量は正常	
	1.5～1.0L	注意が必要	麻酔・術後管理に特別な工夫
	1.0～0.7L	術後呼吸不全は必発	術後呼吸管理が必要
	0.7L以下	手術可能だが生命の危険大	緊急度の高い手術のみ可
最大中間呼気速度（MMF）	1～2L/秒以上	正常（閉塞性障害なし）	
	0.5～1L/秒	注意が必要	麻酔・術後管理に特別な工夫
	0.5L/秒以下	術後無気肺がほぼ必発	術後呼吸管理が必要
最大換気量（%MVV）	80%以上	正常	
	60%以下	神経筋予備能不足，不適切な努力呼吸	抜管困難，術後呼吸管理が必要

ことが報告されている[1]．

　術前検査は一般的な項目で十分だが，高齢患者は合併症を併発している比率が高いので，合併症に関する全身麻酔の可否について該当診療科に精査を依頼し，必要に応じて心臓超音波検査（心エコー）などを追加する．呼吸機能検査の評価法は前述と同様であるが，高齢者では加齢に伴う1秒量，最大中間呼気速度，最大換気量（%MVV）の低下も認められるため，高齢者胸椎手術では術後呼吸管理を要する可能性が高くなる．

　麻酔科医は，医療面接やこれらの検査結果などの情報を集約して，周術期合併症の予測に有用な米国麻酔学会による重症度分類（Physical Status of American Society of Anesthesiologists：ASA-PS）を用いた術前リスク評価を行っている（**表3**）[2]．筆者らは，心疾患を有する患者に対してはCardiac Risk Index System（CRIS）やNYHA重症度分類に基づいたリスク評価も併施している．

　術前内服薬の確認も重要であり，心疾患に対する抗血小板薬や抗凝固薬内服中の患者に関しては，循環器内科医の指示に従って休薬や切替を行う．また，以前は脊柱変形による痛みの治療薬として，ほとんどの症例で非ステロイド性抗炎症薬（NSAIDs）が術前に処方されていたが，近年では麻薬性鎮痛薬（オピオイド）の処方例が多くなっているため，使用薬剤を確認して麻酔に用いるオピオイドとの薬物相互作用を確認する．

表3　ASA-PS（Physical Status of American Society of Anesthesiologists）

PS-1	健常患者 手術対象の疾患は局所的で，全身障害を起こさない
PS-2	軽度の全身疾患をもつ 高度肥満，新生児，高齢（80歳以上），軽度糖尿病，軽度高血圧，慢性肺疾患
PS-3	活動を妨げる高度の全身疾患をもつ 病的肥満，行動制限される心疾患，虚血性心疾患，インスリン依存糖尿病，中-高度肺疾患
PS-4	ほとんど寝たきり，生命を脅かす全身疾患をもつ 心不全を伴う心疾患，難治性不整脈，高度の肺・腎・肝・内分泌疾患，多臓器不全
PS-5	手術なしでは24時間も生存しない瀕死の状態 ショックを伴う大動脈瘤破裂・心筋梗塞，重症肺塞栓，脳圧亢進を伴う頭部外傷
PS-6	脳死患者（臓器ドナー）

E：緊急手術（緊急手術の場合は"E"を付記する）

麻酔準備

　成人脊柱変形の矯正手術では気管挿管による全身麻酔を計画し，出血量が多くなることがあるため，通常のモニターに加えて観血的動脈圧測定ラインと太い輸血用静脈ラインを確保し，脊髄麻痺を予防するための運動誘発電位（motor evoked potential：MEP）モニタリングも準備する．

麻酔導入

　麻酔導入は，MEPへの影響が最小限となるような薬物を選択すべきであり，一般的にプロポフォールとフェンタニルまたはレミフェンタニルが使用される．導入時の筋弛緩は，十分に深い麻酔深度で行えば不要なこともあるが，筆者の経験上，症例が70歳以下では気管挿管後に気管チューブのカフを膨らませた際にバッキングすることがある．そのため，非脱分極性筋弛緩薬のロクロニウムを投与して，MEPモニタリング開始前にスガマデクスで筋弛緩の拮抗を行うことも検討する．

　挿管困難が予測される場合は，自発呼吸を残したままでの意識下挿管を計画する．意識下挿管は気管支ファイバーを用いるが，近年はビデオ喉頭鏡であるMcGRATH™ MACやエアウェイスコープ™も多く用いられる（図1）．気管支ファイバーとこれらのビデオ喉頭鏡の併用も有用な手段である（図2）．

麻酔維持

　MEPモニタリング下で手術を行う場合，MEPへの影響が最小限となるように，麻酔維持はプロポフォールの目標血中濃度を2.5～4.0 μg/mLとしたプロポフォールTCI（target controlled infusion）とレミフェンタニル0.3～1.0 μg/kg/分の持続投与による全静脈麻酔（total intravenous anesthesia：TIVA）を行う．ただし，これらの薬剤の必要量は，個人差が非常に

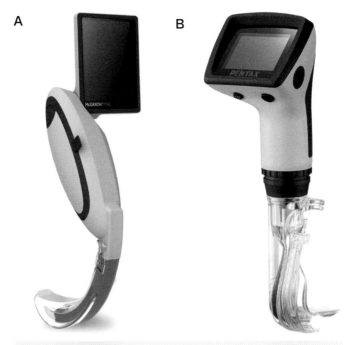

図1 ビデオ喉頭鏡
A：McGRATH™ MAC，B：エアウェイスコープ™AWS-S200
［Aはコヴィディエンジャパン株式会社，Bは日本光電工業株式会社より提供］

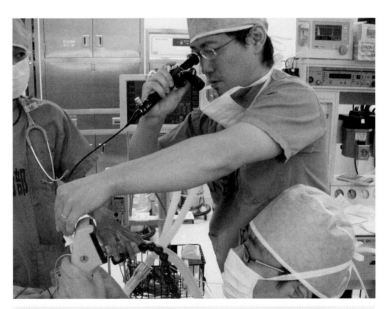

図2 気管支ファイバーとビデオ喉頭鏡を併用した意識下挿管

大きいため，bispectral index（BIS）モニターによる麻酔深度モニタリングが必要となる．

鎮痛効果を期待して，吸入濃度50%以下の亜酸化窒素[3]やケタミンを併用する場合もある．これらの薬物を用いてもバイタルサインが安定しない場合は，揮発性麻酔薬による吸入麻酔に変更する．特発性側弯症の手術に関しては1 MAC（最小肺胞内濃度）以下のセボフルランであればほとんどの症例でMEPモニタリングは可能と報告されている．デスフルランは揮発性麻酔薬の中で最もMEPを抑制しない麻酔薬であり，MEP測定時の刺激を50%強くすることでほぼ全例でMEP波形の検出が可能とされている[4-6]．

筋弛緩薬の持続投与は基本的に行わないが，脊柱起立筋の展開までロクロニウムを投与すると手術操作が容易となり，出血量減少に繋がる．

MEPモニタリングの波形が得られない場合にはwake-up testを検討する[7]．

術中管理のポイント

1 血圧の調整

前述のように，脊柱変形の矯正手術では出血量が多くなることがある．動脈性の出血を少なくするためには，収縮期血圧を100 mmHg以下にした低血圧麻酔が望まれるが，高齢者を人為的な低血圧にすると脳・心・肝・腎などの血流低下による臓器障害を発症する恐れがあるため，患者の基礎疾患を増悪させないように，収縮期血圧を100 mmHg以上に維持しなければならない場合もある．静脈性の出血を減少させるためには，腹圧と胸腔内圧を低下させることが重要であるが，腹臥位時の内臓下垂は下大静脈からの静脈還流量減少による過度の低血圧が生じる恐れもある．

さらに，術中の持続的低血圧はMEP消失の原因となりうるため，脊髄露出と止血完了の後に平均血圧を65 mmHg以上に保つ[3]．

2 自己血輸血

骨，靱帯切離部から見られる出血は止血困難であるため，自己血回収装置を用いて洗浄赤血球の自己血輸血を行う[8]．ただし，自己血回収装置を用いて洗浄赤血球輸血を行った場合には血中アルブミンと凝固因子が欠乏するため，大量の回収自己血輸血の後に止血困難が見られた場合はアルブミン製剤や新鮮凍結血漿の投与を検討する．

術前の患者ヘモグロビン値が脱水などの影響を除いて11 g/dL以上であり，日本自己血輸血学会が示す適応に合致した場合には，積極的に400〜800 mLの自己血貯血を行う．

注意すべき合併症（表4）

腹臥位での手術で注意すべき合併症の多くは腹臥位による血管・神経・眼球の圧迫によることが多いが，不適切な頭位による脊髄障害や上気道浮腫にも十分に注意する．また，胸椎前方アプローチや胸腰椎手術では無気肺などの肺合併症が増加し，高齢者では10%程度での頻度で術後せん妄が発症する可能性がある．

表4 腹臥位での脊椎手術で注意すべき合併症

気道	・気管チューブの屈曲，位置不正 ・長時間手術後の上気道浮腫と気道閉塞
血管	・上肢動静脈の閉塞 ・股関節屈曲による大腿静脈狭窄 ・術後深部静脈血栓の発症 ・頚部回旋による腕神経叢麻痺と椎骨動脈血流障害
神経	・腕神経叢麻痺，尺骨神経麻痺，外側大腿皮神経麻痺 ・術後失明（網膜中心動静脈の閉塞，前部虚血性視神経症など）
頭頚部	・頚部の過伸展と過屈曲による脊髄傷害 ・眼球圧迫による網膜損傷 ・眼の保護欠如による角膜剥離 ・顔面枕による眼窩上神経圧迫 ・頚部回旋による腕神経叢麻痺と椎骨動脈屈曲
呼吸器	無気肺（約17％），急性気管支炎（約12％），肺炎（約10％） （とくに胸椎前方アプローチ，胸腰椎手術患者で増加する）
循環器	心不全，心筋梗塞
精神神経	せん妄

文 献

1) Jin F, et al：Minimizing perioperative adverse events in the elderly. Br J Anaesth **87**：608-624, 2001
2) Owens WD, et al：ASA physical status classifications：a study of consistency of ratings. Anesthesiology **49**：239-243, 1978
3) Sihle-Wissel M, et al：Transcranial magnetic-evoked potentials under total intravenous anaesthesia and nitrous oxide. Br J Anaesth **85**：465-467, 2000
4) Haghighi SS, et al：Effect of desflurane anesthesia on transcortical motor evoked potentials. J Neurosurg Anesthesiol **8**：47-51, 1996
5) Bernard JM, et al：Effects of isoflurane and desflurane on neurogenic motor- and somatosensory-evoked potential monitoring for scoliosis surgery. Anesthesiology **85**：1013-1019, 1996
6) Chong CT, et al：Direct comparison of the effect of desflurane and sevoflurane on intraoperative motor-evoked potentials monitoring. J Neurosurg Anesthesiol **26**：306-312, 2014
7) Schwartz DM, et al：Neuro-physiological detection of impending spinal cord injury during scoliosis surgery. J Bone Joint Surg Am **89**：2440-2249, 2007
8) 村井邦彦：整形外科手術．実践臨床麻酔マニュアル，竹内 護（編），中外医学社，東京，p288-290, 2013

D. 治療

5 術後管理

Point
- 可能な限り集中治療室（ICU）を使用する．
- 適切な術後疼痛管理を行う．
- 術後感染および硬膜外血腫への対策を行う．
- 深部静脈血栓症（DVT）の予防を行う（フットポンプと早期リハビリテーション）．

　成人脊柱変形手術の合併症は13〜82％[1-5]と報告されており，脊椎のあらゆる手術の中で最も合併症の多い手術の1つである．2015年のScoliosis Research Society（SRS）の大規模なデータベースによる報告では5,117例中13.3％[5]とされ，熟練した術者は合併症の頻度が比較的少なかったとしている（**表1**）．また，患者が高齢になるほど合併症の危険が増加するとした報告もある[2]．これらの合併症の中には，術中術後の厳重な管理によって回避できる合併症もある．

表1　SRSの成人脊柱変形手術の合併症報告

合併症	発生頻度
硬膜損傷	3.4%
手術部位感染（SSI）	3.4%
インプラント関連	1.8%
心呼吸器合併症	1.4%
脊髄障害	0.7%
血液合併症	0.5%
合計	13.3%
その他	1.9%
合計	**13.3%**
死亡率	0.29%

［Skovrlj B, et al：Spine（Phila Pa 1976）40：1200-1205, 2015 より引用］

術後管理の基本

　原則として1,500 mL以上の出血，5時間以上の手術時間を必要とした手術の場合は，患者の全身状態を考慮して最低1日は集中治療室(ICU)での管理が望ましい．Pedicle subtraction osteotomy（PSO）やvertebral column resection（VCR）を行った症例では，術後にも出血が続くこともあり，硬膜外血腫による両下肢麻痺にも注意が必要である．痛みの管理には原則として，持続硬膜外麻酔と経静脈的PCA（patient control anesthesia）によるオピオイドの投与を行う．術後1日目からは整形外科病棟で管理して，痛みに応じて坐位（通常3～4日目），歩行器歩行（7～10日目）としている．

術後感染とその対策

　成人脊柱変形の術後合併症として最も多いものは，手術部位感染（surgical site infection：SSI）であり，その頻度は3～17％である[4-6]．2015年のSRSのデータでは3.4％とされている[5]．抗菌薬は「骨・関節術後感染予防ガイドライン2015」[7]に沿って，第一あるいは第二世代セフェム系抗菌薬の静注を手術前の執刀前の60分前から開始する．追加投与として術中は2～5時間間隔，術後は8～12時間間隔，術後48時間は抗菌薬を継続する．脊椎インストゥルメントを使用した手術では，術後感染が他の手術に比して多いことがこれまでに報告されている[8]．予防的な抗メチシリン耐性黄色ブドウ球菌（MRSA）薬の投与は，ルーチンでは勧められない[7]．術後の深部SSIを疑う所見は，①術後に再上昇する発熱とCRP，②創部の痛みと発赤，③他の部位の感染の否定（肺炎や尿路感染）である．疑わしいと判断した場合は躊躇せずに，手術室で切開，創部洗浄を行うべきである（**図1**）．

術後疼痛管理

　患者の痛みに対する対応は非常に重要である．なぜなら術後に痛みが長引くとリハビリテーションの妨げとなるばかりでなく，長期臥床に伴う深部静脈血栓症（deep vein thrombosis：DVT）や肺塞栓症（pulmonary embolism：PE）の発生の可能性が高くなるからである．脊柱変形の術後のDVT発生頻度を0.8％とした報告があるが[10]，筆者らの症例では10％を超えている．筆者らが実際に行っている術後疼痛管理の1つは，術中に挿入した硬膜外チューブを使用した持続硬膜外麻酔である．使用する薬剤は0.2％ロピバカイン（アナペイン®）50 mLで流量は4 mL/時としている．さらには経静脈的PCAには1 mg/100 mLフェンタニル（フェンタニル®）を使用する（**図2**）．一般的には硬膜外フェンタニルによる鎮痛には10～20 μg/時が必要とされるが，個人差があるとされる．筆者らは患者の安全性を優先し，呼吸抑制を防ぐためにベース0 mL，ボーラス2 mL，ロック10分としている．また必要に応じて補助鎮痛薬として，1 gアセトアミノフェン静注（アセリオ®）100 mLを使用する．

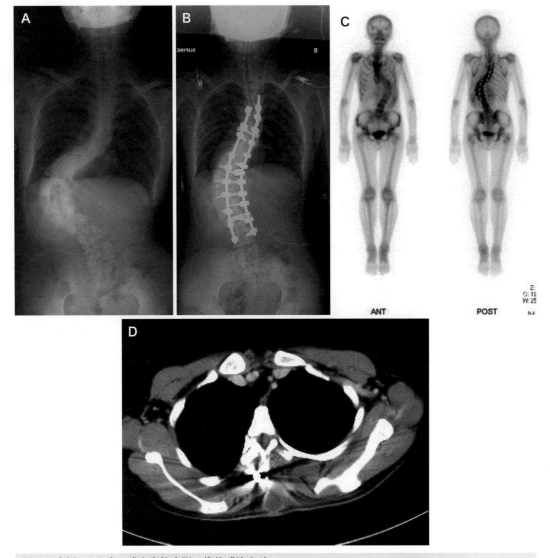

図1　症例：38歳，成人脊柱変形，術後感染あり
A：術前．B：術直後．C：骨シンチグラフィ．あまり有用でない．D：術後3ヵ月の造影CT．リング状に造影されている．

術後出血と硬膜外血腫

　SRSのデータでは硬膜外血腫や矯正などに伴う脊髄障害は0.7%，出血などに伴う血液合併症は0.5%と，それぞれ合併症の5・6位を占めている．成人脊柱変形手術後の硬膜外血腫の発生頻度は2～10%であり[11,12]，その他の脊椎手術の発生頻度である0.2～0.5%[13-16]に比して高率である．この合併症を少なくする最大のポイントは，術中にていねいな止血を行うことであることは言うまでもない．術中に大量出血をきたした場合は，凝固系に異常が生じていることが少なくないため，術後も出血する場合が多い．術後に収縮期血圧が50 mmHg以上上昇すると硬膜外血腫のリスクとなるとした報告があり[13]，術後の血圧のコントロールも重

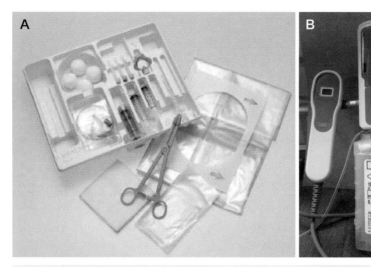

図2　持続硬膜外麻酔キットとPCA
A：持続硬膜外麻酔キット，B：PCA

表2　脊椎手術後の硬膜外血腫の予防法

1．術前の出血傾向の認識（抗凝固薬などの休薬）
2．術中のていねいな止血
3．ドレナージの適切な設置と十分なミルキング
4．ガーゼ汚染，ドレナージ量の確認
5．術後の高血圧の管理
6．術後数時間ごとの神経学的評価
7．激痛を訴えた患者の十分な観察

［田中雅人ほか：骨・関節・靱帯 14：1213-1218, 2001 より引用］

要である．硬膜外血腫による麻痺が出現するのは，術当日の深夜であることが多いため，看護師への啓発などが非常に重要である（**表2**）[16]．

後療法

　SRSのデータではインプラント関連の合併症が1.8％と第3位を占めている．その多くはインプラントの転位・破損・突出である．DVT予防のためにも，早期のリハビリテーションが望ましい．患者は歩行が可能となる（通常，術後4～6日）までは，フットポンプの使用が必須である．高齢者は若年者に比して骨癒合に時間が要するため，筆者らは骨癒合の状況を評価しながら，原則として軟性装具を6ヵ月間装着させている．骨盤から胸椎にかけて長範囲固定術を行った患者は，爪切り動作などの前屈姿勢を必要とする動作が，約半数で術後に不可能となっている．それらを説明した上で，術後早期は proximal junctional kyphosis（PJK）予防のためにも，前屈姿勢はできる限り行わないように指導している．

文 献

1) Nasser R, et al：Complications in spine surgery. J Neurosurg Spine 13：144-157, 2010
2) Lapp MA, et al：Long-term complications in adult spinal deformity patients having combined surgery：a comparison of primary to revision patients. Spine (Phila Pa 1976) 26：973-983, 2001
3) Boachie-Adjei O, et al：Management of adult spinal deformity with combined anterior-posterior arthrodesis and Luque-Galveston instrumentation. J Spinal Disord 4：131-141, 1991
4) Cummine JL, et al：Reconstructive surgery in the adult for failed scoliosis fusion. J Bone Joint Surg Am 61：1151-1161, 1979
5) Skovrlj B, et al：Association between surgeon experience and complication rates in adult scoliosis surgery：a review of 5117 cases from the Scoliosis Research Society Database 2004-2007. Spine (Phila Pa 1976) 40：1200-1205, 2015
6) Smith JS, et al；International Spine Study Group：Prospective multicenter assessment of perioperative and minimum 2-year postoperative complication rates associated with adult spinal deformity surgery. J Neurosurg Spine 25：1-14, 2016
7) 日本整形外科学会，日本骨・関節感染症学会：骨・関節術後感染予防ガイドライン2015，南江堂，東京，2015
8) 今城靖明ほか；日本脊椎脊髄病学会安全医療推進委員会：日本脊椎脊髄病学会脊椎脊髄手術調査報告2013．J Spine Res 4：1367-1379，2013
9) McGirt MJ, et al：Comparative analysis of perioperative surgical site infection after minimally invasive versus open posterior/transforaminal lumbar interbody fusion：analysis of hospital billing and discrge data from 5170 patients. J Neurosurg Spine 14：771-778, 2011
10) Wang TY, et al：Independent predictors of 30-day perioperative deep vein thrombosis in 1346 consecutive patients after spine surgery. World Neurosurg 84：1605-1612, 2015
11) Wang MY：Percutaneous iliac screws for minimally invasive spinal deformity surgery. Minim Invasive Surg 2012：173685, 2012
12) Wang Y, Lenke LG：Vertebral column decancellation for the management of sharp angular spinal deformity. Eur Spine J 20：1703-1710, 2011
13) Yamada K, et al：Large increase in blood pressure after extubation and high body mass index elevate the risk of spinal epidural hematoma after spinal surgery. Spine (Phila Pa 1976) 40：1046-1052, 2015
14) Aono H, et al：Incidence of postoperative symptomatic epidural hematoma in spinal decompression surgery. J Neurosurg Spine 15：202-205, 2011
15) Amiri AR, et al：Postoperative spinal epidural hematoma (SEH)：incidence, risk factors, onset, and management. Spine J 13：134-140, 2013
16) 田中雅人ほか：脊椎手術合併症の予防と対策　特に脊髄硬膜外血腫について．骨・関節・靱帯 14：1213-1218，2001

D. 治 療

6 合併症と対策

Point

- 成人脊柱変形はflexibilityに乏しく，腰部脊柱管狭窄や骨粗鬆症も合併するため手術は複雑で侵襲が大きい上，内科疾患などの併存症を有することから，高頻度で合併症が発生する．
- 手術成績は変形矯正よりも合併症に大きく影響されるため，合併症対策が最優先される．
- 術中出血量は術中術後の全身状態に大きく影響し，多量出血は合併症発生の最大の危険因子である．
- 神経合併症の回避には術中脊髄モニタリングは不可欠な検査である．
- 椎弓根スクリューの逸脱や前方穿破は神経・血管・臓器の損傷をきたす可能性があり，術前計画と慎重な挿入が必要である．高度な脊柱変形では脊椎ナビゲーションによるスクリュー挿入は精度・利便性とも高い．
- 血管損傷は直接，血管周囲を操作する前方手術だけでなく，後方手術でも起こりうる．血管損傷をきたした場合はまずは落ち着き，出血部位を圧迫止血し次の態勢を整える．
- 前方・側方手術における内臓損傷を回避するには，術前画像で後腎傍腔と内臓の関係を十分に把握した上で，直視下でのていねいで確実な展開が重要である．
- 術後症候性硬膜外血腫は再手術例や骨切り例の発生率が有意に高く，神経症状を残さないようにするためには可及的速やかに血腫除去を行うことが望ましい．
- 肺塞栓症は発症すれば致死率が高いため，術中術後を通して医療従事者すべてが合併症の1つとして念頭に置く必要がある．
- インプラント不全，偽関節，隣接椎間障害，proximal junctional kyphosis（PJK）・proximal junctional failure（PJF）など，中長期的に経過観察が必要な多くの合併症が存在する．

　成人脊柱変形はflexibilityに乏しく，腰部脊柱管狭窄や骨粗鬆症も合併し，手術は複雑なものとなり，その侵襲は大きい．さらに，多くの患者は内科疾患などの併存症を有することもあり，合併症発生率は特発性側弯症に比べ4～8倍高い[1]．成人脊柱変形の矯正手術が合併症リスクを上回るだけのベネフィットをもつとはいまだ言えない[2-5]．成人脊柱変形に対する手術成績は変形矯正よりも合併症に大きく影響されるため，合併症対策は最優先すべきことと言える．成人脊柱変形手術における全合併症発生率は対象や疾患，手術方法などにより異なるが8.4～68％[6-12]で，周術期死亡率は0.3～0.6％[7,11]である．合併症はその重篤度によりmajorとminor[8]，手術部位で発生するもの（surgical）と全身状態に影響する合併症（medical）[13]，あるいは時期によって分けられる（表1）．

表1 成人脊柱変形手術における合併症

	術中合併症	術後早期合併症 (入院期間中/術後30日)	術後晩期合併症 (退院後/経過観察中)
Major Medical	死亡 心停止 悪性高熱 脳血管障害 PE 視力障害	死亡 再挿管 ARDS 心筋梗塞・狭心症 脳血管障害 静脈血栓塞栓症(DVT, PE) 肺炎 視力障害 他臓器感染症 敗血症 腎不全 消化器関連[*2]	脳血管障害 心筋梗塞・狭心症 肺炎 静脈血栓塞栓症(DVT, PE)
Major Surgical	大量出血 脊髄馬尾神経麻痺 神経損傷 血管損傷 内臓損傷 インプラント設置不良・逸脱[*1]	脊髄馬尾神経障害 神経合併症 排尿排便障害 硬膜外血腫(症候性) SSI(深部)	神経障害(major) 排尿排便障害 SSI(深部) 創部褥瘡 インプラント関連(ロッド折損など)[*3] PJK/PJF, DJK/DJF 骨癒合不全,偽関節
Minor Medical	術中凝固異常	せん妄 イレウス 尿路感染症 腎・肝機能障害 浅部血栓性静脈炎	下腿浮腫 浅部血栓性静脈炎
Minor Surgical	多量出血 硬膜損傷・髄液漏 インプラント設置不良・逸脱 不十分な固定 椎弓根骨折 椎体骨折	多量出血 神経根・腰神経叢障害 感覚障害 皮膚障害 硬膜外血腫(無症候性) SSI(浅層) 手術創離開	インプラント関連(PS弛みなど)[*4] 神経障害(minor) SSI(浅層) 偽性髄膜瘤 漿液腫(血腫遺残)

[*1]:神経・血管・内臓損傷を伴う
[*2]:上部消化管出血,麻痺性イレウス,SMA症候群,非閉塞性腸管虚血(NOMI)など
[*3]:固定性や骨癒合に関与するもの　[*4]:固定性や骨癒合に関与しないもの
PE:pulmonary embolism(肺塞栓症), ARDS:acute respiratory distress syndrome(急性呼吸促迫症候群), DVT:deep vein thrombosis(深部静脈血栓症), SSI:surgical site infection(手術部位感染), PJK:proximal junctional kyphosis, PJF:proximal junctional failure, DJK:distal junctional kyphosis, DJF:distal junctional failure, PS:pedicle screw(椎弓根スクリュー)

術中合併症

1 術中出血

　術中出血量は術中術後の全身状態に大きく影響し,成人脊柱変形手術において多量出血は

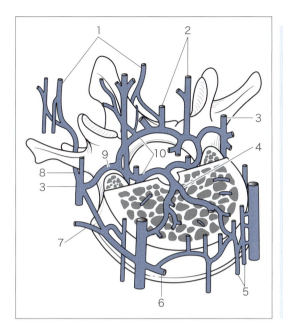

図1 硬膜外静脈叢と vertebral venous plexus

硬膜外静脈叢は脊椎周囲静脈叢(vertebral venous plexus)のうち，脊柱管内に存在する internal vertebral venous plexus であり，硬膜を取り巻いて存在し，椎体前方側方の external vertebral venous plexus と椎間孔内を走行する静脈を介して繋がる．
1：dorsal external vertebral plexus, 2：dorsal epidural plexus, 3：ascending lumbar veins, 4：basivertebral vein, 5：ventral external vertebral plexus, 6：lumbar segmental vein, 7：muscular vein from posterior abdominal wall, 8：circumferential channels（sinuses）of epidural plexus, 9：intervertebral vein, 10：internal vertebral plexus
[Parke WW, et al：Applied Anatomy of the Spine. Rothman-Simeone The Spine, 6th ed, Herkowitz HN, et al(eds), Saunders Elsevier, Philadelphia, p15-53, 2011 を改変して引用]

合併症発生の最大の危険因子である[9,14,15]．成人脊柱変形矯正手術時の出血量は患者背景や手術方法などに異なるものの 1,027〜2,106 mL[7,14,16-19]，pedicle subtraction osteotomy（PSO）や vertebral column resection（VCR）などの椎体骨切りを併用した手術では 1,278〜3,141 mL[13,19,20]である．後方 VCR のレビューでは平均出血量は 2,639 mL で，強力な矯正手技であるが大量出血の可能性が高いとしている[21]．

出血ポイントは，展開時の筋肉や軟部組織，脊柱管内操作時の硬膜外静脈叢，神経根の伴走血管，骨切り時の骨周囲血管および椎体骨髄などである．しばしば止血に難渋するのは硬膜外静脈叢，神経根伴走血管，椎体骨髄からの出血などである．硬膜外静脈叢は脊椎周囲に存在する静脈叢（vertebral venous plexus）のうち，脊柱管内に存在する internal vertebral venous plexus であり，脈壁は薄く硬膜を取り巻いて存在する．椎体前方側方の external vertebral venous plexus とは椎間孔内を走行する静脈を介して繋がっている（図1）が，これらは静脈弁を持たず，血流が遅くうっ滞していることが多い．各部位からこれらの静脈叢を経て下大静脈へ還流するが，静脈圧や胸腔・腹腔内圧の上昇により容易に逆流し[22-24]，術中の状態によっては大静脈と直接バイパスしたような出血をきたすこともある．

硬膜外静脈叢の止血にはバイポーラ凝固が用いられるが（図2），硬膜外静脈壁は薄く易損性であり，凝固塊が焦げついて剥がれやすいのでイリゲーションバイポーラや焦げつきにくいバイポーラが有用である．止血操作が困難な場合は吸収性局所止血材が使用するが，血液製剤由来液状フィブリン糊止血材や血液製剤由来シート状フィブリン糊止血材，コラーゲン製剤，酸化セルロース，ゼラチン製剤（表2）があり，広く使用されている．欧米ではヒトトロンビン含有ゼラチン使用吸収性局所止血材が脊椎手術にて頻用されている[25,26]が，わが国でも使用可能となった．局所止血材の使用による神経障害[27]や異物性肉芽腫の形成，心肺への影響[28]などの報告もあり，必要最小限の使用に留める[27-29]．

トラネキサム酸はプラスミン・プラスミノーゲンに結合することによりフィブリン分解を

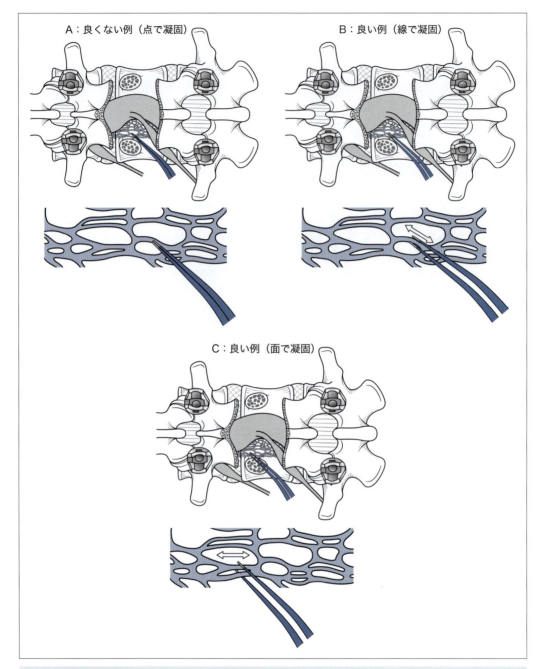

図2 硬膜外静脈叢におけるバイポーラ凝固止血

 硬膜外静脈壁は薄く易損性であり，また静脈弁を持たず容易に逆流する．そのためバイポーラ凝固止血では点で止血するのではなく，静脈叢をできるだけ線や面で止血する．
A：良くない例．バイポーラの先端が閉じて静脈叢を1点で凝固している．
B：線で凝固．バイポーラの先端が静脈1本全体を挟んでいて，さらに静脈に沿って線で凝固している．
C：面で凝固．バイポーラの先端が太い静脈叢全体を挟んでいて，さらに静脈叢に沿って面で凝固している．

表2　脊椎手術に用いる局所止血材

局所止血材	材　形	商品名
コラーゲン製剤	シート状，綿状	アビテン®，インテグラン®
ゼラチン吸収性スポンジ	スポンジ状	スポンゼル®，ゼルフォーム®
酸化セルロース	綿，ガーゼ状	サージセル®
MPH 止血用粒子	粉状	アリスタ®
トロンビン	液状	
シート状フィブリン糊止血材	スポンジ状のシート	タコシール®
液状フィブリン糊止血材	液状	ボルヒール®，ベリプラスト®
ヒトトロンビン＋架橋ゼラチン	粘稠性流動体	フロシール®，Surgiflo®

MPH：microporous poly-saccharide hemospheres（微小孔デンプン球）

表3　成人脊柱変形手術における神経合併症発症の危険因子

- 年齢 65 歳以上[39]
- 再手術症例[32,39]
- 椎体間固定[32,40]
- long fusion
    - 胸椎から骨盤まで[33]
    - 5 椎間を越える[38]
- 術前からの神経障害の存在[38]
- 椎弓根スクリュー誤刺入・逸脱[123]
- 後弯変形[35,38,41]
- 40°を超える後弯矯正[38]
- 80°を超える冠状面変形[42,124]
- 側方アプローチ
    - 多椎間，L4-5 高位[125]
    - 手術時間遷延[126]
- 骨切り術
    - (3-CO は危険因子とはならない)[32,42,43]
    - 胸椎 3-CO（腰椎 3-CO と比較して）[74]
    - 多椎体 3-COs（2 椎体以上）[74]
    - 1 椎体の高さを超える短縮[127]

3-CO：3-column 骨切り術（PSO, VCR）

阻害し，線溶系を抑制することで出血量を減少させる．心臓外科手術や人工関節置換術などで術前や閉創時に局所投与にて用いられている．脊椎手術でもメタアナリシスから出血量を減少させる効果が示されている[30]．成人脊柱変形においても無作為化比較試験（RCT）から出血量減少させる効果が示され，その使用が推奨されている[31]．

2 神経合併症

成人脊柱変形手術における神経合併症の発生率は 1.1～22％[1,6,7,16-18,32-34]，椎体骨切り術では 5～41％[35-37]と報告されている．恒久的な麻痺の残存は 1.9～2.8％[6,16,34,35,38]と報告されている．危険因子としては，再手術症例[32,39]・椎体間固定[32,40]・後弯変形[35,38,41]などで，骨切り術自体は危険因子とはされていないものの[32,42,43]，胸椎椎体骨切りや 2 椎体以上の椎体骨切りなどは危険因子とされている（**表3**）．

損傷原因としてインプラントの不良設置や逸脱，移植骨の脱転，矯正時の脊髄や馬尾神経・神経根の牽引や挟み込みなどがあるが，除圧操作時の直接の神経損傷も原因となる[44,45]．椎間関節骨切り時の神経根直接損傷や椎体骨切り時の脊髄・馬尾神経の過牽引も原因である．前脊髄動脈や根動脈の閉塞による神経虚血[45,46]や，急激な矯正操作による脊髄動脈攣縮も原因とされている[44]．

術中脊髄モニタリングは成人脊柱変形手術には不可欠な検査である[47,48]．経頭蓋電気刺激筋誘発電位（Br(E)-MsEP），体性感覚誘発電位（SSEP），D-wave などいくつかの方法があるが，Br(E)-MsEP は他の方法と比べ比較的感度が良い方法とされ頻用されている．日本脊椎脊髄病学会脊髄モニタリングワーキンググループではアラームポイントをコントロール波形の振幅の 70％以上の低下としていて[49]，成人脊柱変形手術でも妥当なアラームポイントであるとしている[50]．成人脊柱変形の手術ではとくに骨切り術を併用した手術での有用性が報告されている[36,51,52]．Br(E)-MsEP だけでなくいくつかの方法を組み合わせた multimodal monitoring も推奨されている[48,52]．

3 硬膜損傷，髄液漏

硬膜損傷は最も多い術中合併症で，その発生率は 4.3～10.7％[1,6-8]と脊椎手術全体での発生率 2.1～4％[53-55]よりも 2～3 倍高い．

硬膜損傷をきたす操作は，ケリソンパンチが最も多く，ドリルや鋭匙，ノミなどがそれに次いで多い[54,55]．成人脊柱変形手術では脊柱管開放後のインストゥルメンテーション手技の誤操作や椎体骨切り時の硬膜腹側での操作なども硬膜損傷をきたす危険性がある．とくに感染や外傷後の変形，高度な後弯の際の硬膜腹側には細心の注意を払う必要がある．

硬膜損傷後の髄液漏は放置すると偽性髄膜瘤，創離開，皮膚外への髄液漏出，神経の逸脱や絞扼による神経症状，低髄液圧による頭痛など二次的合併症の原因となる．感染が生じた場合，髄膜炎に移行し危機的な合併症になる．硬膜損傷が生じても術中に適切な処置が行われれば髄液漏をきたさないことも多く，術中に確実な硬膜損傷の修復を目指す．

小さな硬膜損傷で髄液がわずかに染み出る程度でも決して放置せずできる限り修復を行う．まず落ち着いて損傷部位の状態を確認する．慌てて操作すると脱出している神経を損傷したり，不用意に吸引すると馬尾神経の逸脱を誘発し，吸引管の先端で神経損傷をきたすこともある．馬尾神経が逸脱している場合はできる限り愛護的に硬膜管内へ還納するが，損傷部が小さくもともと脊柱管狭窄にて馬尾神経が蛇行していると馬尾神経の還納が困難なこともある．その際は硬膜損傷部位をさらに切開し馬尾神経を完納した後に硬膜の修復を行う．

縫合可能な状態であれば一次的に 6-0 ポリプロピレン縫合糸（プロリン）にて縫合を行う．できる限り密に縫合するが，欠損部や硬膜が脆弱な場合は脂肪組織や筋膜を挟んで縫合する．欠損部が大きかったり，腹側損傷などで一次的縫合が困難な場合は，筋膜パッチや人工硬膜を用いて閉鎖縫合を行う．閉鎖縫合が困難なときは，これらを stay suture として硬膜に固定し，他の方法による補強を行う．フィブリン糊を撒布する方法はこれまでも頻用されてきたが，硬膜修復部全体をポリグリコール酸メッシュシート（PGA mesh，ネオベール®）で覆い，フィブリン糊で固定する方法も有効である[56]．

手術部の死腔を減らし water tight にできれば持続吸引ドレーンを留置しない方が術後髄液漏の点からは有利だが，成人脊柱変形手術ではインプラントや骨切りなどのためにある程

度の死腔は避けられず，術後出血のための持続ドレーン留置は必要である．持続ドレーンでは陰圧をかけずにドレナージを行うが，血腫のドレナージには十分とはいえず，血腫と髄液漏の状態を判断しながらドレーンバック設置の高さを調整し，血腫のドレナージの必要性がなくなれば速やかに抜去する．

髄液漏は必ずしも処置が必要なわけではないが，進行性の髄液漏による偽性髄膜瘤，創の離開や感染などの可能性，低髄圧症状の継続を認めれば対処が必要である．皮膚からの穿刺吸引は根本的に髄液漏を改善する手技ではなく，感染の危険性もあり安易に行わない．術後の髄液漏に対しては経皮的くも膜下ドレナージは有効な方法の1つである．1日の髄液排出量を200～400 mLを目安として，低髄圧症状を見ながらバッグの高さを変えて排出量を調整する．スパイナルドレナージが有効でない場合は速やかに抜去し，再手術による修復なども検討する．安静臥床は必ずしも有効とはいえないので，髄液漏の状態や低髄圧症状などを見ながら，無用な安静は行わず早期離床を行う．

4 インプラント設置不良・逸脱

インプラント設置不良・逸脱は矯正効果の低下だけでなく，神経合併症や臓器損傷など重篤な合併症をきたす．椎弓根スクリュー（PS）などのインプラント設置には，術前画像による設置位置や方向の確認と術中の解剖学的メルクマールの認識が重要であるが，成人脊柱変形では著明な変性のため解剖学的メルクマールの認識が難しく，変形が高度になればその挿入方向も通常と異なってくる．成人脊柱変形手術における術中インプラント関連合併症の発生率は1.9～3.8％[7,11,39]である．

使用頻度が高く術中術直後の合併症に直結しやすいのが，PSの椎弓根外逸脱である．椎弓根外逸脱が必ずしも合併症を惹起するわけではないが，内側や下方への逸脱は脊髄や神経根，硬膜損傷をきたし，外側や前方の逸脱は血管や臓器の損傷をきたす可能性がある．

胸椎PSの前方や外側への逸脱は大動脈損傷という重篤な術中合併症をきたす[57,58]ため，綿密な術前計画と慎重な挿入が必要である．PS挿入孔作成時のプローベやタップなどによる直接損傷は術中の大量出血をきたす可能性があるが，スクリュー先端による穿刺や圧迫は術後のCT画像で初めて気づくこともある[58]．スクリュー先端が動脈壁に接触していることによる遅発性動脈損傷や偽性動脈瘤の危険性もある[57]．最近では血管内治療も進歩し，術後に判明した大動脈損傷への血管内治療の報告も散見され[58,59]，胸椎PSによる大動脈損傷の際の有効な治療法となりうる．

腰椎PSの内側あるいは尾側の逸脱による神経根損傷では覚醒直後から症状をきたすことも多く，術直後の再手術の原因となる．変形が高度になれば椎弓根自体も変形や狭小化したりして挿入難度は高い．L5椎弓根は左右の径は広いものの頭尾側の幅は比較的狭いことが多く，尾側への逸脱はL5神経根損傷をきたしやすい．腰椎においても前方穿破による腸骨動静脈損傷や外側穿破による腰動脈損傷の報告もある[60]．

仙骨スクリューは粗な海綿骨内でのスクリューとなるために，固定性を得るために仙骨前面の皮質骨や岬角を貫くことが多いが，仙骨前面には多くの神経血管組織が存在するためにプローベやスクリューによる穿破はできる限り慎重に行う（**図3**）．

正確で安全なPS挿入には，①術前画像による設置位置や方向の確認，②術中の解剖学的メルクマールの認識，③挿入孔作成後の内外側・上下・前方の5方向の骨壁があることをて

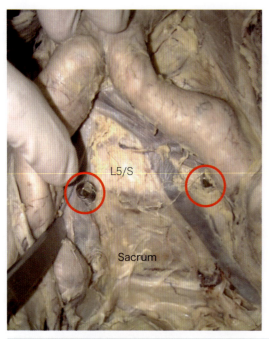
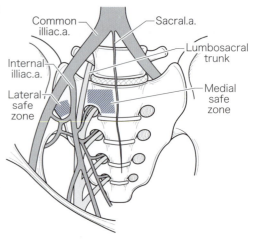

図3 仙骨岬角を貫いた仙骨スクリュー（屍体での研究）
　仙骨前面には多くの神経血管組織が存在する．左は仙骨スクリューを仙骨岬角に向けて挿入，先端を約 5 mm 穿破したが，PS 先端が腸骨動静脈に当たっている．
［右図は Zindrick MR, et al：Lumbosacral and Spinopelvic Fixation. Lippincott Williams & Wilkins, Philadelphia, 1996 を改変して引用］

いねいに確認する．しかし，成人脊柱変形においては著明な変性と変形のため，解剖学的メルクマールや挿入方向の認識の難易度は高く，基本的な挿入手技を遵守したとしても逸脱を防ぐことに限界はある．術中 X 線や透視画像による確認は一般的な方法であるものの，高度な変形では有効でないことが多い．術中ナビゲーションでは，高度な変形でも精度の高い PS 挿入が可能である．最近では術中 3D 画像撮影機器が徐々に普及してきてナビゲーションの有用性も向上してきた．PS 挿入のためのナビゲーションインストゥルメントも整備されてきたためにその利便性も高い[61]．また，術中 3D 画像により術中にインプラントの正確な位置を確認できる．工程の多い成人脊柱変形手術において PS 挿入を安全に時間を短縮して行うことができる術中 3D 画像撮影機器とナビゲーションの利点は大きい[61,62]（**図4**）．

　高齢者成人脊柱変形の患者は骨粗鬆症を有しているために，十分な強度を持った PS は期待できず，強度を増すための補強が必要になる．欧米では椎弓根内や中空スクリュー内への骨セメント PMMA（polymethyl methacrylate）充填が広く用いられているが[63,64]，わが国では使用できない．リン酸骨カルシウム（CPC）を注入したスクリュー補強[65,66]，ハイドロキシアパタイト（HA）の顆粒[67]やスティック[68]を用いたスクリュー補強などもあるが，HA スティックによる補強は簡便で比較的安全な方法で使いやすい．できる限り作成孔内を充填させるのが望ましいが，過度に挿入しすぎると HA 自体が拡散して十分な効果が得られなかったり，骨粗鬆症性椎体に不用意に強く打ち込み過ぎると HA が椎体前壁を穿破し，場合によっては血管損傷などもきたすために注意を要する[69]．

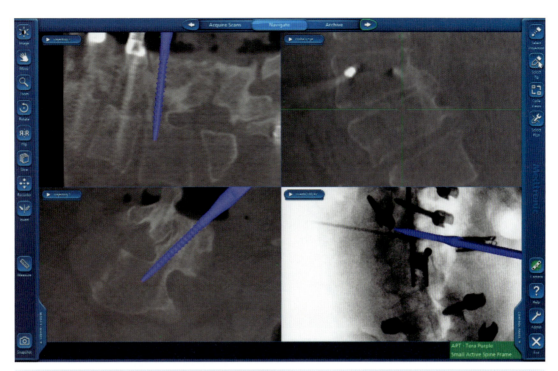

図4　O-armナビゲーションを用いた腰椎PS挿入
　成人脊柱変形では著明な変形や変性のためにPSを挿入するための解剖学的メルクマールの認識が難しいが，術中画像に基づいたナビゲーションでは余分な展開や椎弓切除などを行わなくてもより安全にPS挿入が可能である．

　椎弓下ワイヤリングもPS補強の1つの方法で，現在では金属ワイヤーよりも超高分子量ポリエチレンテープを用いる椎弓下テープ法が広く用いられ，脊柱変形手術におけるハイブリッド法としての椎弓固定[70]だけでなく，PS挿入困難時の代替え方法，PS引き抜け予防[71]として用いられる．椎弓下テープで補強したPSの強度は，PSのみと比較し約2倍強固である[72]．後弯矯正時にcantilever法にて矯正した場合は固定端PSには強い引き抜き力がかかるため，固定端2〜3椎体のPSを椎弓下テープで補強することは有効な方法である（**図5**）．一方で，椎弓下テープ挿入時の脊髄神経損傷の可能性もあるため，挿入時は脊髄モニタリングと慎重な挿入が必要である[73]．

5 血管損傷

　成人脊柱変形手術における血管損傷は0.8〜2.9％[1,7,8]，重篤な損傷は約0.3％[7,74]である．後方手術ではPS穿破，椎間板前方穿破や椎体間ケージの前方逸脱などにより脊椎前方の血管損傷をきたす．またPSOやVCRの増加に伴い，椎体骨切り時の操作による血管損傷もこれまでと同程度の発生率で報告されている[1,20,74]ので注意したい．前方手術では主要血管周囲を操作するため，展開や剥離時の直接損傷や開創器ブレードや固定ピンでの損傷，前方インプラントによる直接損傷，対側損傷などの危険性がある．後弯変形や側弯凹側では変形に沿って大血管が深く潜り込んでいるので注意する．側方アプローチは基本的に前方手術であり，前方手術同様の直接損傷の危険性がある上，対側線維輪を解離する際，対側の血管損傷をきたす可能性もある．Oblique lateral interbody fusion（OLIF）は従来の前方手技とほぼ同

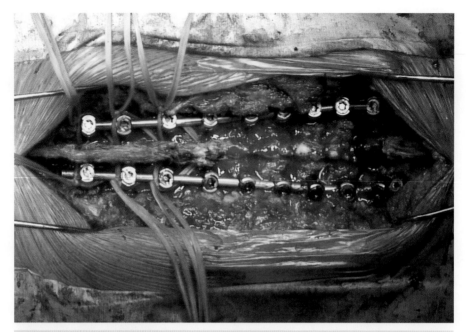

図5　椎弓下テープ：近位固定端3椎体のPS補強
　後弯矯正時にcantilever法にて矯正した場合は，固定端PSには強い引き抜き力がかかるため，固定端2〜3椎体のPSを椎弓下テープで補強する．

じ展開を行うため，下大動静脈・総腸骨動静脈・性腺動静脈を除ける必要があり，またブレードを椎体に固定するためのピンによる損傷の可能性もある．Extreme lateral interbody fusion（XLIF）は大腰筋を前方に除けるアンテリオルレトラクターを椎間板の前方に挿入する必要があり，十分な剝離や直視下での確認を行わなければ大血管損傷の危険性もある[75,76]．

　実際に術中に血管損傷をきたした場合はまずは指先で圧迫止血，指先で圧迫できない場合はガーゼを長鑷子で圧迫し，とりあえず出血を抑え態勢を整える．突然の大出血をきたせば，多くの術者は動揺するためにまずは落ち着くことが必要である．次に出血点を確認するが，出血の勢いが強い場合は血管の近位側・遠位側を圧迫し勢いを減じながら確認する．出血点が確認できればその後の処置が可能な場合が多い．血管が剝離展開されていない場合は出血点の確認は困難な場合が多く，圧迫止血しながら血管の剝離展開を行うが，二次的損傷をきたさないよう無理な操作は避ける．後方手術において前方の血管損傷をきたした場合は損傷血管の出血点を確認することは困難なので，出血部位（椎間板穿破孔など）をガーゼや局所止血材などでパッキングした後，速やかに体位変換し前方手術へ移る．

　脊椎外科で対処可能な血管は，分節動静脈や性腺動静脈などの結紮可能な太さの血管か大血管の小さな側壁損傷までである．結紮可能な血管であればケリー鉗子にて血管を挟む．ケリー鉗子は各種揃えておくと操作がしやすい（**図6**）．出血点が確認できるものの血管を鉗子で挟むことができない場合はまずは出血点を通常のケリー鉗子やモスキート鉗子の先端でつかみ止血した後，血管を鉗子で挟めるように周囲を展開する．鉗子で挟むことができれば原則，結紮を行う．深部で指が届かない場合や側方アプローチなどで展開野が狭い場合はノットタイトナーを用いて結紮を行う（**図7**）．他科手術において頻用されているエネルギーデバ

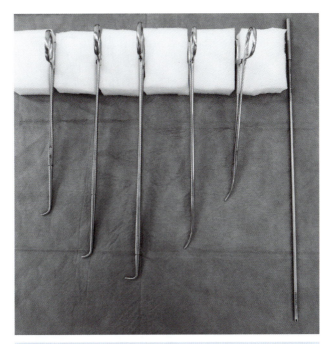

図6 血管結紮に必要な器械
　血管結紮のためのケリー鉗子（血管ケリー，Lケリー）．ケリー鉗子は弯曲や長さなど各種揃えておくと操作がしやすい（左3本）．深部の血管結紮時に有用なノットタイトナー（右）．

イス（超音波凝固切開装置，vessel sealing system など）も有効な止血操作がすみやかに可能である[77]．5〜7 mm の太さまでの血管に対してシーリングが可能であり，結紮操作に慣れていない術者や結紮が困難な場合には有効である．

　下大動静脈や総腸骨動静脈などの大血管における大きな損傷では脊椎外科医での対処は困難であるため，ひたすら圧迫止血を行い血管外科医の対処を待つ．ある程度の側壁損傷であれば慣れている脊椎外科医でも対応が可能であるが，二次的損傷をきたさないように無理なことは行わない．損傷部位の頭尾側が剥離展開されていれば血管テープを掛けることにより出血コントロールが可能で，損傷部位の処置を行いやすい．大血管側壁からの出血点が確認でき，サテンスキー鉗子や強弯のケリー鉗子で出血点を挟むことができれば縫合することができる．血管縫合は4-0から6-0プロリンにてマットレス縫合で行うが，プレジェット（フェルト）付きプロリンにて挟み込むようにマットレス縫合を行う．その外側にタコシール®を当てて縫合を行う方法[78]も有効である（**図8**）．縫合困難なときでも損傷部位をタコシール®でしばらくの間圧迫止血していると，場合によっては止血可能なこともある．いずれにしても大血管損傷は血管外科に任せるべきであるが，血管外科医でも縫合困難な場合があり，最終的には人工血管への置換が必要なこともある．最近では血管外科における血管内治療の進歩は著しく，血管損傷に対して血管内治療も可能になってきている．

6 内臓損傷

　成人脊柱変形手術における内臓損傷については 0.7〜0.83％[1,8] との報告はあるが，大規模

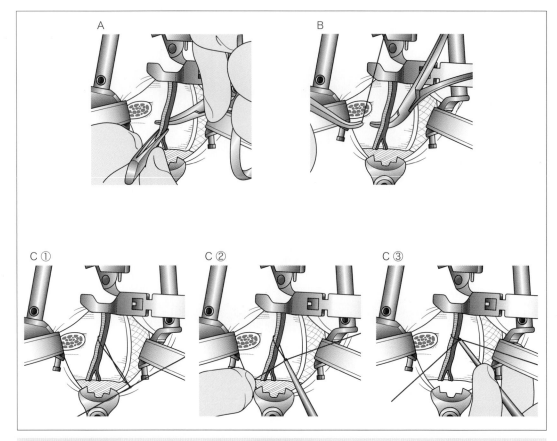

図7 LIF手術時のノットタイトナーを用いた腰動静脈結紮

　小展開であっても基本的な血管結紮ができるだけのオープン法による技術の取得が必要である．腰動静脈は椎体の中央を横走していることが多いが，その走行はバリエーションが多いので術前画像で確認しておく．変性の強い場合は，骨棘や軟部組織に埋もれて分かりづらいことも多いので，椎間板側から軟部組織を十分に凝固剥離する．
A：腰動静脈を長鑷子などで挟み，その末梢側で腰動静脈の椎体側を各種ケリー鉗子にてていねいに剥離する．
B：腰動静脈の椎体側が剥離され，ケリー鉗子の先端が反対側に出たら，弱弯ケリー鉗子の先につけた結紮糸を挟み，腰動静脈の腹側に糸を通す．
C：①術野の外で糸の結び目を作る．
　②結紮糸の結び目をノットタイトナーにて慎重にスライドさせながら腰動静脈の方に送る．このとき結紮糸を持っている術者は糸を引き過ぎないように注意する．
　③結紮糸の結び目が腰動静脈に届いたら，ノットタイトナーをしっかりと押さえて結紮を行う．この際，術者と助手は協調して操作を行うことが重要で，操作がずれれば容易に血管は破綻する．

な調査による報告は渉猟し得ない．従来の前方手術における腹膜損傷は3.9％[79]，腸管損傷は0.24％[80]と報告されている．成人脊柱変形手術に対するlateral interbody fusion（LIF，側方腰椎椎体間固定）の導入に伴い，内臓損傷とくに腸管損傷の危険性の再認識が喚起されている．LIFにおける腸管損傷は0.08％[76]と報告されているが，従来の前方法での発生率を鑑みれば，LIFは手術野が狭いため確実な後腎傍腔の剥離展開を行わなければさらに高い確率で腸管損傷をきたす可能性がある．また日本人の成人脊柱変形患者では欧米人と比べれば痩せ

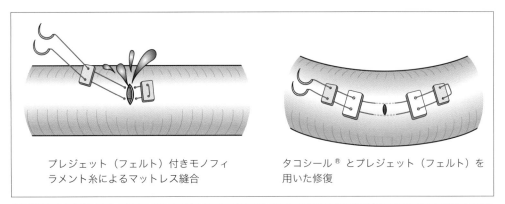

図8 大血管損傷(側壁損傷)における血管修復
[左は末田 泰:外科治療 102:699-703, 2010, 右は島本 健:CIRC Up-to-Date 5:397-400, 2010 を改変して引用]

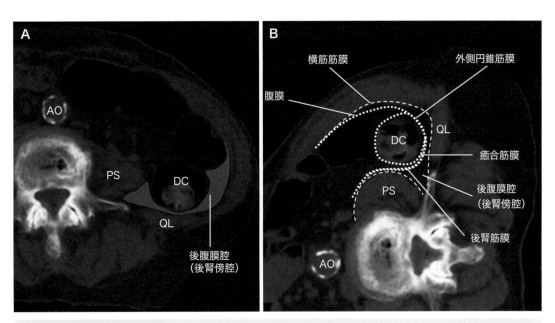

図9 術前腹部単純CT画像
A:仰臥位.LIFでは後腎傍腔(青色網掛部)を展開するが,高齢者や痩せている症例では後腎傍腔脂肪は少ない.後腎傍腔は前方の腹膜前脂肪層に繋がる.
B:右側臥位.側臥位になっても後腎傍腔は十分に広がるわけではないので,ていねいな剝離が必要である.また下行結腸は腹腔内後方に固着されているので,この部位での膜(腹膜,癒合筋膜,外側円錐筋膜,後腎筋膜)の損傷は結腸損傷の危険性がある.実際の手術では腹膜,外側円錐筋膜,後腎筋膜は連続した膜層であり,区別はつかない.
AO:大動脈,PS:大腰筋,DC:下行結腸,QL:腰方形筋

ている患者が多く,このような患者では後腎傍腔脂肪が少なく,層を間違えれば内臓損傷をきたす可能性もある(**図9**).成人脊柱変形に対する前方・側方手術における内臓損傷を回避するためには,術前の画像による後腎傍腔と内臓の関係を十分に把握した上で,直視下でのていねいで確実な後腎傍腔の展開が大切である.

術後早期合併症

1 手術部位感染（surgical site infection：SSI）

　SSIは局所だけでなく全身状態も悪化させ，臥床や入院期間の遷延化，手術成績を著しく低下させ，高齢者では生命的な問題に陥ることもある．また医療費も大きく増加させる[81]．成人脊柱変形手術におけるSSI発生率は2.6〜10.9%，深部SSIでは1.6〜6.2%と報告されている[7-10,34,39,82,83]．椎体骨切り術の深部SSIでは4.1〜8.3%と高い[1,20,74,84]．成人脊柱変形手術のSSI発生危険因子は，肥満，SSI既往，前後方合併手術，再手術[39,82,84]などである．VCRは他の骨切り術と比べ発生率が高い[84]．

　SSI対策としては標準的予防策（standard precautions）につきるが，骨・関節手術に関しては『骨・関節術後感染予防ガイドライン』[85]が示されているのでこれに準ずる．術中対策は，抗菌薬予防投与とできる限り清潔な術野を維持することにつきる．脊椎手術では皮膚細菌叢からの汚染を防ぐためにポビドンヨード含有ドレープがSSI予防に有効である．皮膚表面にシアノアクリル酸の皮膜を形成する液状シーラント（インテグシール®）の有効性も報告されている[86]．脊椎手術におけるSSI対策として術中バンコマイシン散布の報告が増えてきて[87-89]，最近の大規模研究やメタアナリシスからもその有効性が示され，とくにSSIの可能性の高い患者群や手術件数の多い施設などでは有効であるとされ[90-92]，併存症が多く大病院で行われる傾向にある成人脊柱変形手術では術中バンコマイシン散布はSSI発生低下に有効といえる[93,94]．

　SSIの治療は早期発見，診断が重要であるので，発熱，局所所見，血液検査を注意深く観察する．深部SSIの早期には手術創部の局所所見は明らかでなく，局所所見がはっきりしてきたときにはかなりSSIが進行してきているので，局所所見がなくとも油断してはいけない．症状や血液検査からSSIが疑われれば直ちに画像検査（CT，MRI，可能であれば造影）を施行し，膿瘍の存在を確認する．膿瘍かどうかの判断が困難な場合は穿刺して貯留液の採取を行う．膿瘍の存在が確定すれば遅延することなく創部を切開して排膿し，十分な洗浄とデブリドマンを行う．起因菌が検出されたとしても漫然と抗菌薬投与のみを続けることはSSIを遷延化することになるので推奨しない．洗浄デブリドマンは，局所の血行を改善し抗菌薬の移行を良くし，インプラント周囲のバイオフィルムの除去にも効果がある．画像検査や穿刺にて膿瘍の存在がない場合はSSIの判断に迷うことがある．尿路感染や肝胆系感染，肺炎などの鑑別診断も必要であるが，他の感染症が否定されれば，画像上に膿瘍の存在がなくとも創部を切開して膿瘍の存在の確認，洗浄を行うこともある．脊椎インストゥルメンテーション手術後のSSIの診断にPET/CTが有用とする報告もある[95]が，保険適用外である．

　感染沈静化のためにインプラントの抜去を余儀なくされることもあるが，成人脊柱変形矯正手術ではインプラント抜去は矯正効果が大きく失われるだけでなく，著明な不安定性をきたし，かなり長期間の安静を強いることになり治療成績は著しく低下する．できる限りインプラント温存を試みるが，最終的には起因菌や抗菌薬の効果，全身状態などにより総合的な判断を行う．インプラントを温存する方法として，開放性砂糖療法[96]や持続陰圧閉鎖療法（VAC療法）[97]なども報告されている．

2 硬膜外血腫

術後硬膜外血腫は神経症状悪化の原因となるが，成人脊柱変形手術における症候性硬膜外血腫は 0.2～1.7%[1,7,11,34,39,43]で，再手術例や骨切り例の発生率は有意に高い[34,39]．

術中の止血操作を十分に行っても術後の硬膜外血腫はある程度は生じ，無症状の硬膜外血腫は脊柱管内操作を行えばほぼ全例に存在する．出血低減のために低血圧で維持した場合は，閉創時に止血されているように見えても術後血圧上昇に伴い出血することも多いので，閉創前に通常の血圧に戻し出血を確認する．ドレーン留置は必須であるが，開創部全域にわたって複数本の潰れづらいドレーンを留置する．

硬膜外血腫による神経障害は帰室後から数日内で発症することが多いが，1週間を過ぎても発症することもあり，またドレーン抜去後も発症しやすい．ドレーン留置中は詰まらないようにミルキングを行うが，いったん詰まると再開通は難しいことが多いので，数時間ごとに行うことが望ましい．麻酔覚醒後に明らかな神経障害を認めなかったものが，進行性に下肢痛やしびれを訴えるようになれば術後硬膜外血腫を強く疑う．まずは体位変換やドレーンのミルキングなどを行ってみるが，症状の改善がなければ速やかにMRI検査を行う．急速な症状進行は神経麻痺が切迫していることが多く，MRI検査に時間を要するようであれば術後硬膜外血腫を強く疑って再手術による血腫除去を行うこともある．神経症状を残さないようにするには可及的速やかに血腫除去を行うことにつきるので，術前に患者や家族に十分に説明を行い，再手術が滞りなく行えるようにしておく．症状の進行が緩徐な場合でも，症状が改善しない場合はそのまま放置すれば痛みやしびれが残ることが多いので，早めに血腫除去を行った方が良い．

3 全身合併症

高齢者やもともと併存症を有している患者が多い成人脊柱変形手術では，全身合併症をいかに回避するかということこそが最大の鍵である．成人脊柱変形手術における全身合併症の発生率は7.2～50.8%[1,6,7,13,33,34,42,98,99]と報告されており，とくに椎体骨切り術や再手術での発生率は高い[13,39,42]．全身のどの臓器のどの部位においても発症するが，とくに心臓呼吸器合併症の頻度は5～53%[1,7,33,99]と高い（表4）．

術前評価による患者選択はきわめて重要である．手術侵襲が大きいために術前併存症担当科に手術侵襲を十分に伝えて，術前評価をしてもらう必要があるが，ときとして併存症担当科と手術侵襲を考慮して評価する麻酔科・ICUの判断が異なることがあるため，できる限り多科での協議を行う．また各施設において年齢や手術時間，出血量などを考慮したスライディングスケールを作成し，手術計画を立てることも有効な方法である[100]．

術後せん妄はしばしば医療従事者を困らせる合併症である．その発生率は臨床経験からはかなり高く，とくに高齢者ではある程度覚悟しておく必要があり，可能性があれば術前から老年内科や精神科に相談しておく．多くの場合は一過性であるが，遷延すれば術後療法の遅延，治療成績の低下やときに全身状態の悪化をきたす．原因は多因子であるために完全に防ぐことは難しいが，発生防止のために早期離床と術後環境を整える．薬物使用に関しては精神科や老年内科と相談しながら行うことが原則である．内服できない状況ではハロペリドール点滴または筋注，急ぐ場合は静注する．内服が可能であれば，クエチアピン（糖尿病には禁忌）またはリスペリドンを用いる．

表4　成人脊柱変形手術における全身合併症の頻度

心臓呼吸器関連合併症	5〜53%
心臓合併症（心筋梗塞，狭心症，心不全など）	0.1〜4%
急性呼吸不全（ARDS）	1.4〜6.7%
肺炎	0.8〜3.6%
その他の呼吸障害	2〜64%
上部消化管合併症	1〜16.2%
術後せん妄	2%[*1]
尿路感染症	0.8〜2.7%
肺塞栓	0.4〜4%
深部静脈血栓症	0.4〜3.2%
腎機能障害，腎不全	0.3〜3.8%
脳血管障害	0.1〜3%
敗血症	0.1〜1.7%
視力障害・失明	0〜1%
イレウス SMA症候群 膵炎 肝胆系炎 偽膜性大腸炎 血気胸 DIC	（頻度不詳[*2]）

[*1]：実際の発生頻度はかなり高い．
[*2]：発生頻度の報告が少なく十分なエビデンスがない．
SMA症候群：上腸間膜動脈症候群，DIC：播種性血管内凝固症候群

4　深部静脈血栓症，肺塞栓症

　肺塞栓症（pulmonary embolism：PE）は深部静脈血栓症（deep vein thrombosis：DVT）と一連の疾患として，静脈血栓塞栓症（venous thromboembolism：VTE）として扱われる．脊椎手術における発症率はDVT 0.7〜2.1%，PE 0.2〜0.5%[101-105]で，PE発症後の死亡率は25%である[106]．脊椎手術後の無症候性PEは18%と報告されている[105]．成人脊柱変形手術ではDVT 0.4〜3.2%，PE 0.4〜4%と高く[7,8,11,33,34,39,83,98]，とくに骨切り術，再手術，前方後方合併手術，右胸腰椎前方手術などが危険因子とされている[20,39,74,107]．

　臥床期間中や離床直後，リハビリテーション中などに突然の呼吸困難，胸部痛，SpO$_2$低下などを認めればPEを強く疑う．必ずしも急激な症状を発症するわけではなく，軽い呼吸困難や胸部痛，全身倦怠感，動悸などの症状のこともある．PEは発症すれば致死率が高いために医療従事者すべてが常に疑う必要がある．動脈血ガス検査で低酸素血症だけでなく低二酸化炭素血症を認めればかなり確定的である．一刻を争う病態であるため，疑えば直ちに循環器科に連絡し，診断・治療を開始してもらう．確定診断には心エコー（術中であれば経食道心エコー），造影CTなどが用いられる（**図10**，**図11**）[108]．抗凝固療法はVTE治療の第一選択であり，診断されれば効果発現が迅速な未分画ヘパリンをまず5,000 U急速静注し，その後，部分活性化トロンボプラスチン時間（APTT）がコントロール値の1.5〜2.5倍となる

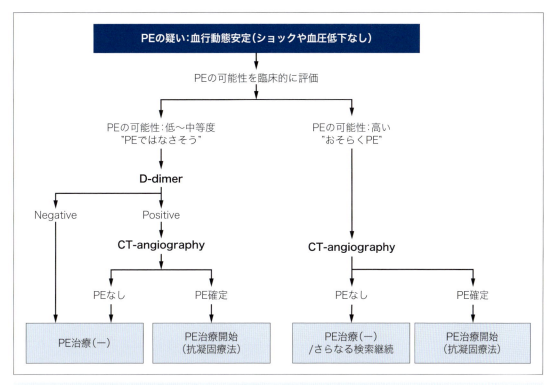

図10 PEの診断：血行動態が安定している場合（ESC2014ガイドラインより作成）
［Konstantinides SV, et al：Eur Heart J 35：3033-3069, 3069a-3069k, 2014 を改変して引用］

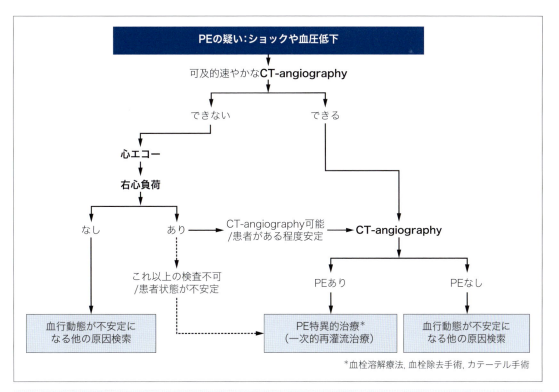

図11 PEの診断：ショックや低血圧の場合（ESC2014ガイドラインより作成）
［Konstantinides SV, et al：Eur Heart J 35：3033-3069, 3069a-3069k, 2014 を改変して引用］

ように調節する．血栓溶解療法は血行動態が不安定な急性 PE 例には有効とされている．わが国ではモンテプラーゼ（組織プラスミノゲンアクチベータ：tPA）が使用可能である．手術後であるために出血のリスクと使用のベネフィットを十分に勘案した上で行う．カテーテル治療や外科的治療の適応になることもあるので，循環器・心臓血管外科とよく相談する．

VTE の予防方法としては弾性ストッキング，間欠的空気圧迫法，予防的抗凝固療法などがあるが，術前のリスク評価や予防については『肺血栓塞栓症および深部静脈血栓症の診断，治療，予防に関するガイドライン 2009 年改訂版（JCS2009）』に準じて行い，評価結果や予防法を診療録に記載しておく．脊椎手術は中リスクと分類されるが，成人脊柱変形手術では付加的な危険因子を複数持つことも多く，高リスクや最高リスクに分類されることも少なくない．

5 インプラント関連合併症（instrumentation failure）

術後インプラント関連合併症には，PS の弛みやバックアウト・カットアウト，PS やロッドの破損，フックの脱転，ケージの転位・脱転，インプラント突出などであるが，その多くは固定強度不足や骨癒合不全と関与している．成人脊柱変形手術における術後インプラント関連合併症は術後 1 年あるいは 2 年の経過観察で 9.4〜27.8％に発生し，最も多いのがロッド折損である[1,7,8,109]．またインプラント関連合併症をきたした約半数に再手術が施行されている[109]．ロッド折損の危険因子は，高年齢，高 BMI，PSO，コバルトクロムロッド，術前矢状面不良，手術による矢状面矯正の大きさなどであり，とくに椎体上下の椎体間固定を伴わない PSO ではかなり高率にロッド折損を認める[110]．椎体骨切り部などの折損しやすい部分には片側複数ロッドによる固定も推奨されている[111]．

ロッド折損をきたしても必ずしも症状を発症するわけではないが，ロッド折損は不安定性や固定性不足，骨癒合不良に関与しているため，折損により矯正損失や不安定性が進行すれば症状を発症し再手術が必要になる．

ロッド折損の再手術では初回手術より強度を増す必要があるので，チタン製であればコバルトクロム製に替えたり，ロッド径を太くしたりした上でロッドを入れ替え，場合によっては複数ロッドによる固定も行う（**図 12**）．広範囲固定で折損部以外でのインプラント不全を認めない場合は，折損した上下ロッドを，ドミノを用い追加ロッドにて連結する方法もある．ロッド折損はロッドの入れ替えや補強だけでなく，前方支柱再建や再骨移植なども検討する．

椎体間ケージの脱転もほとんどが固定椎間の固定力不足や骨癒合不全と関与している．脱転の危険因子は多椎間固定の末端椎間，L5/S 椎間，椎体間可動域が大きく椎間板腔の高い椎間，側弯[112,113]などであり，成人脊柱変形手術では複数の危険因子を有している．進行性のものや神経症状をきたしたものは再手術が必要となる．再手術は後方あるいは前方（側方）からのケージ抜去と再固定が必要であるが，後方では神経損傷，前方では血管損傷の危険性[114]があるために状況をよく見極め判断する．

インプラント突出は疼痛や皮膚障害をきたすため，できるだけ low profile なインプラント設置を心がける．固定近位端と遠位端のスクリューヘッドやコネクター，クロスリンクなどがインプラント突出による障害をきたしやすい．固定近位端では術後の proximal junctional kyphosis（PJK）や proximal junctional failure（PJF）に関与しているものが多い．遠位端では iliac screw やそのコネクターに関与するものが多いが，最近では low-profile iliac screw や

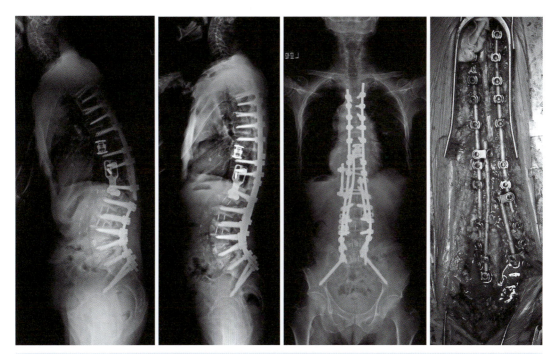

図12 ロッド折損に対する再手術（複数ロッドによる固定）
骨粗鬆症性骨折や後弯変形に対する手術後，L1/2での骨癒合不全のためロッド折損した．より強度のあるロッドに入れ替え，片側2本のロッドで補強する．後弯変形の頂椎部や高齢者などでは複数ロッドを入れるだけの十分なスペースがない場合が多く，ロッドの配置などをよく検討する必要がある．

S2-alar-iliac screwなどにより突出を少なくすることが可能である．後弯症例ではインプラントが突出しやすいので，傍脊柱筋や皮下組織が菲薄化していればできる限り棘突起を温存してインプラントが棘突起より高くならないようにする．

6 隣接椎間障害，PJK，PJF

Proximal junctional kyphosis（PJK）は成人脊柱変形手術後，恒久的に起きうる合併症である．成人脊柱変形手術は進化し，PJKの対策として様々な方法が行われているもののPJK発生は減少しているとはいえない．成人脊柱変形では，固定上端の尾側終板から2椎体上位の頭側終板までの角度（proximal junction sagittal Cobb angle）が後弯10°でかつ術前より10°進行したものを異常PJKとしている[115]．さらに椎体や後方組織などの力学的破綻も含み，proximal junctional failure（PJF）[116]として広義に捉えられている．成人脊柱変形手術におけるPJK/PJFの発生率は術後2年までの経過で17～39%で，そのうち15～55%に再手術を要する[117]．経過期間が長くなればその発生率は高くなる．PJK/PJFの危険因子は55歳以上，仙骨までの固定，胸椎後弯40°以上，骨粗鬆症，矢状面バランス異常[118]などであるが，発生原因はかなり多因子といえ，手術手技の進歩や良好な矢状面矯正が得られたとしても発生を回避することはできない．有症状のPJFとしてproximal junctional vertebral fractureがあるが，これには固定上端椎体骨折（圧潰）に頭側隣接椎体亜脱臼（前方すべり）を伴うタイプと頭側隣接椎体骨折をきたすタイプがあり，矢状面異常に対する著明な矯正は後者の発生リスクとなり6ヵ月以内に脊髄症をきたす可能性が高いとされている[119]．われわれの臨床経験

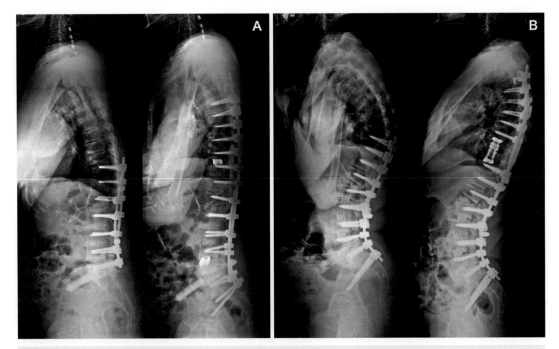

図13　PJK・PJF 後の前方再建
PJK・PJF は基本的に前方支持組織も破綻しているため，後方の再建だけでなく，前方支柱再建も行った方が望ましい．後方矯正固定術と併せて PJK に対して前方椎体間固定（A），PJF（椎体骨折）に対して前方支柱再建（B）を施行した．

からも，最近の手術の進歩により良好な矢状面矯正が得られてきた一方で，このタイプの PJF が増えてきて再手術を余儀なくされている．

　X 線上の PJK のみでは再手術の原因とはならないが，強い背部痛，骨折後偽関節，脊髄症状，インプラント突出などをきたせば再手術が必要になる．再手術指標としてその分類や scale[120,121] も報告されているので判断に迷ったときは参考になる．

　再手術ではより頭側への固定延長が必要になるが，多くの場合は最上位端のスクリューやフックがバックアウトしているので，ロッドを残して最上位端のインプラントのみを抜去し，頭側の新たなロッドとドミノ連結することが可能である．また可能であれば複数ロッドによる後方固定の補強を行う．椎体が圧壊したものや頭側椎体が前方に亜脱臼したものでは前方支柱再建を行うのが望ましい（**図13**）．高度な成人脊柱変形ではその矯正アンカーや固定力のためにより強固な仙骨骨盤固定のニーズが高まり，low-profile iliac screw や S2-alar-iliac screw などその技術は進歩してきた．その反面，PJK/PJF の発生は増えるため，仙骨骨盤まで固定する成人脊柱変形手術では術前から PJK/PJF に対する対策が必要である．われわれは閉経後数年以降の女性に対しては手術前，少なくとも 3 ヵ月，可能であれば 6 ヵ月間のテリパラチドの投与を行ってから手術に臨んでいる．実際にテリパラチドが成人脊柱変形手術後の近位隣接椎体骨折の予防に有効であると報告されている[122]．

文 献

1) Ayhan S, et al : Safety and efficacy of osteotomies in adult spinal deformity : what happens in the first year? Eur Spine J **25** : 2471-2479, 2016
2) Bridwell KH, et al : The problems and limitations of applying evidence-based medicine to primary surgical treatment of adult spinal deformity. Spine (Phila Pa 1976) **32** (19 Suppl) : S135-S139, 2007
3) Acaroglu E, et al : A decision analysis to identify the ideal treatment for adult spinal deformity : is surgery better than non-surgical treatment in improving health-related quality of life and decreasing the disease burden? Eur Spine J **25** : 2390-2400, 2016
4) Smith JS, et al : Outcomes of operative and nonoperative treatment for adult spinal deformity : a prospective, multicenter, propensity-matched cohort assessment with minimum 2-year follow-up. Neurosurgery **78** : 851-861, 2016
5) Smith JS, et al : Risk-benefit assessment of surgery for adult scoliosis : an analysis based on patient age. Spine (Phila Pa 1976) **36** : 817-824, 2011
6) Bhagat S, et al : Morbidity and mortality in adult spinal deformity surgery : Norwich Spinal Unit experience. Eur Spine J **22** (Suppl 1) : S42-S46, 2013
7) Smith JS, et al : Prospective multicenter assessment of perioperative and minimum 2-year postoperative complication rates associated with adult spinal deformity surgery. J Neurosurg Spine **25** : 1-14, 2016
8) Glassman SD, et al : The impact of perioperative complications on clinical outcome in adult deformity surgery. Spine (Phila Pa 1976) **32** : 2764-2770, 2007
9) Schwab FJ, et al : Risk factors for major peri-operative complications in adult spinal deformity surgery : a multi-center review of 953 consecutive patients. Eur Spine J **21** : 2603-2610, 2012
10) Skovrlj B, et al : Association between surgeon experience and complication rates in adult scoliosis surgery : a review of 5117 cases from the Scoliosis Research Society Database 2004-2007. Spine (Phila Pa 1976) **40** : 1200-1205, 2015
11) Shaw R, Skovrlj B, Cho SK : Association between age and complications in adult scoliosis surgery : an analysis of the Scoliosis Research Society Morbidity and Mortality Database. Spine (Phila Pa 1976) **41** : 508-514, 2016
12) Yadla S, et al : Adult scoliosis surgery outcomes : a systematic review. Neurosurg Focus **28** : E3, 2010
13) Auerbach JD, et al : Major complications and comparison between 3-column osteotomy techniques in 105 consecutive spinal deformity procedures. Spine (Phila Pa 1976) **37** : 1198-1210, 2012
14) Cho KJ, et al : Complications in posterior fusion and instrumentation for degenerative lumbar scoliosis. Spine (Phila Pa 1976) **32** : 2232-2237, 2007
15) Hu SS : Blood loss in adult spinal surgery. Eur Spine J **13** (Suppl 1) : S3-S5, 2004
16) 岩崎幹季ほか：成人脊柱変形へのアプローチ：成人脊柱変形に対する矯正手術 手術成績と今後の治療戦略. 臨整外 **50** : 1077-1083, 2015
17) 松本守雄ほか：脊椎矢状面バランスの破綻とその対策 冠状面および矢状面での異常を伴う高度成人脊柱変形に対する手術成績と問題点. 日整会誌 **89** : 489-494, 2015
18) 種市 洋ほか：脊椎矢状面バランスの破綻とその対策 矢状面バランス異常を伴う重度腰椎変性側弯症（≧40°）の特徴とその中期成績. 日整会誌 **89** : 475-480, 2015
19) 長谷川和宏：脊椎矢状面バランスの破綻とその対策 40°以上の側弯を伴う矢状面アライメントの破綻した成人脊柱変形に対する脊柱矯正固定術の成績 2年以上経過例. 日整会誌 **89** : 495-503, 2015
20) Gupta MC, et al : Pedicle subtraction osteotomy in the revision versus primary adult spinal deformity patient : is there a difference in correction and complications? Spine (Phila Pa

1976）**40**：E1169-E1175, 2015
21) Yang C, et al：Posterior vertebral column resection in spinal deformity：a systematic review. Eur Spine J **25**：2368-2375, 2016
22) Agur AMR, Grant JCB：Grant's Atlas of Anatomy, 13th ed, Lippincott Williams & Wilkins, Philadelphia, pxiv, 871, 2013
23) Batson OV：The function of the vertebral veins and their role in the spread of metastases. Ann Surg **112**：138-149, 1940
24) Herkowitz, HN, Rothman RH, Simeone FA：Rothman-Simeone, The Spine, 6th ed, Saunders Elsevier, Philadelphia, 2011
25) Renkens KL Jr, et al：A multicenter, prospective, randomized trial evaluating a new hemostatic agent for spinal surgery. Spine（Phila Pa 1976）**26**：1645-1650, 2001
26) Cho SK, et al：Hemostatic techniques reduce hospital stay following multilevel posterior cervical spine surgery. J Bone Joint Surg Am **94**：1952-1958, 2012
27) Buchowski JM, et al：Epidural spinal cord compression with neurologic deficit associated with intrapedicular application of hemostatic gelatin matrix during pedicle screw insertion. Spine（Phila Pa 1976）**34**：E473-E477, 2009
28) Kuhns CA, et al：Injectable gelatin used as hemostatic agent to stop pedicle bleeding in long deformity surgical procedures：does it embolize? Spine（Phila Pa 1976）**40**：218-223, 2015
29) 川原範夫ほか：硬膜外静脈叢の出血対策 腫瘍脊椎骨全摘術におけるフィブリン糊硬膜外腔注入法. 日脊椎脊髄病会誌 **19**：730-732, 2008
30) Li G, et al：Efficacy of antifibrinolytic agents on surgical bleeding and transfusion requirements in spine surgery：a meta-analysis. Eur Spine J **26**：140-154, 2016
31) Peters A, et al：Antifibrinolytics reduce blood loss in adult spinal deformity surgery：a prospective, randomized controlled trial. Spine（Phila Pa 1976）**40**：E443-E449, 2015
32) Kim HJ, et al：Perioperative neurologic complications in adult spinal deformity surgery：incidence and risk factors in 564 patients. Spine（Phila Pa 1976）**42**：420-427, 2016
33) Howe CR, et al：The morbidity and mortality of fusions from the thoracic spine to the pelvis in the adult population. Spine（Phila Pa 1976）**36**：1397-1401, 2011
34) Smith JS, et al：Short-term morbidity and mortality associated with correction of thoracolumbar fixed sagittal plane deformity：a report from the Scoliosis Research Society Morbidity and Mortality Committee. Spine（Phila Pa 1976）**36**：958-964, 2011
35) Buchowski JM, et al：Neurologic complications of lumbar pedicle subtraction osteotomy：a 10-year assessment. Spine（Phila Pa 1976）**32**：2245-2252, 2007
36) 小林　祥ほか：成人脊柱変形に対する骨切り手術における術中神経合併症. J Spine Res **5**：1039-1042, 2014
37) Strom RG, et al：Lateral interbody fusion combined with open posterior surgery for adult spinal deformity. J Neurosurg Spine **25**：697-705, 2016
38) Kim SS, et al：Complications of posterior vertebral resection for spinal deformity. Asian Spine J **6**：257-265, 2012
39) Diebo BG, et al：Primary versus revision surgery in the setting of adult spinal deformity：a nationwide study on 10,912 patients. Spine（Phila Pa 1976）**40**：1674-1680, 2015
40) Ailon T, et al：Degenerative spinal deformity. Neurosurgery **77**（Suppl 4）：S75-S91, 2015
41) Papadopoulos EC, et al：Early outcomes and complications of posterior vertebral column resection. Spine J **15**：983-991, 2015
42) Kelly MP, et al：Evaluation of complications and neurological deficits with three-column spine reconstructions for complex spinal deformity：a retrospective Scoli-RISK-1 study. Neurosurg Focus **36**：E17, 2014
43) Sansur CA, et al：Scoliosis research society morbidity and mortality of adult scoliosis surgery. Spine（Phila Pa 1976）**36**：E593-E597, 2011

44）鈴木信正：脊柱側彎症手術における神経合併症．新 脊椎インストゥルメンテーション―テクニカルポイントと合併症対策，野原 裕ほか（編），メジカルビュー社，東京，2014
45）Baron EM, Albert TJ：Medical complications of surgical treatment of adult spinal deformity and how to avoid them. Spine（Phila Pa 1976）31（19 Suppl）：S106-S118, 2006
46）Delank KS, et al：Iatrogenic paraplegia in spinal surgery. Arch Orthop Trauma Surg 125：33-41, 2005
47）小林 祥ほか：ハイリスク脊椎手術における術中脊髄モニタリング 脊椎脊髄病学会モニタリング委員会によるBr（E）-MsEP多施設研究．J Spine Res 7：897-900, 2016
48）山田 圭ほか：脊柱変形の病態別に見た脊椎矯正手術におけるアラームポイントの検討 日本脊椎脊髄病学会脊髄モニタリングワーキンググループ多施設前向き研究．J Spine Res 7：901-907, 2016
49）Kobayashi S, et al：A new alarm point of transcranial electrical stimulation motor evoked potentials for intraoperative spinal cord monitoring：a prospective multicenter study from the Spinal Cord Monitoring Working Group of the Japanese Society for Spine Surgery and Related Research. J Neurosurg Spine 20：102-107, 2014
50）山田 圭ほか：側彎症手術の脊髄モニタリングのアラームポイント 日本脊椎脊髄病学会脊髄モニタリング委員会多施設前向き研究．臨整外 50：523-530, 2015
51）Kamerlink JR, et al：Major intraoperative neurologic monitoring deficits in consecutive pediatric and adult spinal deformity patients at one institution. Spine（Phila Pa 1976）35：240-245, 2010
52）Quraishi NA, et al：Intraoperative multimodality monitoring in adult spinal deformity：analysis of a prospective series of one hundred two cases with independent evaluation. Spine（Phila Pa 1976）34：1504-1512, 2009
53）今城靖明ほか：日本脊椎脊髄病学会脊椎脊髄手術調査報告2013．J Spine Res 4：1367-1379, 2013
54）McMahon P, Dididze M, Levi AD：Incidental durotomy after spinal surgery：a prospective study in an academic institution. J Neurosurg Spine 17：30-36, 2012
55）Takahashi Y, et al：Incidental durotomy during lumbar spine surgery：risk factors and anatomic locations：clinical article. J Neurosurg Spine 18：165-169, 2013
56）Hida K, et al：Nonsuture dural repair using polyglycolic acid mesh and fibrin glue：clinical application to spinal surgery. Surg Neurol 65：136-142；discussion 142-143, 2006
57）Kakkos SK, Shepard AD：Delayed presentation of aortic injury by pedicle screws：report of two cases and review of the literature. J Vasc Surg 47：1074-1082, 2008
58）Watanabe K, et al：Descending aortic injury by a thoracic pedicle screw during posterior reconstructive surgery：a case report. Spine（Phila Pa 1976）35：E1064-E1068, 2010
59）Loh SA, et al：Endovascular solutions to arterial injury due to posterior spine surgery. J Vasc Surg 55：1477-1481, 2012
60）Sandri A, et al：Lumbar artery injury following posterior spinal instrumentation for scoliosis. Orthopedics 34, 2011
61）金村徳相ほか：ナビゲーションを利用した整形外科手術：脊椎手術におけるナビゲーションの有用性．関節外科 34：176-188, 2015
62）Scheufler KM, et al：Less invasive surgical correction of adult degenerative scoliosis, part I：technique and radiographic results. Neurosurgery 67：696-710, 2010
63）Frankel BM, Jones T, Wang C：Segmental polymethylmethacrylate-augmented pedicle screw fixation in patients with bone softening caused by osteoporosis and metastatic tumor involvement：a clinical evaluation. Neurosurgery 61：531-537；discussion 537-538, 2007
64）Elder BD, et al：The biomechanics of pedicle screw augmentation with cement. Spine J 15：1432-1445, 2015
65）Jang SH, et al：The efficacy of hydroxyapatite for screw augmentation in osteoporotic

patients. Neurol Med Chir(Tokyo）53：875-881, 2013

66) Masaki T, et al：An experimental study on initial fixation strength in transpedicular screwing augmented with calcium phosphate cement. Spine(Phila Pa 1976）34：E724-E728, 2009

67) Hashemi A, Bednar D, Ziada S：Pullout strength of pedicle screws augmented with particulate calcium phosphate：an experimental study. Spine J 9：404-410, 2009

68) 星野雅洋：椎弓根スクリュー挿入時の loosening に対する処置．脊椎脊髄術中・術後のトラブルシューティング，改訂第2版，德橋泰明ほか（編），三輪書店，東京，2014

69) Satake K, et al：Pulmonary embolism after vertebroplasty with use of hydroxyapatite blocks. JBJS Case Connector 3：e132, 2013

70) Imagama S, et al：Posterior surgery for adolescent idiopathic scoliosis with pedicle screws and ultrahigh-molecular weight polyethylene tape：achieving the ideal thoracic kyphosis. Clin Spine Surg 29：E376-E383, 2016

71) Hamasaki T, et al：Pedicle screw augmentation with polyethylene tape：a biomechanical study in the osteoporotic thoracolumbar spine. J Spinal Disord Tech 23：127-132, 2010

72) 濱崎貴彦ほか：骨粗鬆症性脊椎椎体に対する椎弓根スクリュー脱転予防の工夫 ポリエチレンテープによる椎弓下ワイヤリングの補強強度．J Spine Res 3：1587-1590, 2012

73) Polirsztok E, et al：Sublaminar bands：are they safe? Eur Spine J 24：1441-1449, 2015

74) Bianco K, et al：Complications and intercenter variability of three-column osteotomies for spinal deformity surgery：a retrospective review of 423 patients. Neurosurg Focus 36：E18, 2014

75) Assina R, et al：First report of major vascular injury due to lateral transpsoas approach leading to fatality. J Neurosurg Spine 21：794-798, 2014

76) Uribe JS, Deukmedjian AR：Visceral, vascular, and wound complications following over 13,000 lateral interbody fusions：a survey study and literature review. Eur Spine J 24(Suppl 3）：386-396, 2015

77) 永田大介：Energy devices の選択と使い方：ベッセルシーリングシステムの選択と使い方．臨泌 66：391-397, 2012

78) 島本 健：New Topic 心臓血管外科専門医に求められる知識 大動脈外科における出血の対処法．CIRC Up-to-Date 5：397-400, 2010

79) Quraishi NA, et al：Access related complications in anterior lumbar surgery performed by spinal surgeons. Eur Spine J 22(Suppl 1）：S16-S20, 2013

80) Kang BU, et al：An analysis of general surgery-related complications in a series of 412 mini-laparotomic anterior lumbosacral procedures. J Neurosurg Spine 10：60-65, 2009

81) Calderone RR, et al：Cost of medical care for postoperative spinal infections. Orthop Clin North Am 27：171-182, 1996

82) Pull ter Gunne AF, van Laarhoven CJ, Cohen DB：Incidence of surgical site infection following adult spinal deformity surgery：an analysis of patient risk. Eur Spine J 19：982-988, 2010

83) Charosky S, et al：Complications and risk factors of primary adult scoliosis surgery：a multicenter study of 306 patients. Spine(Phila Pa 1976）37：693-700, 2012

84) Pull ter Gunne AF, van Laarhoven CJ, Cohen DB：Surgical site infection after osteotomy of the adult spine：does type of osteotomy matter? Spine J 10：410-416, 2010

85) 日本整形外科学会，日本骨・関節感染症学会：骨・関節術後感染予防ガイドライン 2015（改訂第2版），南江堂，東京，2015

86) Dromzee E, et al：Efficacy of integuseal for surgical skin preparation in children and adolescents undergoing scoliosis correction. Spine(Phila Pa 1976）37：E1331-E1335, 2012

87) Molinari RW, Khera OA, Molinari WJ 3rd：Prophylactic intraoperative powdered vancomycin and postoperative deep spinal wound infection：1,512 consecutive surgical cases over a 6-year period. Eur Spine J 21(Suppl 4）：S476-S482, 2012

88) O'Neill KR, et al：Reduced surgical site infections in patients undergoing posterior spinal

stabilization of traumatic injuries using vancomycin powder. Spine J **11**：641-646, 2011
89) Sweet FA, Roh M, Sliva C：Intrawound application of vancomycin for prophylaxis in instrumented thoracolumbar fusions：efficacy, drug levels, and patient outcomes. Spine（Phila Pa 1976）**36**：2084-2088, 2011
90) Devin CJ, et al：Intrawound vancomycin decreases the risk of surgical site infection after posterior spine surgery-a multicenter analysis. Spine（Phila Pa 1976）, 2015［Epub ahead of print］
91) Khan NR, et al：A meta-analysis of spinal surgical site infection and vancomycin powder. J Neurosurg Spine **21**：974-983, 2014
92) Schroeder JE, et al：The use of local vancomycin powder in degenerative spine surgery. Eur Spine J **25**：1029-1033, 2016
93) Martin JR, et al：Experience with intrawound vancomycin powder for spinal deformity surgery. Spine（Phila Pa 1976）**39**：177-184, 2014
94) Theologis AA, et al：Local intrawound vancomycin powder decreases the risk of surgical site infections in complex adult deformity reconstruction：a cost analysis. Spine（Phila Pa 1976）**39**：1875-1880, 2014
95) Inanami H, et al：Role of 18F-fluoro-D-deoxyglucose PET/CT in diagnosing surgical site infection after spine surgery with instrumentation. Spine（Phila Pa 1976）**40**：109-113, 2015
96) 井出浩一郎ほか：持続陰圧閉鎖療法（NPWT）を用いた脊椎インストゥルメンテーション手術後深部感染症例の治療法．J Spine Res **6**：1182-1185, 2015
97) Adogwa O, et al：Negative pressure wound therapy reduces incidence of postoperative wound infection and dehiscence after long-segment thoracolumbar spinal fusion：a single institutional experience. Spine J **14**：2911-2917, 2014
98) Kothari P, et al：Impact of gender on 30-day complications after adult spinal deformity surgery. Spine（Phila Pa 1976）**41**：1133-1138, 2016
99) Soroceanu A, et al：Medical complications after adult spinal deformity surgery：incidence, risk factors, and clinical impact. Spine（Phila Pa 1976）**41**：1718-1723, 2016
100) 佐野　茂：高齢者の脊椎脊髄疾患：高齢者に対する脊椎脊髄手術　脊椎 instrumentation 高齢者の脊椎 instrumentation 手術侵襲の安全域を示す sliding scale と骨粗鬆対策について．脊椎脊髄ジャーナル **20**：461-470, 2007
101) Glotzbecker MP, et al：Thromboembolic disease in spinal surgery：a systematic review. Spine（Phila Pa 1976）**34**：291-303, 2009
102) Piper K, et al：Risk factors associated with venous thromboembolism in patients undergoing spine surgery. J Neurosurg Spine **26**：90-96, 2017
103) Schairer WW, Pedtke AC, Hu SS：Venous thromboembolism after spine surgery. Spine（Phila Pa 1976）, 2014［Epub ahead of print］
104) Sebastian AS, et al：Risk factors for venous thromboembolism following thoracolumbar surgery：analysis of 43,777 patients from the American College of Surgeons National Surgical Quality Improvement Program 2005 to 2012. Global Spine J **6**：738-743, 2016
105) Takahashi H, et al：Incidence of venous thromboembolism after spine surgery. J Orthop Sci **17**：114-117, 2012
106) Smith JS, et al：Complication rates of three common spine procedures and rates of thromboembolism following spine surgery based on 108,419 procedures：a report from the Scoliosis Research Society Morbidity and Mortality Committee. Spine（Phila Pa 1976）**35**：2140-2149, 2010
107) Piasecki DP, et al：Thromboembolic disease after combined anterior/posterior reconstruction for adult spinal deformity：a prospective cohort study using magnetic resonance venography. Spine（Phila Pa 1976）**33**：668-672, 2008
108) Konstantinides SV, et al：2014 ESC guidelines on the diagnosis and management of acute

pulmonary embolism. Eur Heart J 35：3033-3069, 3069a-3069k, 2014
109) Soroceanu A, et al：Radiographical and implant-related complications in adult spinal deformity surgery：incidence, patient risk factors, and impact on health-related quality of life. Spine（Phila Pa 1976）40：1414-1421, 2015
110) Smith JS, et al：Prospective multicenter assessment of risk factors for rod fracture following surgery for adult spinal deformity. J Neurosurg Spine 21：994-1003, 2014
111) Hyun SJ, et al：Comparison of standard 2-rod constructs to multiple-rod constructs for fixation across 3-column spinal osteotomies. Spine（Phila Pa 1976）39：1899-1904, 2014
112) Aoki Y, et al：Posterior migration of fusion cages in degenerative lumbar disease treated with transforaminal lumbar interbody fusion：a report of three patients. Spine（Phila Pa 1976）34：E54-E58, 2009
113) Kimura H, et al：Risk factors for cage retropulsion after posterior lumbar interbody fusion：analysis of 1070 cases. Spine（Phila Pa 1976）37：1164-1169, 2012
114) Nguyen HV, et al：Anterior exposure of the spine for removal of lumbar interbody devices and implants. Spine（Phila Pa 1976）31：2449-2453, 2006
115) Glattes RC, et al：Proximal junctional kyphosis in adult spinal deformity following long instrumented posterior spinal fusion：incidence, outcomes, and risk factor analysis. Spine（Phila Pa 1976）30：1643-1649, 2005
116) Lau D, et al：Proximal junctional kyphosis and failure after spinal deformity surgery：a systematic review of the literature as a background to classification development. Spine（Phila Pa 1976）39：2093-2102, 2014
117) Kim HJ, et al：Proximal junctional kyphosis as a distinct form of adjacent segment pathology after spinal deformity surgery：a systematic review. Spine（Phila Pa 1976）37（22 Suppl）：S144-S164, 2012
118) Liu FY, et al：Incidence and risk factors for proximal junctional kyphosis：a meta-analysis. Eur Spine J 25：2376-2383, 2016
119) Watanabe K, et al：Proximal junctional vertebral fracture in adults after spinal deformity surgery using pedicle screw constructs：analysis of morphological features. Spine（Phila Pa 1976）35：138-145, 2010
120) Lau D, et al：The clinical correlation of the Hart-ISSG Proximal Junctional Kyphosis Severity Scale with Health-Related Quality-of-life Outcomes and need for revision surgery. Spine（Phila Pa 1976）41：213-223, 2016
121) Yagi M, et al：Characterization and surgical outcomes of proximal junctional failure in surgically treated patients with adult spinal deformity. Spine（Phila Pa 1976）39：E607-E614, 2014
122) Yagi M, et al：Teriparatide improves volumetric bone mineral density and fine bone structure in the UIV＋1 vertebra, and reduces bone failure type PJK after surgery for adult spinal deformity. Osteoporos Int 27：3495-3502, 2016
123) Ghobrial GM, et al：Iatrogenic neurologic deficit after lumbar spine surgery：a review. Clin Neurol Neurosurg 139：76-80, 2015
124) Lenke LG, et al：Neurologic outcomes of complex adult spinal deformity surgery：results of the Prospective, Multicenter Scoli-RISK-1 Study. Spine（Phila Pa 1976）41：204-212, 2016
125) Lykissas MG, et al：Nerve injury after lateral lumbar interbody fusion：a review of 919 treated levels with identification of risk factors. Spine J 14：749-758, 2014
126) Pumberger M, et al：Neurologic deficit following lateral lumbar interbody fusion. Eur Spine J 21：1192-1199, 2012
127) Modi HN, et al：The effects of spinal cord injury induced by shortening on motor evoked potentials and spinal cord blood flow：an experimental study in Swine. J Bone Joint Surg Am 93：1781-1789, 2011

II 各論

A. 各病態における治療戦略
1. 変性後側弯症（de novo，二次性を含む）

a 脊柱変形を伴った腰部脊柱管狭窄症

Point
- 成人側弯症を伴う腰部脊柱管狭窄症（LSS）は高齢化に伴い増加している．
- 成人側弯症は腰椎変性側弯症（DLS）と小児期からの遺残性側弯症に大別される．
- 正確な病態診断のもとに保存的治療が優先されるが，高度の運動，感覚障害，歩行障害，高度側弯，後弯症を伴う場合は手術的治療が選択される．
- 軽度のDLS（Cobb角30°未満）を伴うLSSは，不安定性の有無により除圧術単独か1～2椎間の固定術を併用する．
- 高度側弯（Cobb角30°以上），後弯変形を伴う場合は長範囲の矯正固定術と狭窄部位の除圧術を選択する．
- 成人側弯症の手術的治療は小児側弯症に比べ，術後合併症の頻度が高く合併症対策が重要である．
- Lateral interbody fusion（LIF）と経皮的椎弓根スクリュー（PPS）の併用は低侵襲手術として有用であるが，手技の習熟と合併症対策が肝要である．

　成人側弯症（adult scoliosis：AS）は18歳以上でCobb角10°以上の側弯カーブを有するものとされている．わが国は現在世界第1位の高齢社会であり，腰下肢痛や歩行障害を主訴とする腰部脊柱管狭窄症（lumbar spinal stenosis：LSS）が増加しており，50歳以上の一般成人の有病率は約13％である[1]．腰椎の加齢性変化による成人側弯症，その中でも腰椎変性側弯症（degenerative lumbar scoliosis：DLS）も増加し，当然のことながら両者の合併例も増加の一途をたどっている．

分　類

　LSSは脊柱管を構成する骨性要素や，椎間板，靱帯要素などによって腰部の脊柱管や椎間孔が狭小となり，馬尾あるいは神経根の絞扼性障害をきたして症状の発現したものである．
　LSSの分類には国際分類[2]が用いられてきたが，国際分類のAcquired Stenosisのdegenerativeの中に変性側弯症（degenerative scoliosis）は含まれてはいない．蓮江らは国際分類を改変し，変性側弯をdegenerativeの項目に組み込んだ[3]．病因別分類のacquired（後天性）のdegenerative（変性性）を4つに分け，spondylotic, degenerative spondylolisthesis, degenerative scoliotic, hyperostoticとし，変性側弯を腰部脊柱管狭窄症の分類に入れ，さら

表1 蓮江の分類（改変版）

病因（疾患）別分類	病変部位別分類
Ⅰ．先天性/発育性　congenital/developmental	Ⅰ．正中型　central type
A．特発性　idiopathic	Ⅱ．外側型　lateral type
B．軟骨形成不全症　achondroplastic	A．両側性　bilateral type
Ⅱ．後天性　acquired	B．片側性　unilateral type
A．変性性　degenerative	Ⅲ．混合型　mixed type
1．脊椎症性　spondylotic	
2．変性すべり症性　degenerative spondylolisthetic	**罹患数別**
3．変性側弯症性　degenerative scoliotic	Ⅰ．単椎間型　single level type
4．骨増殖性　hyperostotic	Ⅱ．二椎間型　double level type
B．合併症　combined	Ⅲ．多椎間型　multiple level type
C．分離・すべり症性　spondylolytic spondylolisthetic	
D．外傷後性　post-traumatic	**症候別分類**
E．術後性　postoperative	Ⅰ．馬尾型　cauda equina type
1．固定術後性　post-fusion	Ⅱ．神経根型　radicular type
2．椎弓切除後性　post-laminectomy	Ⅲ．混合型　mixed type
3．椎間板切除術後性　post-discectomy	
F．その他　miscellancous	

［Arnordi CC, et al：Clin Orthop Relat Res 115：4-6，1976／蓮江光男：MB Orthop 4：1-4, 1988 より引用］

表2　Aebi 分類

Type Ⅰ：de novo 型で，脊椎の変性による側弯症
Type Ⅱ：思春期特発性側弯症（AIS）に変性が加わったタイプ
Type Ⅲ：二次的要因による側弯症で2つのサブタイプが存在
ⅢA：腰仙椎までの広範囲固定による隣接椎間障害，脚長差や股関節障害に起因する骨盤傾斜に起因する場合
ⅢB：代謝性疾患に起因する場合で，多くは片側の椎間板障害と骨粗鬆症性脊椎骨折を伴っている場合

［Aebi M：Eur Spine J 14：925-948, 2005 より引用］

に部位別分類および症候別分類が加えられた[4]（**表1**）．

成人脊柱変形の分類には，Aebi 分類が簡便で広く用いられている[5]．Aebi 分類は成人側弯症の病態を反映した分類であり，3タイプに分けられる（**表2**）．

本邦における DLS の分類には，戸山分類[6]がある．

Type Ⅰ：L4/5 椎間板の楔状化と L3/4 の側方すべりが主体の側弯変形

Type Ⅱ：中位腰椎の多椎間変性に基づく側弯変形

としている．また，松本らは戸山分類をもとにした DLS の形態的特徴を以下のごとく挙げている[7]．

①椎間狭小，骨棘形成，椎間関節肥厚

②側弯の範囲が比較的短い

③側弯角は最大でも 40～50° と比較的軽度

④椎体回旋も Nash & Moe 分類のⅡ度以下と比較的軽度

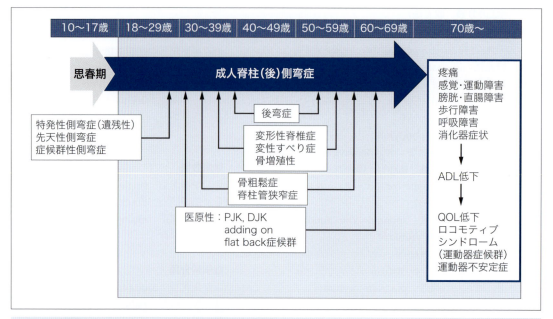

図1 思春期特発性側弯症から成人後側弯症への過程
　加齢性変化のみならず様々な病態が加味されて成人後側弯症に至り，腰下肢痛，感覚，運動障害，歩行障害，健康関連QOLの低下を招来し，終末像はロコモティブシンドローム，運動器不安定症である．
PJK：proximal junctional kyphosis, DJK：distal junctional kyphosis

[山崎　健：関節外科31：158-167，2012より引用]

⑤椎間板の楔状化と椎体の側方すべり
　ただし，Aebi分類，戸山分類においてもde novo型か小児側弯の遺残に変性が加味された腰椎側弯であるのか，すべての症例において厳密に判断することは困難である．
　成人側弯症は小児期の側弯症が遺残し，加齢，疾病，外傷により様々な病態が加味されることが考えられる．成人側弯症の，とくに高齢期には変性疾患を中心にいくつもの病態・疾患が併存する．代表疾患はLSSであるが，前述のようにLSSの原因疾患には変形性脊椎症，変性すべり症，また変性側弯症もその1つを成している．そして，これらの病態の終末像はロコモティブシンドローム，運動器不安定症と考えられる．Aebi分類をもとに思春期以前の発症から見た成人側弯症に至る年代別過程を示した[8]（**図1**）．
　Scoliosis Research Society (SRS)-Schwab分類[9]は成人側弯症を4つのカーブのグループと3つのサブグループに分けている．脊柱の矢状面アライメントに脊柱・骨盤アライメントを加味した分類で矯正手術の一定の指標を示している．

症状，診断

　LSSの特徴的な臨床症状として，腰下肢痛，下肢のしびれ，感覚障害，筋力低下と神経性間欠跛行が出現，また膀胱直腸障害をきたすこともある．病態には先天性，後天性の種々のものがある．生来，発育性の脊柱管狭小に加えて退行変性による脊椎症性変化によって中年以後に発症する場合が多い．

成人側弯症の臨床症状[8,10]は腰痛が最もよく見られる症状である．軸性疼痛（axial pain）は重苦しい疼痛が下位腰椎周辺に出現する．動作時痛としては，不安定性による場合でシャープな疼痛が腰背部・殿部に，とくに起立時や前屈時に出現する（instability catch）．下肢痛はLSSとの合併で起こる神経根性疼痛が主であり，凹側の椎間孔狭窄，あるいは凸側における神経根への過伸展（overstretching）による場合がある．側弯カーブの代償不全やグローバルバランス不良例では，広範な筋・筋膜性疼痛が労作時や日常生活動作後の筋疲労の後に生じる．中心性狭窄が存在する場合は馬尾性間欠跛行が出現する．明らかな神経根症状，神経根性間欠跛行，馬尾症状を呈する場合は何らかの除圧術が併用される．成人側弯症は変形が自然経過中に骨棘などで椎間の癒合を生じた場合や可撓性の低いカーブになった場合は，疼痛や不安定性による症状を必ずしも呈さないことにも注意を払うことが重要である．

画像診断は，成人側弯症は立位脊柱正面X線像でCobb角10°以上の側弯であり，比較的容易に診断できる．LSSについては，単純X線撮影をはじめ，脊髄造影，単純CT，脊髄造影後CT，MRIなどの各種の画像診断を駆使する．外側狭窄，椎間孔狭窄の診断には3D-CTが有用である．また，機能診断としての神経根造影，神経根ブロックは有用である．

治療

1 保存的治療

症例の多くは高齢者であり，重篤な神経症状を呈さない症例は保存的治療が主体となる．腰部脊柱管狭窄症に対して，軽症の場合は抗炎症鎮痛薬，微小循環改善薬，神経根ブロック，硬膜外ブロックが有効な場合がある．また，運動療法，背屈制限装具が有効な場合もある．成人側弯に対して側弯矯正のための装具療法は無効であるが，疼痛軽減のための装具を用いる場合がある．また，背筋強化，体操療法も疼痛軽減に効果がある．

2 手術的治療

高度の歩行障害，神経麻痺，膀胱直腸障害を認める場合や保存的治療が無効な場合は，手術的治療が選択される．LSSに対しては除圧術が選択される．除圧術は開窓術，部分椎弓切除術などの椎弓切除による後方除圧を通常の後方展開で行うか，低侵襲手術すなわち内視鏡椎間板切除（micro-endoscopic discectomy：MED）を応用した除圧術が一般的である．

最近，側方腰椎椎体間固定術（lateral interbody fusion：LIF）に経皮的椎弓根スクリュー（percutaneous pedicle screw：PPS）を併用した間接除圧による手術的治療が行われ，低侵襲かつ症状改善に効果があったという報告が散見される[11-13]．これは椎間孔狭窄に対する椎間板高改善による拡大効果と黄色靱帯，後縦靱帯に対してのligamentotaxisが除圧効果を生むとしている．高度麻痺，癒着性変化の強い狭窄には効果は期待できない．また，感染，血管損傷，尿管損傷，腹膜損傷，イレウス，大腿周囲の感覚異常などが報告されており，十分な手技の習熟と重篤な合併症回避に傾注すべきである[14]．

Cobb角が30°未満の側弯症を伴う場合は，側弯矯正よりも狭窄および不安定性に対して1～2椎間の除圧と椎間固定術を行うことで，側弯に対しても矯正を得ることができる．この際の固定は前方支柱，椎間開大，前弯形成および側弯矯正の目的で，後方進入椎体間固定（posterior lumbar interbody fusion：PLIF）もしくはLIFを用いることが多い．1～2椎間の

腰椎側弯の神経根障害の原因を考察すると，上述のように凹側はpedicle kinkingと下位椎上関節突起の突き上げによる椎間孔狭窄であり，凸側は神経根の過牽引（overstreching）によるものである．前者には椎間孔部内外での除圧術，後者には除圧よりも過牽引の解除のための変形矯正がより合目的的な治療と考えられる．馬尾障害の多くは中心性狭窄であり，多くは椎間板膨隆，黄色靱帯肥厚などと前方すべりにより生じる．前方すべりと側弯による椎間関節の亜脱臼により中心性狭窄をきたす場合もある．しかし，側弯変形のみで直ちに狭窄症状が現れることはむしろまれと考えられ，腰背部痛による立位，歩行障害による健康関連QOLの低下が主体となる場合も多い．LSSの拡大開窓術後の長期経過では，変性狭窄症，変性すべり症単独において，両者はほぼ同等の術後成績であるが，不安定性と後側弯などの脊柱変形を合併する症例は除圧術単独では長期の症状改善が得られず，何らかの固定術の併用が必須である[15]．

腰椎後側弯症の場合は側弯矯正とともに後弯矯正を行う必要があると考える．SRS-Schwab分類をもとに矢状面パラメータがpelvic incidence（PI）-lumbar lordosis（LL）＞10°，pelvic tilt（PT）＞20°であれば，至適な腰椎前弯獲得のために多椎間PLIFを行うかPonte骨切り術，pedicle subtraction osteotomy（PSO），vertebral column resection（VCR）などの骨切り術を併用し，骨盤を含めた広範囲脊椎矯正固定が必須となる．また，術前に腰椎前弯がPIとほぼ同じか十分に大きく，また可動性が十分あり，PTが20°未満であれば，骨盤を含めない広範囲脊椎矯正固定が可能である．骨切り術，骨盤固定法についての詳細には他項を参照されたい（Ⅱ-B-1，2参照）．

症例（図2）

72歳女性．主婦．数年前から腰下肢痛，両下腿外側から足底のしびれを生じ，間欠跛行は50mであった．脊髄造影の正面像にてL3/4，L4/5の停止像，Cobb角20°の腰椎側弯（L1-L4）を認めた（図2-A）．脊髄造影側面像では腰椎の前弯角は30°であった（図2-B）．L3椎弓下縁，L5椎弓上縁の部分椎弓切除，L4の全椎弓切除術，L3/4，L4/5に角度付き椎間スペーサーを用いたPLIFとPS法により除圧固定術を行い，腰痛，間欠跛行は消失，軽度の下肢しびれが残存するも，症状はほぼ軽快し側弯も矯正された（図2-C）．術後単純X線側面像にて腰椎の前弯角は40°に増加した（図2-D）．

おわりに

LSSに成人側弯症を合併する症例においては，まずLSSの病態，原因，部位，症候別分類を明らかにする．Cobb角30°未満の側弯症で範囲がとくに1〜2椎であれば，通常のLSSの手術適応に準じた治療を選択する．明らかな不安定性がなければ除圧術単独で腰下肢症状の改善が得られるが，前方すべりなどの不安定性を伴う場合，また凸側の神経根牽引による下肢痛を伴う場合は固定術の併用と側弯矯正が必要となる．後弯症を伴う場合の後側弯の矯正は矢状面アライメントの矯正を要し，骨盤を含む矯正固定術の要否を考慮する必要があり，この詳細については他項を参照されたい（Ⅱ-B-2b参照）．

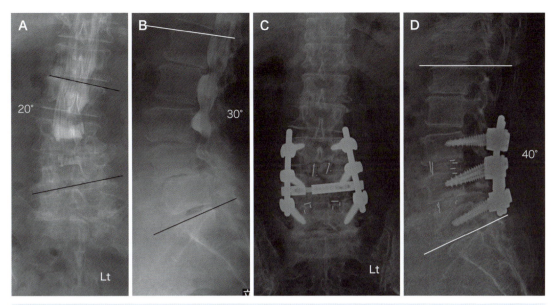

図2 72歳女性．主婦．LSSとDSL合併例
A・B：脊髄造影にてL3/4, L4/5の停止像，正面像においてCobb角20°の腰椎側弯を認める．
C・D：術後単純X線写真．L3およびL5の部分椎弓切除術，L4の全椎弓切除術，L3/4, L4/5のPLIF，PS法により除圧固定術を行い，側弯も矯正された．

文献

1) 山崎　健ほか：腰部脊柱管狭窄症の疫学調査――一般住民の有病率と健康関連QOL調査．J Spine Res **4**：158-163，2013
2) Arnordi CC, et al：Lumbar spinal stenosis and nerve root entrapment syndrome, diffinition and classification. Clin Orthop Relat Res **115**：4-6, 1976
3) 蓮江光男：腰部脊柱管狭窄の分類と臨床．MB Orthop **4**：1-4，1988
4) 菊池臣一：腰部脊柱管狭窄―概念と分類．脊椎脊髄 **21**：259-264，2008
5) Aebi M：The adult scoliosis. Eur Spine J **14**：925-948, 2005
6) 戸山芳昭，平林　洌，若野紘一：高齢者にみられる腰部脊柱管狭窄症の病態と手術法選択の問題点．別冊整形外 **12**：142-149，1987
7) 松本守雄ほか：腰椎変性側弯症の病態および分類．脊椎脊髄 **21**：292-296，2008
8) 山崎　健：脊柱側弯症―乳幼児期から成人期まで―．関節外科 **31**：158-167，2012
9) Schwab F, et al：Validation of the SRS-Schwab adult deformity classification. Final Program：18th International Meeting on Advanced Spine Techniques：Milwaukee, WI, Scoliosis Research Society, p104, 2011
10) Sengupta DK：Adult spine deformity. Orthopaedic Knowledge Update Spine, Rao RD（ed），4th ed, AAOS, USA, p349-369, 2012
11) Ozgur BM, et al：Extreme lateral interbody fusion（XLIF）：a novel surgical technique for anterior lumbar interbody fusion. Spine J **6**：435-443, 2006
12) Fujibayashi S, et al：Effective of indirect neural decompression through oblique lateral interbody fusion for degenerative lumbar disease. Spine（Phila Pa 1976）**40**：175-182, 2015
13) 金村徳相ほか：胸腰椎変性疾患に対するextreme lateral interbody fusion（XLIF）の可能性と限界．脊椎脊髄 **28**：485-494，2015
14) Rodgers WB, et al：Intraoperative and early postoperative complications in extreme lateral interbody fusion：an analysis of 600 cases. Spine（Phila Pa 1976）**36**：26-32, 2011
15) 山崎　健ほか：腰部脊柱管狭窄症の術後成績―拡大開窓術後10年以上経過例の検討―．整形外科 **60**：407-412，2009

A. 各病態における治療戦略
1. 変性後側弯症（de novo，二次性を含む）

b 変性側弯症（側弯 Cobb 角 30°以上）

> **Point**
> - 側弯 Cobb 角 30°以上の変性側弯症の手術適応は，脊柱変形からくる起立歩行障害や消化器症状などであり，手術目的は変形矯正にある．
> - 本症はカーブパターン，変形の柔軟さ，グローバルバランスから 5 型に分類できる．
> - 変形矯正の基本は脊椎インストゥルメンテーションと各種解離術を効果的に組み合わせることである．
> - 硬い側弯変形は椎体間解離術，硬い後弯変形は 3-column 骨切り術または椎体間解離術に後方骨切り術を組み合わせて矯正する．
> - 矯正目標は矢状面では PI-LL ミスマッチの状況，骨盤後傾などの代償機能，冠状面ではグローバルバランスの状況を考慮して設定する必要がある．

病　態

　変性側弯症は，脊柱変形が椎間板変性により発生する de novo 変性側弯症（一次性変性側弯症），および思春期特発性側弯症をはじめとする小児期発症の各種側弯症に加齢による椎間変性が加わり疼痛・神経障害やさらなる変形進行を呈する二次性変性側弯症に大別される．前者は椎間板原性側弯症（discogenic scoliosis）ともいえる疾患で，変性すべり症や腰椎椎間板症と同一カテゴリーに属し，60 代以降の中高年に発症する．椎間板の非対称性変性をベースに，片側椎間関節を pivot として局所の回旋変形を伴う側弯を呈する[1,2]（図 1）．カーブはもっぱら胸腰椎移行部〜腰椎に存在し，側方すべり，前方すべり，回旋性亜脱臼などの不安定性を有する．このため，変形は進行性で急速進行例も少なくない（図 1）．また，側弯変形が高度になるに従い腰椎前弯が減少し，後側弯を呈するものが圧倒的に多い．矢状面グローバルアライメントの破綻をきたし，腰痛，起立・歩行障害，脊柱管狭窄や椎間孔狭窄による下肢症状，胃食道逆流症（GERD）などの症状を呈する．一方，後者は小児期より存在する側弯変形のため，長期間にわたり非対称的荷重が椎間板や椎間関節変性を惹起することにより，主に腰痛が問題となる．症状発現年齢は 40 代と de novo 変性側弯症よりは若い．椎間変性に伴い腰椎カーブを中心に変形進行を見るが，de novo 変性側弯症と比し，その進行は緩徐である．また，特発性側弯症などの原疾患にあるすべてのカーブパターンをとるため，胸椎に構築学的変形を有する例があることは de novo 変性側弯症との大きな違いで

1. 変性後側弯症（de novo，二次性を含む）　　b. 変性側弯症（側弯 Cobb 角 30°以上）

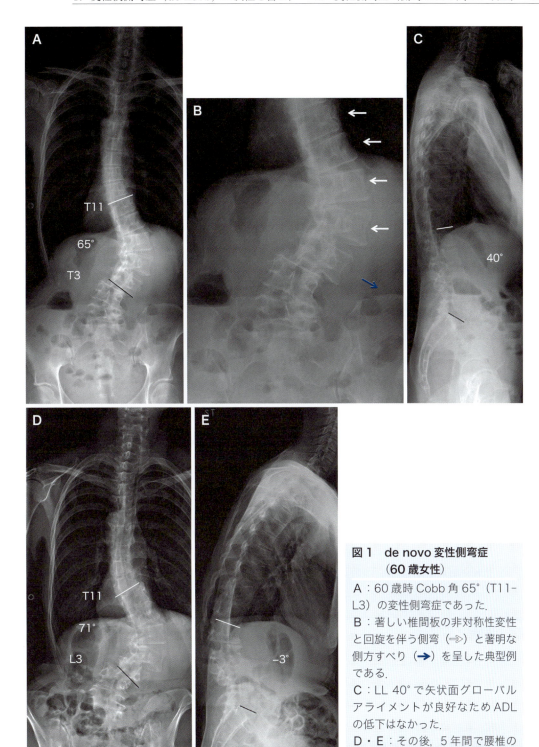

図1　de novo 変性側弯症（60 歳女性）

A：60 歳時 Cobb 角 65°（T11-L3）の変性側弯症であった．
B：著しい椎間板の非対称性変性と回旋を伴う側弯（⇨）と著明な側方すべり（→）を呈した典型例である．
C：LL 40°で矢状面グローバルアライメントが良好なため ADL の低下はなかった．
D・E：その後，5 年間で腰椎の側弯進行（71°）と後弯化（−3°）により歩行不能となった．

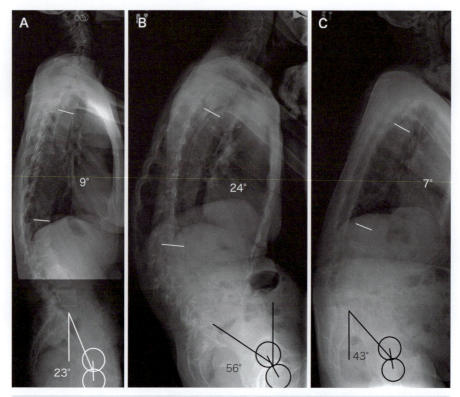

図2 矢状面バランスと代償機能
A：胸腰椎移行部の後弯を腰背筋力による胸椎後弯減少（TK 9°）と下位腰椎過前弯化により代償している．この症例は骨盤後傾による代償は働いていない（PT 23°）．
B：腰椎後弯を著しい骨盤後傾（PT 56°）により代償している．
C：胸椎後弯減少（TK 7°）と骨盤後傾（PT 43°）によっても矢状面バランスは代償できず，SVAは股関節軸の前方に変位した代償不全例である．

ある．矢状面グローバルアライメント破綻の程度や脊柱管狭窄の程度も de novo 変性側弯症よりは軽度である[1,3]．

診断，評価

脊柱変形の形態としては，Scoliosis Research Society（SRS）-Schwab 分類[4]で冠状面カーブタイプ T（thoracic only），L（TL/lumbar only），D（double curve）の3タイプ（側弯 Cobb 角30°以上）が本症の対象疾患である．長尺フィルムによる立位単純X線（clavicle position）[5]で，冠状面と矢状面のグローバルアライメントを評価する．SVA（sagittal vertical axis）は，矢状面グローバルアライメントの重要な指標とされているが，骨盤後傾や胸椎後弯減弱などの代償機能により，静的状態では見かけ上は正常（偽陰性：false negative）となることはしばしばである．したがって，代償機能（骨盤後傾や胸椎後弯減少）の評価はきわめて重要である[6,7]（図2）．また，変形の柔軟性（flexibility）評価は手術適応や術式選択にきわめて重要で，必ず行わなければならない[6,8]．冠状面は traction と side bending，矢状面は支柱（bolster/fulcrum）を用いた後弯矯正位である fulcrum backward bending（FBB；図3）で評価する．

1. 変性後側弯症（de novo, 二次性を含む）　b. 変性側弯症（側弯 Cobb 角 30°以上）　189

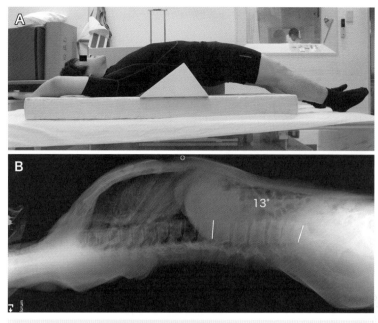

図3　FBB による腰椎後弯の柔軟性評価
A：ウレタン製の支柱（fulcrum/bolster）上に背臥位として，腰椎後弯の柔軟性を評価する．
B：この症例では FBB によっても腰椎前弯は得られない（LL：13°）硬い後弯症と評価される．

　de novo 変性側弯症では変形の柔軟性が比較的高いものも少なくなく（とくに急速進行例），適切な柔軟性評価によって不要な解離操作を避けることは治療計画上の重要なポイントである．グローバルバランスを捉えるには動的因子の評価が必須である[8-10]が，現時点では静的なアライメント評価から間接的に推定するに留まっている．成人脊柱変形患者のグローバルアライメントは歩行によりダイナミックに変化することが分かっている[8,10]．さらに，骨盤後傾や胸椎後弯減少などの代償機能も動的に変化するので，動的バランスの評価はいっそう複雑になる．これらを評価するための標準的手段は確立されておらず，今後の研究が待たれる．

　臨床症状としては，グローバルバランスの破綻から来る立位保持，歩行困難が主訴となることが圧倒的に多く，間欠跛行や下肢神経症状は随伴症状であることが多い．下肢症状が主訴となっている場合，治療目的は神経除圧であり，脊柱変形疾患のカテゴリーには入らない．また，GERD は重度変形にはほぼ必発の症状で，重症例では繰り返す嘔吐などにより低栄養の状態となっていることもしばしばである．本症は外科的な変形矯正が治療の中心であり，適応される術式も高侵襲なものが多い．対象患者の多くは高齢者で，栄養状態，骨粗鬆症，併存症など，全身状態の的確な評価に基づいて治療計画を立てることが成功の鍵である．

　術前後の臨床評価には各種患者立脚型 QOL 評価ツールが利用される．国際標準として最も多く用いられているのが腰椎疾患の総合的 QOL 評価ツールである Oswestry Disability Index（ODI）である．これに SRS-22 などの脊柱変形疾患に特化されたツールや Short Form（SF）-36，SF-12 など疾患特異的でない総合的な QOL 評価ツールを組み合わせて利用されている場合が多い．臨床研究においては学会主導の多施設共同研究の機会が多くなっているの

で，医療機関ではこれらの各種 QOL 評価ツールを用いた計画的な患者評価を行うシステムを構築しておくことが重要である．

治療（手術適応，術式選択，固定範囲）

　成人脊柱変形では問題となる症状の原因は構築学的な脊柱変形に由来するものが中心となるため，保存的治療の役割は限定的である[11]．とくに本項で扱う側弯変形≧30°例では，保存的治療の役割はきわめて限定的なため，手術的治療を中心に述べる．

1 手術適応

　基本的には脊柱変形からくる立位保持，歩行困難により日常生活に支障をきたしているものが手術適応となる．併発する脊柱管狭窄や椎間孔狭窄による下肢神経症状の有無は問わない．また，重度変形例では GERD などの消化器症状，呼吸器症状も手術適応の判断材料である．矢状面グローバルバランスが破綻している例は立位保持・歩行困難を呈するが，冠状面アライメント異常はそれによる腰痛，背部痛，または外見上の問題を総合的に判断して手術適応を決定する．

2 術式選択

　インストゥルメンテーション技術（rod rotation，translation，cantilever など）が矯正の主軸となる小児期脊柱変形（とくに特発性側弯症）とは異なり，成人脊柱変形に対する矯正術では適切な解離法を適所に応用することが最も重要である．矯正におけるインストゥルメンテーション技術の違いはそれほど重要ではない．解離法は，Ponte 骨切り術などの後方骨切り術（posterior column osteotomy：PCO），椎体間解離術（intervertebral release：IVR），vertebral column resection（VCR）や pedicle subtraction osteotomy（PSO）などの 3-column 骨切り術（3CO）に分けられる[12,13]．PCO は後方要素の短縮によって後弯矯正が可能な「椎間板可動性のあるセグメント」における基本解離術である[11]．比較的簡便で低侵襲なこと，椎体の骨脆弱性から前方再建に不向きな高度骨粗鬆症例でも効果を発揮できる利点がある．IVR は硬い側弯変形の矯正に最も有効な解離法で，前方・後方の両アプローチで利用できる．最近では前方法として側方アプローチによる lateral interbody fusion（LIF）の良好な成績の報告が多い[14]．一方，後方アプローチによる IVR は前縦靱帯（ALL）の解離が困難なため，後弯矯正に大きな効果は期待できない．前方アプローチによる IVR は ALL 切離による前方 column 開大で後弯矯正は可能であるが，大血管損傷の潜在的リスクが問題となる．3CO（とくに PSO）は前方 column 開大を伴わず後方短縮により硬い後弯矯正が可能となるため，後弯症矯正のゴールドスタンダード手技として定着している．欠点は硬膜外腔に対するマニピュレーションによる出血過多である．また，3CO は椎体間固定［posterior lumbar interbody fusion（PLIF），transforaminal lumbar interbody fusion（TLIF），anterior lumbar interbody fusion（ALIF）］後の矢状面アライメント異常など骨性癒合を伴う変形に対する唯一の解離法である．

　筆者らは適切な術式選択のために，成人脊柱変形をカーブタイプ，バランス，柔軟性をもとに 5 型に分類している[6]（**表 1**）．

1．変性後側弯症（de novo，二次性を含む）　b．変性側弯症（側弯 Cobb 角 30°以上）

表 1　成人脊柱変形の分類

タイプ	変形の特徴	適応術式
1	冠状面バランスの良い側弯症で，柔軟な矢状面バランス異常を伴うもの	後方矯正固定術（PSF）
2	冠状面バランスが悪い側弯症であるが，矢状面バランス異常は柔軟なもの	椎体間解離術（IVR） 前方・側方・後方
3	硬い矢状面バランス異常で側弯変形を伴わないもの	骨性癒合あり：PSO 骨性癒合なし：LIF＋PCO
4	硬い矢状面バランス異常で側弯変形を伴うもの	骨性癒合あり：VCR 骨性癒合なし：LIF＋PCO
5	重度側弯症で明らかな矢状面バランス異常を伴わないもの	前方矯正固定術（ASF）

PSF：posterior spinal fusion, IVR：intervertebral release, PSO：pedicle subtraction osteotomy, LIF：lateral interbpdy fusion, PCO：posterior column osteotomy, VCR：vertebral column resection, ASF：anterior spinal fusion

［Taneichi H：J Orthop Sci 21：116-123, 2016 より引用］

タイプ 1：冠状面バランスの良い側弯症で，柔軟な矢状面バランス異常を伴うもの

　FBB で得られる腰椎前弯（lumbar lordosis：LL）が pelvic incidence（PI）とマッチしており，側弯はあるが冠状面バランスが保たれている．このタイプは変形矯正のための解離操作は不要である．後方インストゥルメンテーションを用いた矯正固定術が適応される．解離操作を行わないため，低侵襲手術が可能となる．不必要な解離操作を加えない手術計画を立てるべきである．

タイプ 2：冠状面バランスが悪い側弯症であるが，矢状面バランス異常は柔軟なもの

　冠状面バランス矯正のために IVR の適応となる．IVR は後方・前方・側方アプローチのいずれを用いても良いが，低侵襲性や解離効果から側方アプローチ（LIF）が有利である．矯正固定は後方インストゥルメンテーションを用いて行う（**図 4**）．

タイプ 3：硬い矢状面バランス異常で側弯変形を伴わないもの

　このタイプは側弯＞30°以上でないため，本項の対象外である．

　＊このタイプの基本矯正手技は PSO である．しかし，完全な椎体間骨癒合例以外は IVR（LIF）と PCO（Ponte 骨切り術）の併用でも良好な矯正位が得られる．術中出血量を軽減できる点，後者が有利である．

タイプ 4：硬い矢状面バランス異常で側弯変形を伴うもの

　完全な骨性椎体間骨癒合例では VCR の適応である．VCR は後方進入でも可能であるが，神経や大血管に対する安全性からは前後合併アプローチが有利である．完全な骨性癒合がなければ，IVR（LIF）と PCO（Ponte 骨切り術）の併用で良好な矯正位が得られる（**図 5**）．

タイプ 5：重度側弯症で明らかな矢状面バランス異常を伴わないもの

　このタイプで手術適応となることは多くはないが，40°以上の重度側弯症では，腰痛，肋骨と骨盤が接触することによる耐えがたい疼痛などのため適応となる．二次性変性側弯症が多く，症状発現も 40 代と比較的若く骨質も良いため，前方矯正固定の良い適応である．ただし，側弯頂椎付近には PCO を要する．また，矢状面バランス異常がないため，腰仙椎（骨盤）固定は不要である（**図 6**）．

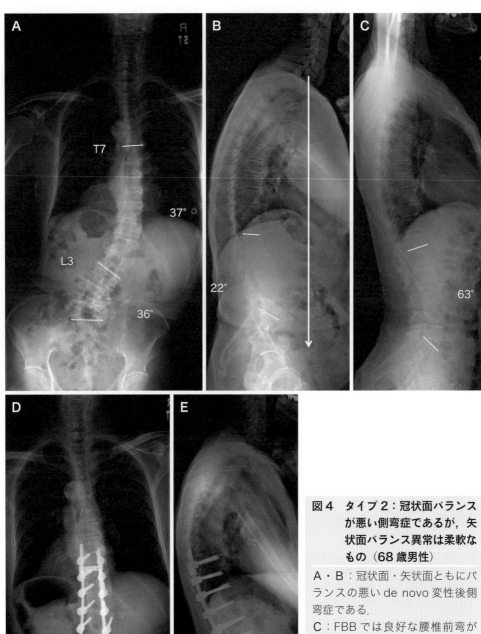

図4 タイプ2：冠状面バランスが悪い側弯症であるが，矢状面バランス異常は柔軟なもの（68歳男性）

A・B：冠状面・矢状面ともにバランスの悪い de novo 変性後側弯症である．
C：FBBでは良好な腰椎前弯が獲得できる．このような症例では冠状面バランス矯正のためIVRが適応される．後弯矯正には特別な解離術は不要である．
D・E：LIFによる解離と胸椎-骨盤矯正固定術により良好な生理的脊柱アライメントとバランスの改善が得られた．

1. 変性後側弯症(de novo, 二次性を含む)　b. 変性側弯症(側弯 Cobb 角 30°以上)

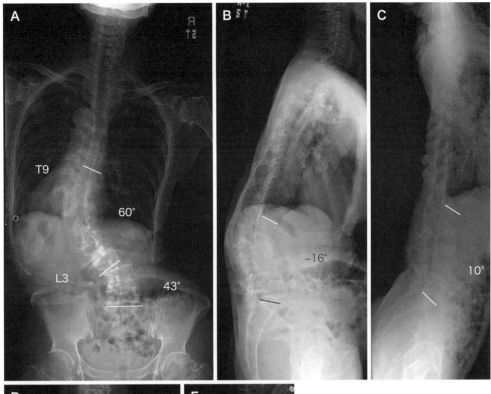

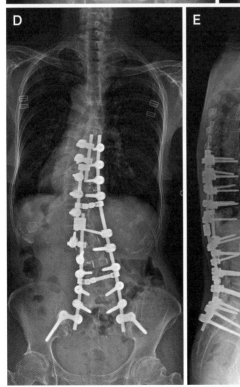

図5　タイプ4：硬い矢状面バランス異常で側弯変形を伴うもの（69歳女性）

A・B：冠状面・矢状面ともにグローバルバランスの破綻した de novo 変性後側弯症である．

C：FBB でも腰椎の前弯化は不十分である．この場合 VCR か LIF と Ponte 骨切り術などの PCO を組み合わせた解離術の適応となる．この症例は併存症として特発性血小板減少性紫斑病があったため，出血の少ない後者を選択した．

D・E：LIF+PCO（L2/3/4）併用の後方矯正固定術を施行し，良好なアライメントが獲得された．

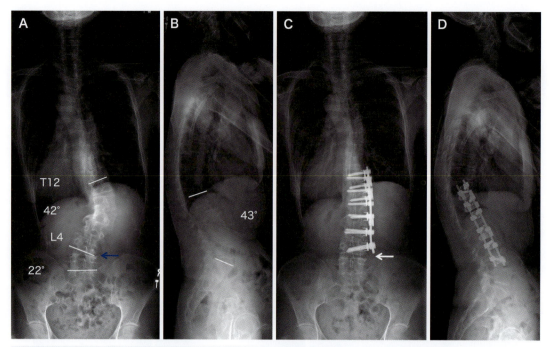

図6 タイプ5：重度側弯症で明らかな矢状面バランス異常を伴わないもの（61歳女性）

A・B：耐えがたい腰痛と腹部圧迫感を訴える de novo 変性側弯症（T12-L4 Cobb角：42°）である．L4/5椎間板の非対称性変性が著明で，右側は椎間板圧潰のため bone on bone の状態となっている（→）．胸腰椎移行部に後弯があるが，腰椎前弯は保たれており，冠状面・矢状面ともにバランスは良い．このような例では矢状面アライメントの矯正と脊柱骨盤固定は不要であるため，前方矯正固定術の良い適応である．

C・D：前方矯正固定術（T11-L4）により良好な側弯矯正が得られた．術後3年のX線像では右L4/5椎間板高が回復し維持されている（⇒）．

3 矯正目標

　脊柱変形手術のゴールはバランスのとれた生理的脊柱アライメントの獲得である．成人脊柱変形患者のQOLを悪化させる最大の要因は矢状面バランスの破綻である[9,15,16]ので，その改善が最も重要である．矢状面バランス改善には，PI-LLミスマッチの解消，代償機能としてのpelvic tilt（PT）およびthoracic kyphosis（TK）の正常化が基本であるが，手術で直接矯正できるのはLLとTKである．一方，冠状面では側弯Cobb角を小さくすることが手術の目標ではない．冠状面もバランスの改善，すなわちC7-plumbline（C7-PL）をゼロに近づけることが重要であり，側弯Cobb角の改善を狙った結果，C7-PLが悪化することがないように配慮が必要である．

a．PI-LLミスマッチの矯正

　SRS-Schwab分類では，PI-LLを±10°以内にする，すなわち矯正により目指すべきLLはPI±10°であることを推奨している．しかしながら，骨盤形態を考慮すると，PIが大きな個人は sagittal pelvic thickness（SPT；仙骨椎体終板中央と股関節軸との水平面上の距離）が大きい（**図7**）[17-19]ため，矢状面バランスを維持するためにSVAを股関節軸より後に保持しやすく，許容されるミスマッチも大きくなる．逆にPIが小さければ，股関節伸筋（骨盤後傾

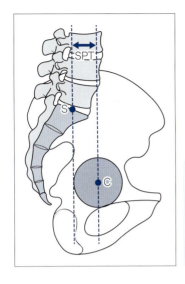

図7 sagittal pelvic thickness（SPT）
PIが大きな個人はSPT［仙骨椎体終板中央（S）と股関節軸（C）との水平面上の距離］が大きい[3-5]ため，矢状面バランスを維持するためにSVAを股関節軸より後に保持しやすく，許容されるミスマッチも大きくなる．

［Le Huec JC, et al：Eur Spine J 20：S564-S571, 2011 より引用］

筋）のレバーアームが短く，骨盤後傾位保持には多くの労力を要する上，解剖学的にもPTを十分に大きくできないために代償機能が働きにくく，許容されるミスマッチは小さくなる[18,20]．以上より，目標とするPI-LLミスマッチ角は，SRS-Schwab分類で規定されるような一定値ではなく，PIの大きさにより変化しうるものと考えられる[21]．

稲見ら[21]は術後成績が良好な成人脊柱変形患者の術後PI-LLミスマッチ角とPIの関係はPI-LL＝0.41PI−11.12となることを示し，矯正目標とすべきLLは，LL＝0.59PI＋11.12（獨協フォーミュラ）であると提唱している．一方，これまでに健常者や検診データから算出された生理的LLとPIの関係を見ると，Legayeら[22]のLL＝0.596PI＋35.415や，大和ら[23]のLL＝0.45PI＋31.8（浜松フォーミュラ）となっている．これらの一次関数における変数PIの係数（傾き）はいずれも0.5〜0.6程度であることから，PIとLLの関係はSchwabらの示す係数1で正比例するのではなく，PIが大きいほど生理的にマッチしたLL，あるいは矯正術によりマッチさせるべきLLはPI値より小さくて良い，すなわちミスマッチの許容範囲が広くなることが分かる．逆にPIが小さい例ではミスマッチの許容範囲が狭いことは前述の通りである（**図8**）．これは前述のPIとSPT，PIと代償機能の解剖学的関係から理解できる．獨協フォーミュラは術後成績の最低保障ラインとしてのLLを，また他の2つは生理的矢状面アライメントを求めていることで，Y切片（約11°と約35°）の隔たりが理解できる（**図8**）．

b．PTの矯正

術後PTが正常，すなわち骨盤後傾による代償が必要ない矢状面アライメント作成を目指すべきである．SRS-Schwab分類ではPTの基準値は20°未満とされているが，20°以上でも成績良好例は多い．前述のように，PIが大きな例では股関節伸筋（骨盤後傾筋）のレバーアームが長く，少ない筋力でも骨盤後傾を保持できるため，代償が効きやすい[17-20]．したがって，PIの大きな例では必ずしも術後PT＜20°を達成する必要はない．逆にPIの小さな例ではPT＜20°でも不十分である可能性もあるので注意を要する．

c．冠状面バランスの矯正（悪化予防）

変性側弯症では頂点をL2/3〜L3/4とする腰椎カーブを有することが多いが，便宜上，これを主腰椎カーブ（main lumbar curve：MLC）と呼ぶ．そして，L3ないしL4以下には例

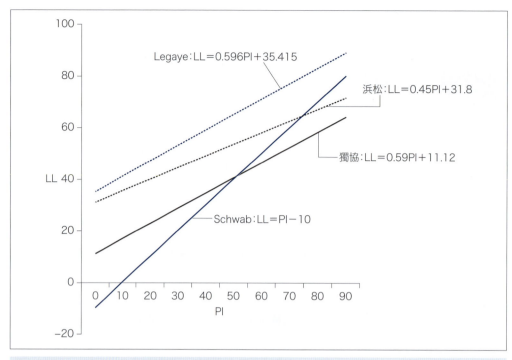

図8 PI-LL ミスマッチ矯正のための各種フォーミュラ
　稲見ら[21]は矯正目標とすべき LL は，LL＝0.59PI＋11.12（獨協フォーミュラ）であると提唱した．一方，生理的 LL と PI の関係は，Legaye ら[22]の LL＝0.596PI＋35.415 や，大和ら[23]の LL＝0.45PI＋31.8（浜松フォーミュラ）となっている．これらの一次関数における変数 PI の係数（傾き）はいずれも 0.5〜0.6 程度であることから，PI と LL の関係は Schwab らの示す係数 1 で正比例するのではなく，PI が大きいほどマッチさせるべき LL は PI 値より小さくて良い，すなわちミスマッチの許容範囲が広くなることが分かる．なお，Schwab は，便宜上，PI-LL＝10（最大値）を用いて一次方程式とした．

外なく対側凸の下位腰椎カーブ（fractional curve：FC）が存在する[1]．成人側弯症では小児と異なり，MLC を矯正した際に FC の自然矯正は起こらないので，無計画な MLC 矯正により冠状面バランスの悪化をきたすことが多い．具体的には冠状面バランス C7-PL が正常か MLC 凸側に変位している例では，MLC 矯正による冠状面バランス悪化は起こりやすい（**図9**）．この場合は，MLC を矯正せずに LL の改善のみを図るか，MLC と FC 双方の矯正を行う必要がある．LL 矯正に伴い MLC が同時に矯正された場合，ロッドの in-situ contouring などを行い，矯正前の側弯に戻すべく調整すべきである（**図9**）．脊椎骨盤固定例では術中 X 線コントロールによる冠状面バランスの確認は必須である．

4 固定範囲

a. 固定上端（upper instrumented vertebra：UIV）の設定

　UIV 設定の原則は，①後弯頂椎としない，②解剖学的に応力集中の起こりやすい胸腰移行部（T12 と L1）はできるだけ避ける，の 2 点である．あとは矯正すべき変形がどこにあるかによって，上位胸椎（T4 付近），下位胸椎（T10 付近），上位胸椎（L2 または L3）とする．de novo 変性側弯症では T10 付近となることが最も多い（**図4〜図6**）．

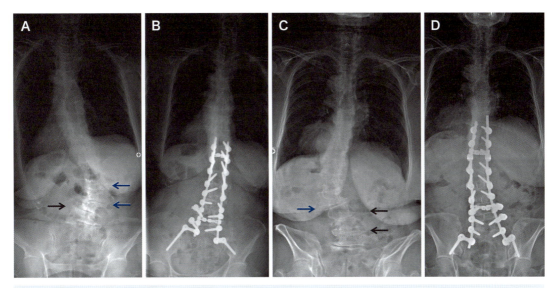

図9 冠状面バランスの矯正
A・B：冠状面バランスはおおむね良好であるが，MLC を 2 椎間（→），FC を 1 椎間（→），それぞれ LIF 手技で矯正した．その結果，FC 矯正量は MLC 矯正量を下回り，明らかな冠状面バランス不全が残存した．
C・D：MLC を 1 椎間（→），FC を 2 椎間（→）で矯正した．その結果，MLC 矯正量が FC 矯正量を上回らず，冠状面バランスの破綻は生じなかった．このように変性側弯症では FC カーブの矯正が術後冠状面バランス破綻防止の鍵となる．

b. 固定下端（lower instrumented vertebra：LIV）の設定

　変性側弯症は椎間板変性による脊柱変形で，前方椎間板高の減少が矢状面バランス破綻の基本病態である[1,2]．腰椎前弯は下位腰椎椎間板でその多くが形成されている[24,25]上，下位腰椎椎間板変性ほどレバーアームの長さから矢状面バランス悪化への影響が大きい．そのため，矢状面バランス不良例では下位腰椎椎間板での矯正が重要で，ごく一部を除き LIV は仙骨となる．一方，矢状面バランスが保たれているケースでは腰椎前弯位が保持されているか，胸腰椎・腰椎後弯を下位腰椎〜腰仙椎過前弯で代償できているので，下位腰椎〜腰仙椎固定の必要はない（図6）．UIV が胸椎例では，遠位アンカーは 4 点支持（four-point fixation）が原則で，仙骨に 2〜4 本，または仙骨・腸骨に各 2 本のスクリューによるアンカーを要する．これは長範囲固定（long construct）下端のアンカーとして通常の椎弓根を有さない仙骨は力学的強度が不足していることによる．また，成人脊柱変形では，術後の矢状面バランス保持のために股関節伸筋による強い骨盤後傾力が働くため，より強固な骨盤アンカーが必要となる（図4，図5）．

文　献
1) Aebi M：The adult scoliosis. Eur Spine J **14**：925-948, 2005
2) Jackson RP, Simmons EH, Stripinis D：Incidence and severity of back pain in adult idiopathic scoliosis. Spine（Phila Pa 1976）**8**：749-756, 1983
3) Ailon T, et al：Degenerative spinal deformity. Neurosurgery **77**（Suppl 4）：S75-S91, 2015

4) Schwab F, et al : Scoliosis research society-Schwab adult spinal deformity classification : a validation study. Spine (Phila Pa 1976) **37** : 1077-1082, 2012
5) Horton WC, et al : Is there an optimal patient stance for obtaining a lateral 36" radiograph? A critical comparison of three techniques. Spine (Phila Pa 1976) **30** : 427-433, 2005
6) Taneichi H : Update on pathology and surgical treatment for adult spinal deformity. J Orthop Sci **21** : 116-123, 2016
7) Lamartina C, Berjano P : Classification of sagittal imbalance based on spinal alignment and compensatory mechanisms. Eur Spine J **23** : 1177-1189, 2014
8) Shiba Y, et al : Dynamic global sagittal alignment evaluated by three-dimensional gait analysis in patients with degenerative lumbar kyphoscoliosis. Eur Spine J **25** : 2572-2579, 2016
9) Le Huec JC, et al : Equilibrium of the human body and the gravity line : the basics. Eur Spine **20** : 558-563, 2011
10) Lee CS, et al : Dynamic sagittal imbalance of the spine in degenerative flat back. Spine (Phila Pa 1976) **26** : 2029-2035, 2001
11) Bridwell KH, et al : Does treatment (nonoperative and operative) improve the two-year quality of life in patients with adult symptomatic lumbar scoliosis : a prospective multicenter evidence-based medicine study. Spine (Phila Pa 1976) **34** : 2171-2178, 2009
12) Macagno AE, O'Brien MF : Thoracic and thoracolumbar kyphosis in adults. Spine (Phila Pa 1976) **31** (19 Suppl) : S161-S170, 2006
13) Bridwell KH : Decision making regarding Smith-Petersen vs. pedicle subtraction osteotomy vs. vertebral column resection for spinal deformity. Spine (Phila Pa 1976) **31** (19 Suppl) : S171-S178, 2006
14) Isaacs RE, et al : A prospective, nonrandomized, multicenter evaluation of extreme lateral interbody fusion for the treatment of adult degenerative scoliosis : perioperative outcomes and complications. Spine (Phila Pa 1976) **35** (26 Suppl) : S322-S330, 2010
15) Glassman SD, et al : The impact of positive sagittal balance in adult spinal deformity. Spine (Phila Pa 1976) **30** : 2024-2029, 2013
16) Lafage V, et al : Pelvic tilt and truncal inclination : two key radiographic parameters in the setting of adults with spinal deformity. Spine (Phila Pa 1976) **34** : E599-E606, 2009
17) Roussouly P, Pinherio-Franco JL : Biomechanical analysis of the spino-pelvic organization and adaptation in pathology. Eur Spine J **20** : S609-S618, 2011
18) Le Huec JC, et al : Pelvic parameters : origin and significance. Eur Spine J **20** : S564-S571, 2011
19) Legaye J, et al : Pelvic incidence : a fundamental pelvic parameter for three-dimensional regulation of spinal sagittal curves. Eur Spine J **7** : 99-103, 1998
20) Duval-Beaupère G, Schmidt C, Cosson P : A barycentremetric study of the sagittal shape of spine and pelvis : the conditions required for an economic standing position. Ann of Biomed Eng **20** : 451-462, 1992
21) Inami S, et al : Optimum pelvic incidence minus lumbar lordosis value can be determined by individual pelvic incidence. Eur Spine J **25** : 3638-3643, 2016
22) Legaye J, Duval-Beauere G : Sagittal plane alignment of the spine and gravity : a radiological and clinical evaluation. Acta Orthop Belg **71** : 213-220, 2005
23) Yamato Y, et al : Calculation of the target lumbar lordosis angle for restoring an optimal pelvic tilt in elderly patients with adult spinal deformity. Spine (Phila Pa 1976) **41** : E211-E217, 2016
24) Roussouly P, et al : Classification of the normal variation in the sagittal alignment of the human lumbar spine and pelvis in the standing position. Spine (Phila Pa 1976) **30** : 346-353, 2005
25) Anwar HA, et al : Segmental Pelvic Correlation (SPeC) : a novel approach to understanding sagittal plane spinal alignment. Spine J **15** : 2518-2523, 2015

A. 各病態における治療戦略
1. 変性後側弯症（de novo，二次性を含む）

C 変性後弯症（側弯 Cobb 角 30°未満）

Point
- 腰椎変性後弯症治療では，矢状面バランス不良の有無，側弯の有無，椎体変形の有無を考慮し，術式決定する．
- 矯正目標は，LL＝0.47 PI＋31.8 を参考にする．
- 骨脆弱性や骨盤後傾，胸椎後弯の有無を考慮し，T9-10 から骨盤，もしくは T3-4 から骨盤と長い固定範囲となることが多い．

　超高齢社会を迎えた日本では，腰椎変性後弯症（degenerative lumbar kyphosis：DLK）の患者は増加の一途をたどり，脊椎外科医が変性後弯症を外科的治療の対象にすることが多くなっている．変性後弯症はその成因や病態，画像所見に基づいた治療方針[1]や分類[2]がすでに確立されているが，その手術合併症率が高いこと（23〜71％）が問題となっている[3]．

　腰椎変性後弯症の原因は，背筋の筋力低下や萎縮，椎間板の狭小化，椎体の扁平化が考えられる[4]．また成人脊柱変形による QOL 低下には，冠状面の側弯変形よりも矢状面の後弯変形や，矢状面バランス異常，骨盤の後傾がより大きく関与しているため[5,6]，治療の目標も矢状面バランスの改善や後弯の矯正に重きを置く必要がある．国際側弯症学会（Scoliosis Research Society：SRS）においても 2012 年に成人脊柱変形の分類（SRS-Schwab 分類）[2]が報告され，Cobb 角 30°を超える冠状面の側弯変形の他に，矢状面アライメント評価として pelvic incidence（PI）- lumber lordosis（LL），sagittal vertical axis（SVA），pelvic tilt（PT）の評価と，QOL を保つための目標値 PI-LL≦10°，SVA＜40 mm，PT＜20°が提唱された（p40 の図 2 参照）．

　成人の後弯症の治療を検討するには，その特徴を知る必要がある．

①**flexibility の低い変形**：腰椎変性後弯症の椎間板や椎間関節は変性をきたしており，すべりや骨棘形成，黄色靱帯の肥厚がある．若年者の変形とは異なり，flexibility が低いため，矯正に際し十分な骨切除，靱帯切除を行い，変形の解離を行う必要がある．また脊柱管や椎間孔の狭窄も伴っているため，適宜神経除圧も追加する必要がある．

②**矢状面バランスの異常**：成人脊柱変形では多くの症例で，矢状面バランスの異常がある．つまり体幹は前傾または後傾し，骨盤は後傾して代償機能を働かせている．手術的治療を要する大部分の成人後側弯症患者は，側弯は軽度でも矢状面の変形が存在し，後側弯の形態をとっている．

③**骨粗鬆症の合併**：海外の報告では成人脊柱変形手術患者の平均年齢は50歳前後と壮年期であることが多く，これは特発性側弯症の遺残群を多く含んだためではないかと思われる．しかし腰椎変性後弯症患者は，より高齢の患者が多く，骨粗鬆症を合併していることも多い．そのため設置するアンカーは椎弓根スクリューだけではなく，椎弓下テープやフックなどの多種多様なアンカー選択を行う．また矯正に際しては，アンカーに無理な負担をかけないような矯正方法が求められる．

④**椎体変形**：椎体の変形や癒合が存在する場合は，矢状面アライメントを改善させるために椎体の骨切り術を行うことが多い．椎体骨切り術として pedicle subtraction osteotomy（PSO），vertebral column resection（VCR）がある．

このような特徴を踏まえた上で，本項では成人後側弯症の手術的治療，とくに Cobb 角 30°未満の後弯症の治療方針について述べる．

手術適応

胸椎や腰椎アライメントの後弯があり，腰痛や下肢痛，神経障害や消化管障害，呼吸障害，歩行異常などをきたした症例が手術適応となる．とくに直立歩行が困難で，膝や大腿部に手をつかないと歩けない症例や，肘を台所や机の上につかないと炊事が困難な症例が該当する．また腰椎後弯変形が強く，骨盤や頚胸椎で代償できない場合は前方注視障害を起こすこともある．さらに整容異常による心理障害をきたす中高年も多く，後弯変形の程度や自然経過，年齢，合併症，保存的治療の効果などを考慮に入れて手術適応を考える．

腰椎変性後弯症の自然経過は，代償性の flat back であっても非代償性の後弯変形に進行する危険性が高いと，小林ら[7]によって報告されている．したがって，高齢者になって合併症が多くなり手術が高リスクとなる前の段階で，適切な治療介入が必要と考える．

また超高齢患者で痩せて筋力もなく低体重の患者は，予備力も低く高度の手術侵襲には耐えられない．しかし高齢であっても意思がはっきりし，体力がある患者に対しては矯正手術を行ってきた．個々の患者の治療意欲を汲み取り，変形の程度や骨粗鬆症を勘案し，手術侵襲が適切かどうか，また心肺機能や合併症などから麻酔科医と相談の上，手術適応を考えるべきである．変形矯正に対する低侵襲治療や，複数回に分けた段階的手術を取り入れることで，高齢者に対してより合併症の少ない安全な手術を提供できると考える．

手術以外の保存的治療には，運動療法，物理療法，薬物療法，装具療法があるが，装具療法により疼痛改善やアライメントが改善される脊柱変形症例がある[8]．体幹ギプスや装具で矯正できない強い後弯変形は手術療法の適応である．また，体幹ギプスや装具で矯正できても，狭窄症などの症状が残る例も手術の適応である．

1 手術の目的

腰椎変性後弯症治療における手術的治療の目的は，単純に脊柱後弯変形を生理的アライメントに回復させるだけではなく，バランスの取れた脊柱アライメントの獲得が重要である．手術適応となる変性後弯症では，矢状面のバランス不良を有することが多く，手術部位以外の頚・胸椎や骨盤下肢での代償も伴っている．とくに脊柱後弯に伴う骨盤後傾，大腿屈曲が脊椎手術によって改善することにより，疼痛や歩行障害などの改善が得られ，結果として

表1 日本人のデータに基づく矯正目標式：LL＝0.47 PI＋31.8

PI	30	40	50	60	70
目標 LL	46	51	55	60	65

QOL回復に有用となる．また，術前に神経圧迫や牽引による神経原性疼痛や麻痺があれば，除圧手技などにより，神経を救済することも必要である．

手術の二次的な目標としては手術合併症を避けることが重要である．成人脊柱変形手術は合併症率が高く，様々な合併症に立ち向かえる知識が必要とされるだけではなく，合併症を未然に防ぐ技量が必要である．また脊柱変形矯正固定手術は，最終的に骨癒合を得ることで手術目的は完遂されるため，骨移植は必須である．

2 術式選択

変形の矯正にあたっては，2つの考慮すべき点がある．

1つ目は矯正量の目標値をどこに置くかという点である．代表的な公式としてSchwabら[2]のPI-LL≦10°，Roseら[9]のLL＋PI＋TK≦45°，Le Huecら[10]のfull balance integrated（FBI）法，矯正角＝C7TA＋FOA＋PTCAが報告されている．しかし，これらのフォーミュラは欧米の標準値をもとに算出されており，われわれ日本人に適応するのか検証が必要である．また，術式や固定範囲の方針が異なると，適応する公式は異なるはずである．そのため日本人での標準値を基準とし，その術式や固定範囲の方針に沿った術後アライメント予想が必要であると考えた．そこで筆者らはPTとSVAが日本人目標値へ改善する，独自の公式を算出した[11]．その矯正目標は，LL＝0.47 PI＋31.8前後に設定している（**表1**）．この術前計画を立てることにより，起こりがちな矯正不足を避けることができ，またPIが小さい症例においては過矯正を避けることができる．

第2の点は，矯正の方法である．筆者らの成人脊柱変形手術矯正法選択方針は以下の通りである．成人脊柱変形患者を，神経症状，腰椎側弯，後弯の形態，脊柱矢状面バランスなどの7項目のパラメータで5つのレベルに分け，レベルごとに術式を決定する．

Level Ⅰ：側弯は30°以下，腰椎の前弯は保たれており，神経症状のみの症例は除圧のみで対応する．

Level Ⅱ：神経症状に腰痛や画像上の不安定性がある症例で，矯正なしの除圧固定を選択する．

Level Ⅲ：姿勢異常や疲労性の腰痛など変形による症状を呈する患者で，30°以上の側弯とスムースな後弯を呈し矢状面バランスが崩れたもので，多椎間のlateral interbody fusion（LIF）とPonte骨切り術（PCO），rod rotationによる矯正を行う（**図1**）．

Level Ⅳ：側弯は30°以下，椎体変形は軽度で，椎間癒合を呈した症例にはPSOを行う．

Level Ⅴ：椎体変形が強い局所後弯で，VCRを行う．

術式選択の概要（**表2**）と実際の症例を示す（**図2**）．30°以上の側弯変形が腰椎高位にある変性後側弯症（level Ⅲ）に対してはSimmonsら[12]の提唱するrod rotationを用いて矯正する．椎間の可動と神経根の除圧，さらには矯正による神経根の絞扼障害を防ぐために，L2/3

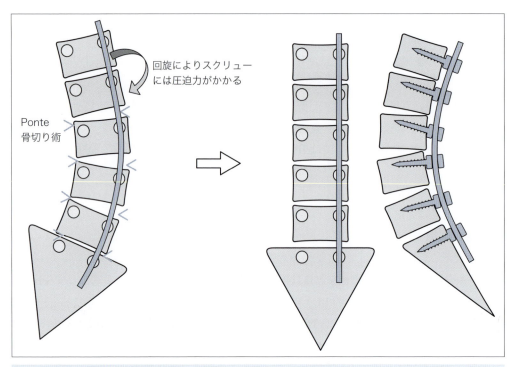

図1 Level Ⅲに対する矯正方法：多椎間PCOとrod rotation
　凸側にロッドを設置し回旋することで，スクリューへの引き抜き方向の力がかからず前弯形成できる．
[松山幸弘：成人脊柱変形：後側弯（後側弯40°未満）．側弯症治療の最前線―手術編，日本側弯症学会（編），医薬ジャーナル社，大阪，2014を改変して引用]

表2　変形の程度に基づく成人脊柱変形手術矯正法選択方針

	Ⅰ	Ⅱ	Ⅲ	Ⅳ	Ⅴ
下肢痛	＋	＋	＋	＋	＋
腰痛	－	＋	＋	＋	＋
不安定性	－	＋	＋	＋	＋
腰椎側弯＞30°	－	－	＋	±	±
腰椎後弯 smooth	－	－	＋	椎間癒合 20°≦矯正	－
腰椎後弯 sharp					＋
SVA＞50 mm	－	－	＋	＋	＋

Level Ⅰ	除圧
Level Ⅱ	除圧固定
Level Ⅲ	LIF＋PCO
Level Ⅳ	PSO
Level Ⅴ	P-VCR

不安定性
・前後屈で3 mm以上のすべり，15°以上の後方開大
・側屈で2 mm以上のすべり，10°以上の開大

　変性側弯・後弯ではLevel Ⅲ，椎体骨折後後弯症では変形形態によりLevel Ⅳ・Ⅴとなることが多い．
[松山幸弘：成人脊柱変形：後側弯（後側弯40°未満）．側弯症治療の最前線―手術編，日本側弯症学会（編），医薬ジャーナル社，大阪，2014を改変して引用]

1. 変性後側弯症（de novo，二次性を含む） c. 変性後弯症（側弯Cobb角30°未満）

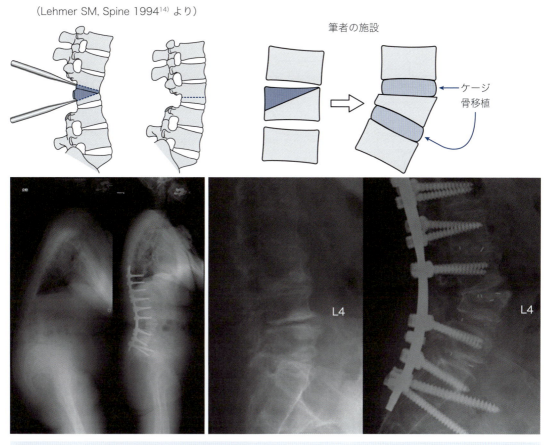

(Lehmer SM, Spine 1994[14]より)　　　筆者の施設

図2 Level IVに対する矯正方法：PSO
側弯は小さく，椎体変形が少なくスムースな腰椎後弯に対するPSO．筆者の施設ではLehmerらの方法を参考に，骨切り椎の椎弓根，上方終板，上方椎間板切除とともに，過度の短縮予防や椎体のfloating予防のため，骨切り上下にケージ設置と骨移植を行っている．
[松山幸弘：成人脊柱変形：後側弯（後側弯40°未満）．側弯症治療の最前線―手術編，日本側弯症学会（編），医薬ジャーナル社，大阪，2014より転載]

からL5/S1のPCOと骨切り高位のLIFまたはposterior lumbar interbody fusion（PLIF）を行う．PSOやVCRなどのいわゆる3-column骨切り術は，局所での前弯獲得や側弯矯正に優れ，変形癒合したrigidな変形の矯正では大きな威力を発揮する．しかし椎体前方の剝離操作や，脊髄，硬膜管の短縮やkinkingのおそれ，PSOによる椎体のfloating，骨切り部位の偽関節による術後のロッド折損の危険などがある．したがって，できる限り椎体の骨切りを行わず，腰椎の各椎にスクリューを設置し，応力を分散しつつ矯正を行うことできる術式を採用することが望ましいと考えている．またrod rotationでの矯正は，特発性側弯の胸椎カーブ矯正で行われる凹側ロッドの回旋ではなく，腰椎の凸側にロッドを設置してrotationを行うことで，スクリューに無理な牽引力をかけずに矯正できるという利点がある（図1）．
後側弯症例では，側弯の存在は矢状面矯正の妨げとならず，逆に十分な椎間可動を得る解離操作を行えば（PCO），この側弯変形を利用してロッドを回旋することにより腰椎前弯を無理な力をかけることなく得ることができる．ただし，そのためには椎間の可動性が十分に得

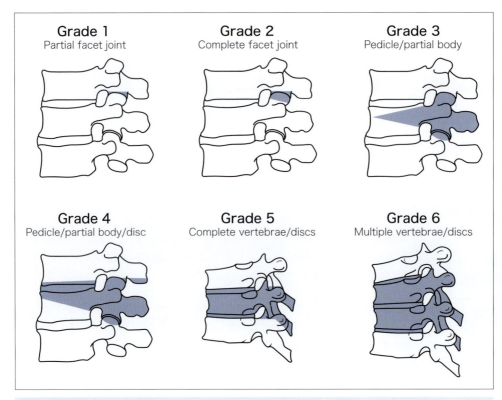

図3 Schwab's Spinal Osteotomy Classification
解剖学的に骨切りの程度に応じて6等級に分類している．
[Schwab et al：Neurosurgery 76：S33-S41，2015より引用]

られることが必要であり，多椎間のPonte骨切り術による十分な椎間孔の解放と骨性解離を行う．参考までに骨切りの分類として，Schwab's Spinal Osteotomy Classification[13]があり，椎骨切除の程度により骨切り術を解剖学的に6等級に分類している（**図3**）．

固定範囲

　固定範囲については，年齢が若く（60歳以下が多い），代償が脊柱でなされていれば，後弯変形を呈している部分の矯正固定で十分である．しばしば骨盤までの固定を回避できる．しかし骨盤下肢での代償がある腰椎変性後弯症の場合は，固定上位は後弯の頂椎を越え，rib cageに達する胸椎（ほとんどがT9-10），下位は骨盤（腸骨）までの固定を行う．ただし胸椎の後弯が強い症例では下位胸椎を固定端とすると代償ができず，固定上位での後弯を生じやすいため固定端をT3-4の上位胸椎としている．腰椎に後側弯変形が強い場合は，胸椎の代償機能があると胸椎が直線化または前弯化することが多く，T9-10までの固定を行うことによって，その上位胸椎は生理的後弯に変化する．

　また，上位固定端の固定法については，下位胸椎では椎弓根スクリューのみ設置し，上位胸椎ではフックの使用や高分子ポリエチレンテープによる椎弓下ワイヤリングを追加している．固定最上位端には無理な矯正力がかかると，骨粗鬆症合併患者ではスクリューの引き抜

けやフックによる肋横突起骨折をきたすため，最上位端では無理な矯正力をかけないように脊柱の形状に合わせて軽い後弯をつけたロッド形成を心がけている．

前述した方針をもとに，今回のテーマである側弯Cobb角30°未満の後側弯症の手術的治療の方針について述べる．

後側弯症治療が前提なので，腰椎レベルでの後弯が存在し，矢状面のバランス不良（SVA 50 mm以上）が存在するものとする．筆者らの提唱するLevel IIIの治療方針と同様である．

椎体自体の変形がないなだらかな後弯変形の場合，LIFとPCOによる前後方手術を行う．

椎間の癒合があり，rigidな後弯変形を呈している場合は，後弯の頂椎でのPSOを行い，後弯の矯正を行う．その際，L5/S1，L4/5の椎間板高が保たれており可動性があれば，PLIFを併用して下位腰椎の固定を追加する．

骨切りする椎体の選択は，腰椎の形態が全後弯を呈しており局所の急峻な後弯でない場合には，L4でのPSOを行う．L3でのPSOの報告が多いが，筆者らが骨切りをL3ではなくL4とする理由は，より下位での骨切りを行うことでSVAとPTの改善がより有効に得られるためである．またPSOを行う際には，骨切りした椎体がfloatingすることを防ぐためLehmerら[14]の方法を改変し，上方椎間板とともに椎体の骨切りを行ってケージ挿入と骨移植を行い，下方の椎間板にはPLIFを追加する方法をとっている．

椎体の著明な変形による後弯症例では，PSOによる後方短縮により硬膜，馬尾，神経根のkinkingを生じる可能性があるためposterior vertebral column resection（P-VCR）を行い，切除部位をケージで置換することで過度の短縮を防いでいる．固定範囲については前述した通りである．移植骨はすべて局所骨を使用する．除圧，骨切りの際にはエアートームを使用せず，骨パンチやケリソン鉗子を使用することで十分な量の移植骨を得ることができる．

まとめ

筆者の施設における成人の後側弯症手術指針を提示し，側弯Cobb角30°未満の腰椎変性後弯患者の手術方針について述べた．筆者の施設では，独自の調査で得られた高齢者標準腰椎骨盤アライメントと自験例の矯正目標式（LL＝0.47 PI＋31.8）から，PIに応じた腰椎前弯の獲得を目指している．その目標に到達する戦略として，矢状面バランス不良の有無，側弯の有無，高度な椎体変形の有無をパラメータとして，術式を決定している．

文 献

1) 松山幸弘：成人脊柱変形：後側弯（後側弯40°未満）．側弯症治療の最前線—手術編，日本側彎症学会（編）：医薬ジャーナル社，大阪，p332-339，2014
2) Schwab F, et al：Scoliosis Research Society-Schwab adult spinal deformity classification：a validation study. Spine（Phila Pa 1976）37：1077-1082, 2012
3) Smith JS, et al：Operative versus nonoperative treatment of leg pain in adults with scoliosis：a retrospective review of a prospective multicenter database with two-year follow-up. Spine（Phila Pa 1976）34：1693-1698, 2009
4) Takemitsu Y, et al：Lumbar degenerative kyphosis：clinical, radiological and epidemiological studies. Spine（Phila Pa 1976）13：1317-1326, 1988
5) Glassman SD, et al：Correlation of radiographic parameters and clinical symptoms in adult

scoliosis. Spine（Phila Pa 1976）**30**：682-688, 2005
6) Lafage V, et al：Pelvic tilt and truncal inclination：two key radiographic parameters in the setting of adults with spinal deformity. Spine（Phila Pa 1976）**34**：E599-E606, 2009
7) Takeda N, et al：Changes in the sagittal spinal alignment of the elderly without vertebral fractures：a minimum 10-year longitudinal study. J Orthop Sci **14**：748-753, 2009
8) Weiss HR, Mario W：Treatment of chronic low back pain in patients with spinal deformities using a sagittal re-alignment brace. Scoliosis Spinal Disorders **4**：1-6, 2009
9) Rose PS, et al：Role of pelvic incidence, thoracic kyphosis, and patient factors on sagittal plane correction following pedicle subtraction osteotomy. Spine（Phila Pa 1976）**34**：785-791, 2009
10) Le Huec JC, et al：Thoracolumbar imbalance analysis for osteotomy planification using a new method：FBI technique. Eur Spine J **20**：669-680, 2011
11) Yamato Y, et al：Calculation of the target lumbar lordosis angle for restoring an optimal pelvic tilt in elderly patients with adult spinal deformity. Spine（Phila Pa 1976）**41**：E211-E217, 2016
12) Simmons ED：Surgical treatment of patients with lumbar spinal stenosis with associated scoliosis. Clin Orthop Relat Res **382**：153-161, 2001
13) Schwab F, et al：The comprehensive anatomical spinal osteotomy classification. Neurosurgery **76**：S33-S41, 2015
14) Lehmer SM, et al：Posterior transvertebral osteotomy for adult thoracolumbar kyphosis. Spine（Phila Pa 1976）**19**：2060-2067, 1994

A. 各病態における治療戦略
1. 変性後側弯症（de novo，二次性を含む）

d パーキンソン病に伴う脊柱変形

Point

- パーキンソン病の発生頻度：50歳以上1％，70歳以上4％．脊柱変形をきたす重要な疾患
- 特徴的な姿勢異常：頚椎部の首下がり（drop head syndrome），胸腰椎部のPisa症候群，camptocormia
- 保存的治療：装具療法，ボトックス®療法，理学療法
- 手術的治療：上位胸椎から骨盤までの固定，高い周術期合併症率（52～62％），高い再手術率（33～86％）

基本事項

　パーキンソン病はアルツハイマー病に次いで2番目に多いとされる神経変性疾患であり，50歳以上で1％，70歳以上で4％の発生頻度である[1]．わが国においては社会の高齢化に伴って，本疾患は増加の傾向にある[2]．パーキンソン病の4大症状は，振戦，筋強剛，無動，姿勢保持障害である．病型はヤールの重症度分類でⅠ～Ⅴ型に分類され（**図1**），最終ステージではほぼ寝たきりとなる[3]．歴史的には脊柱変形に伴う種々の症状は，パーキンソン病の神経症状によるものとして理解され，積極的には手術が行われていなかった．しかし，最近になって，本症に合併する脊柱変形に対する手術が患者の生活の質（QOL）の向上に寄与することが報告されるようになってきた[4]．一方，整形外科の一般外来にパーキンソン病あるいはパーキンソン症候群の診断がつかないまま，姿勢保持障害を主訴として訪れる患者も少なからず経験するので，注意が必要である．パーキンソン病患者の特徴的な姿勢異常は，頚椎部の首下がり（drop head syndrome），胸腰椎部のPisa症候群，camptocormiaである．

1 首下がり（drop head syndrome：図2）

　首下がりはdrop head syndromeあるいはanterocollisとも呼ばれる．その特徴は頚椎の高度（45°以上）の前屈変形で，頚椎の変化に比して胸椎・腰椎の変化がほとんどないことである．パーキンソン病における首下がりの有病率は5～6％であり[5]，その他の原因として多系統萎縮症，重症筋無力症，筋萎縮性側索硬化症などの疾患でも生じる[6]．首下がりの原因は，頚部の屈筋のジストニアか伸筋の筋力低下であるとされている[7]．

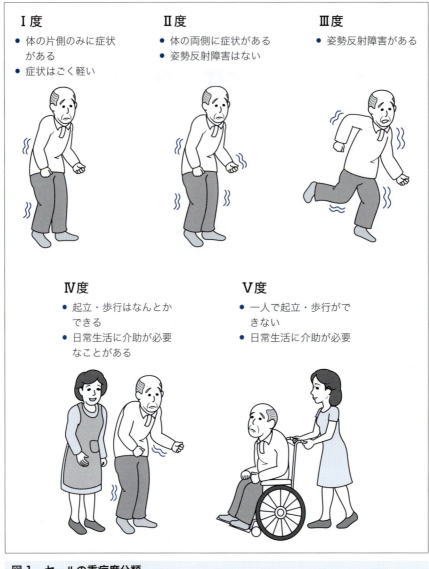

図1　ヤールの重症度分類

2 Pisa 症候群（図3）

この症候群は体幹ジスキネジアのまれなタイプであり，1972年にEkbomらによって3例が報告されたのが初めてである[8]．パーキンソン病患者の約2％に生じる比較的多い変形である[9]．この症候群は他動的あるいは臥位での矯正可能な体幹の10°以上の側屈を特徴とし，まるでイタリアのPisaの斜塔のように見えることからこの名称がつけられている．最近では，この症候群が進行すると，パーキンソン病患者の側弯症へと移行する可能性が指摘されている[10]．

3 側弯症

パーキンソン病患者に側弯が生じる原因は不明であるが，パーキンソン病の重症度と側弯の発生には相関がないとされている．パーキンソン病患者の側弯症の発生頻度は33〜90％と報告されている[11]．

1. 変性後側弯症（de novo，二次性を含む）　d. パーキンソン病に伴う脊柱変形　209

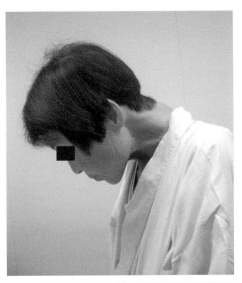

図2　62歳女性．パーキンソン病による首下がり（drop head syndrome）

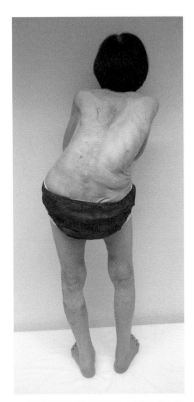

図3　79歳女性．パーキンソン病によるPisa症候群

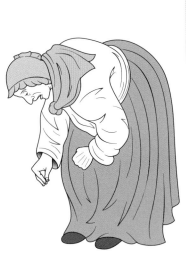

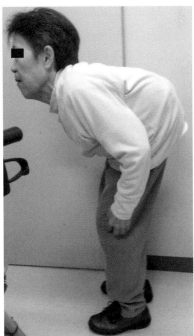

図4　camptocormia

4 camptocormia（図4）

　この姿勢異常は1818年にBrodieによって初めて報告されたが[12]，重度の胸腰椎の前屈（45°以上）を呈して，歩行時にうつ伏せになっているように見えることからこの名称となった．Camptocormiaとは，フランスの神経学者のSouquesが1914年に，ギリシア語の"曲げる"を意味する"kamptos"と体幹を意味する"kormos"を合成して作った言葉である[13]．パーキンソン病に伴うcamptocormiaは1919年に初めて報告され[14]，本変形は一般的には約7％のパーキンソン病患者に合併する[15]．当初は精神的な要因が主として考えられていたが，最近では脳幹異常の可能性が指摘されている[16]．また，パーキンソン病以外の原因疾患として，ジストニア，神経筋疾患，薬剤性も報告されている．

保存的治療

　レボドパはパーキンソン病の治療自体には非常に有効であるが，まれにcamptocormiaやPisa症候群などの姿勢異常を悪化させることがある[4]．保存的治療には装具療法，ボトックス®（ボツリヌス毒素）療法および理学療法が含まれる．深部脳刺激療法によって2/3の患者のcamptocormiaを矯正したとする報告もある[17]．装具療法が有効とした報告もあるが[18]，装着のコンプライアンスが問題である．ボトックス®は腸腰筋に500〜1,500単位，4〜6ヵ月周期にエコーガイド下に注射する[19]．局所麻酔を注射する方法もあるが[20]，いずれの方法もその効果は限定的である．

手術適応

　これまで諸家により，パーキンソン病患者の脊椎変形手術では，高い周術期合併症率（52〜62％）[21-25]，高い再手術率（33〜86％）[21-25]が報告されている．したがって，パーキンソン病に伴う脊柱変形の手術適応は慎重に判断しなければならない．さらには抗パーキンソン薬の変更で，疼痛や姿勢異常が劇的に改善する例がある．そのため，パーキンソン患者の手術適応を検討する際には，外来の時点で神経内科医との密な連携が必要となる．筆者らの経験でも，神経内科で抗パーキンソン薬の変更や投与量の調節後に，姿勢異常が改善し手術を回避できた症例を少なからず経験している．

　パーキンソン病患者では，術後管理が困難な症例や術後経過が不良な症例も少なくない．本症の開腹手術においては，他の患者と比較して入院期間の延長，高い死亡率，高い周術期合併症発症率が報告されている[26]．手術を行う上で抗パーキンソン薬を中止する必要があり，それによる合併症として一時的な筋強剛や無動の増悪だけでなく，致死的なParkinsonism-hyperpyrexia syndrome（悪性症候群）があることを忘れてはならない．一方，78％の症例が最終的には満足のいく結果であったとする報告もある[24]．

　パーキンソン病に伴う脊柱変形の手術適応は，Pisa症候群による冠状面バランス異常，camptocormiaによる矢状面バランス異常，首下がりさらには骨粗鬆症に伴う骨折後の変形[21]などである．脊柱変形以外でも，パーキンソン病患者が腰部脊柱管狭窄症やすべり症を呈する場合は，除圧術ないし短椎間固定術が必要となる．

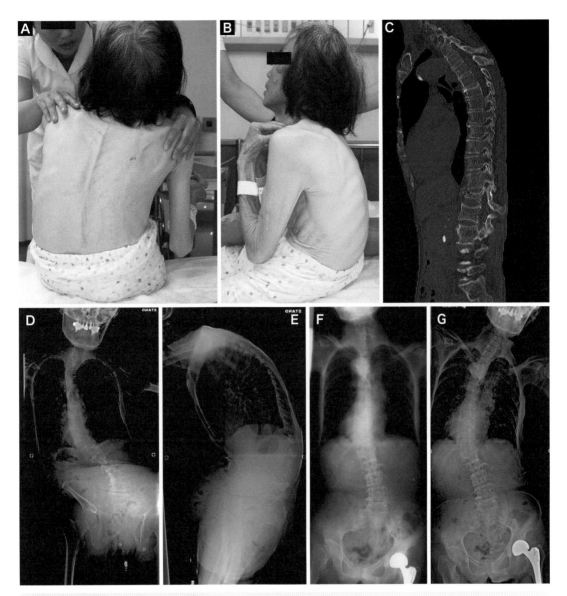

図5　72歳女性．パーキンソン病
A：術前の背面，B：術前の側面，C：術前CT，D：術前X線正面像，E：術前X線側面像，F：術前X線左側屈像，G：術前X線右側屈像
（次頁に続く）

脊柱変形の術式選択

　パーキンソン病患者では，姿勢異常だけでなく骨質不良のために[26]，椎弓根スクリューの引き抜きが少なくない．そのため，フックや椎弓テープの併用，さらには海外ではaugmented screwの使用も行われている．本症の脊柱変形は他の神経筋性側弯症のようにカーブが比較的柔らかいことが多いので，pedicle subtraction osteotomy (PSO) やvertebral column resection (VCR) といった3-column骨切り術が必要となるケースはまれである．筆者らはL1-5までのlateral interbody fusion (LIF) と後方固定術，場合によってPonte骨切り術を併用している（**図5**）．

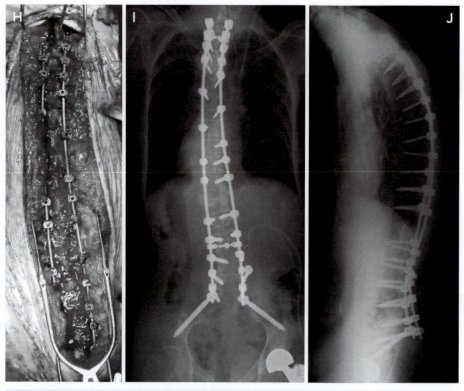

図5の続き
H：術中写真，I：術後X線正面像，J：術後X線側面像

固定範囲

本症に対する短椎間固定術の成績は概して芳しくない．これまでにも不適切な仙骨骨盤固定による成績不良が報告されている[27]．すなわち良好な矢状面バランスの矯正を得るには，しっかりとした遠位端の固定力が必要とされるために，固定下端は骨盤とならざるを得ない．強固な骨盤のアンカーとして，筆者らはsacral-alar-iliac（SAI）screw[28]を第一選択としている．一方，固定上端も下位胸椎では高率にproximal junctional failure（PJF）が生じるため，多くの場合は上位胸椎とならざるを得ない．

合併症

1 術後せん妄

パーキンソン病患者の術後せん妄は比較的多い合併症であり，60％以上の頻度で生じるとした報告もある[25]．術後せん妄が生じるとその他の合併症のリスクも上がる可能性が高い[29]．

2 インプラント関連

パーキンソン病患者の変形矯正の術後は，インプラント関連の合併症が多い[21]．これは骨粗鬆症と前傾姿勢に起因すると考えられる．

3 proximal junctional kyphosis（PJK）

　PJK は固定上端とその2つ上位の椎体の成す角が10°以上術後に増加し，かつ術後に10°以上の後弯となっている病態を言う[30]．本症の脊椎矯正固定術後のPJKに伴う再手術の頻度は3.7〜16％である[14,31]．

文　献

1) Pringsheim T, et al：The prevalence of Parkinson's disease：a systematic review and meta-analysis. Mov Disord **29**：1583-1590, 2014
2) Kusumi M, et al：Epidemiology of Parkinson's disease in Yonago City, Japan：comparison with a study carried out 12 years ago. Neuroepidemiology **15**：201-207, 1996
3) Hoehn MM, Yahr MD：Parkinsonism：onset, progression and mortality. Neurology **17**：427-442, 1967
4) Upadhyaya CD, Starr PA, Mummaneni PV：Spinal deformity and Parkinson disease：a treatment algorithm. Neurosurg Focus **28**：E5, 2010
5) Ashour R, Jankovic J：Joint and skeletal deformities in Parkinson's disease, multiple system atrophy, and progressive supranuclear palsy. Mov Disord **21**：1856-1863, 2006
6) Askmark H, et al：Parkinsonism and neck extensor myopathy--a new syndrome or coincidental findings? Arch Neurol **58**：232-237, 2001
7) Fujimoto K：Dropped head in Parkinson's disease. J Neurol **253**（Suppl 7）：VII21-26, 2006
8) Ekbom K, Lindholm H, Ljungberg L：New dystonic syndrome associated with butyrophenone therapy. Z Neurol **202**：94-103, 1972
9) Bonanni L, et al：Botulinum toxin treatment of lateral axial dystonia in Parkinsonism. Mov Disord **22**：2097-2103, 2007
10) Doherty KM, et al：Postural deformities in Parkinson's disease. Lancet Neurol **10**：538-549, 2011
11) Baik JS, et al：Scoliosis in patients with Parkinson's disease. J Clin Neurol **5**：91-94, 2009
12) Brodie BC：Pathological and surgical observations on the diseases of the joints. Longman, London, p276, 1818
13) Souques A, Rosanoff-Saloff：La camptocormie；incurvation du tronc, consecutive aux traumatismes du dos et des lombes；considerations morphologiques. Rev Neurol **15**：937-939, 1914
14) Djaldetti R, et al：Camptocormia（bent spine）in patients with Parkinson's disease--characterization and possible pathogenesis of an unusual phenomenon. Mov Disord **14**：443-447, 1999
15) Tiple D, et al：Camptocormia in Parkinson's disease：an epidemiological and clinical study. J Neurol Neurosurg Psychiatry **17**：17, 2008
16) Bonneville F, et al：Camptocormia and Parkinson's disease：MR imaging. Eur Radiol **18**：1710-1719, 2008
17) Hellmann MA, et al：Effect of deep brain subthalamic stimulation on camptocormia and postural abnormalities in idiopathic Parkinson's disease. Mov Disord **21**：2008-2010, 2006
18) de Sèze MP, et al：An orthosis and physiotherapy programme for camptocormia：a prospective case study. J Rehabil Med **40**：761-765, 2008
19) von Coelln R, et al：Ultrasound-guided injection of the iliopsoas muscle with botulinum toxin in camptocormia. Mov Disord **23**：889-892, 2008
20) Furusawa Y, et al：Long-term effect of repeated lidocaine injections into the external oblique for upper camptocormia in Parkinson's disease. Parkinsonism Relat Disord **19**：350-354, 2013
21) Babat LB, et al：Spinal surgery in patients with Parkinson's disease：construct failure and progressive deformity. Spine（Phila Pa 1976）**29**：2006-2012, 2004

22) Gau YL, et al : Luque-Galveston procedure for correction and stabilization of neuromuscular scoliosis and pelvic obliquity : a review of 68 patients. J Spinal Disord 4 : 399-410, 1991
23) Bell DF, Moseley CF, Koreska J : Unit rod segmental spinal instrumentation in the management of patients with progressive neuromuscular spinal deformity. Spine (Phila Pa 1976) 14 : 1301-1307, 1989
24) Koller H, et al : Spinal surgery in patients with Parkinson's disease : experiences with the challenges posed by sagittal imbalance and the Parkinson's spine. Eur Spine J 19 : 1785-1794, 2010
25) Bourghli A, et al : Posterior spinal fusion from T2 to the sacrum for the management of major deformities in patients with Parkinson disease : a retrospective review with analysis of complications. J Spinal Disord Tech 25 : E53-E60, 2012
26) Johnell O, et al : Fracture risk in patients with parkinsonism : a population-based study in Olmsted County, Minnesota. Age Ageing 21 : 32-38, 1992
27) Kim YJ, et al : Pseudarthrosis in long adult spinal deformity instrumentation and fusion to the sacrum : prevalence and risk factor analysis of 144 cases. Spine (Phila Pa 1976) 31 : 2329-2336, 2006
28) Sponseller PD, et al : Low profile pelvic fixation with the sacral alar iliac technique in the pediatric population improves results at two-year minimum follow-up. Spine (Phila Pa 1976) 35 : 1887-1892, 2010
29) Rogers MP, et al : Delirium after elective orthopedic surgery : risk factors and natural history. Int J Psychiatry Med 19 : 109-121, 1989
30) Glattes RC, et al : Proximal junctional kyphosis in adult spinal deformity following long instrumented posterior spinal fusion : incidence, outcomes, and risk factor analysis. Spine (Phila Pa 1976) 30 : 1643-1649, 2005
31) Sciubba DM, et al ; International Spine Study Group (ISSG) : Patients with spinal deformity over the age of 75 : a retrospective analysis of operative versus non-operative management. Eur Spine J 25 : 2433-2434, 2016

A. 各病態における治療戦略
1. 変性後側弯症（de novo，二次性を含む）

e 頚椎変形

> **Point**
> - 術前 3D-CT，3D-CT angiography などによる骨性形態異常・椎骨動脈（VA）走行異状の三次元的把握がまず重要となる．
> - 椎骨動脈走行を十分考慮した上で，最も有効かつ安全な骨切りラインを設定する．
> - 幅広い術野展開（前方であれば前結節前面露出，後方であれば椎間関節最外側までの露出）をいつでもできる技量の習得に努める．
> - 頭蓋直達牽引などによる様々な頭頚位による呼吸・嚥下状況を術前にチェックし，安全な固定アライメントについて把握しておくことが推奨される．
> - 脊椎インストゥルメンテーションのみによる矯正負荷は危険．術野外からの体位，頭部位置変換による矯正をプランニングの中に入れておくことも必要である．

　頚椎変形矯正に焦点を当てた教科書的書籍は日本側彎症学会編集の『側弯症治療の最前線—手術編』[1]に比較的まとまった記載があるのみで，かつて（少なくとも）わが国にはほぼ存在しなかったと言っても過言ではない．しかしながら，脊椎脊髄外科全体の基礎・技術の向上により，また患者のニーズの変化により，今までわれわれ脊椎外科医サイドもやや及び腰にならざるを得なかったこの分野にも目を向けざるを得ない状況になってきた．また"簡便な椎弓形成術や前方除圧固定術では治療することのできない重度頚髄症の多くは変形を伴っている"ことも事実で，こういう症例の多くがいまだ十分な治療を受けられずにいる現状もある．放置はできない．とはいえ，とくに脊椎外科を志す若手医師たちにとり，何らかの参考書的指標がないと糸口をつかむことが難しいかも知れない．そういう意味で，不十分ながらも全頚椎範囲（頭蓋頚椎移行部〜頚胸移行部）における変形矯正の要点となる事柄を，実症例呈示を多用することで理解しやすく記述するよう心がけた．本項では成人期の各種疾

> **MEMO　頚椎変形分類の現状**
> 　なお 2015 年に Ames らが発表した cervical deformity classification（J Neurosurg, 2015）は，立位全脊椎 X 線像に基づく分類であり，modified JOA score[2,3]を評価基準に含めているため一見神経症状を加味するかのような分類に見えるが，重度脊髄症により立位不安定・立位不可能な患者（これこそ本当に治療すべき頚椎変形による脊髄症例）はどのように評価すべきか不明であり，2017 年 2 月現在においていまだ十分なコンセンサスを得られた分類として記載するのは時期尚早と思われ，ここでは記載を避けた．

患による頸椎変形全般に対する外科的治療について述べる.

頸椎手術全般において基本事項は言うまでもなく,「守るべき解剖学的構造は,なんと言っても生命維持に不可欠な"延髄～脊髄"と"椎骨動脈（vertebral artery：VA）"である」ということである.とくに重要血管である大動脈が脊椎外に存在する胸椎～腰椎とは異なり,VAが頸椎内部に包含されていることは治療を困難にしている[1].

手術適応

頸椎部の解剖学的特徴により,変形によって生じる障害は多岐にわたる.治療対象（手術適応）となる症状は,"整容上の問題（放置すると顔面変形をきたす）","呼吸・嚥下障害","脊髄（神経根）症","視野障害（前方注視障害）"などであり,決して神経症状発現のみが手術適応ではないことを改めて銘記しておきたい.「神経症状が出ていないので手術しなかった」という理由で患者を窮地に追い込むようなことは決してしてはならない.頸椎が変形するということは,気管・食道の走行にも異常をきたすということであり,また変形放置が長く続くと他部位の形態異常を引き起こし思わぬ障害を招くこととなりうる（**図1**）.なお加齢変性により生じる頸椎変形（いわゆるde novo変形）以外に,変形をきたす基礎的病態としては医原性・外傷性・先天性・炎症性［関節リウマチ（RA）が代表的］,パーキンソン病・Chiari奇形など姿勢異常に影響する中枢神経疾患,首下がり（特発性）などが挙げられる.

術式選択,内固定（脊椎インストゥルメンテーション）選択

頸椎といえども,変形矯正の技術的な基本コンセプトは胸椎～仙骨部における変形矯正と同じである.逆説的に言えば,胸椎～腰椎における変形矯正技術・理論を理解していなければ,頸椎変形への対応は難しい.頸椎Ponte骨切り術とも言うべき後方total facetectomyと前方解離が十分にできれば,理論的にはすべて解決できるはずである.中下位頸椎における主に後弯変形矯正を意識した技術的ポイント[1]を**図2**に示した.これはもちろん側弯矯正にも応用できる考え方・手技でもある.VA存在高位で奇形椎や二次的な癒合椎による側弯を前後方から楔状骨切り矯正する場合の具体的方法は従来記載がなく,筆者が初めて記載し実例呈示した[1]ので引用する（**図3**）.

次に術式選択上重要な術前検討事項を以下に列挙する.

①基礎疾患の特徴をよく知ること：神経線維腫症1型（NF-1）,RA,強直性脊椎炎（AS）など疾患別の自然経過を術式プランニングに反映すべきである（**図1**）.

②術前可動性により大きく手術法は異なる：安全性を考慮しつつ,術前牽引,前後左右のストレスX線撮影などで可動性・可動部位の確認を行う[1].

③VA走行[4]による術式考察：CT-angiography,MR-angiographyなどによりVA走向異常をチェックし,固定アンカーの選択,骨切り部・方法の選択に反映させる.

④術後の日常生活動作（ADL）制限に関する説明：とくに重度ムチランスRAのように四肢関節にも障害がある場合は,頸椎を固定した場合に予想されるADL制限の付加について,患者に十分な説明を要する.術後四肢補装具のプランを事前にリハビリテーションスタッ

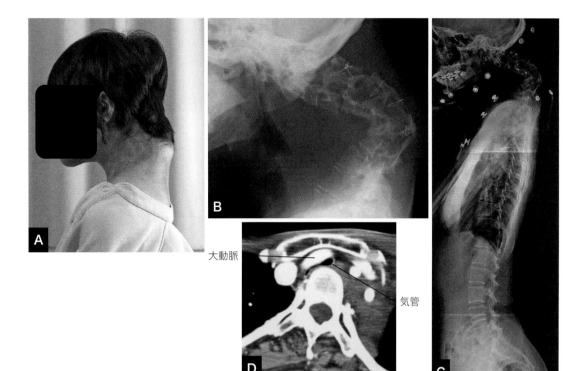

図1 頸椎変形放置の恐ろしさ，他脊椎部位形態への影響を思い知らされる象徴的症例

27歳女性，NF-1，dystrophic type．15歳時に他院で頸髄腫瘍摘出（椎弓形成併用）後，進行する頸椎変形に対し12年間頸椎装具のみで経過観察され，著しい後弯になってしまった．
A：頸椎側方写真．B：坐位頸椎側方X線像．
C：立位全脊椎側方X線像．代償性の著しい胸椎前弯を呈する．
D：上位胸椎部CT axial像．前弯化した胸椎と胸骨に挟撃され，上縦隔は著しく狭小化．横走する大動脈と椎体に圧迫され気管は潰れ，結局麻酔科医より「気管ステントを使用したとしても挿管維持不能なため全身麻酔は無理」との意見をもらい手術を断念した．

著しい変形例ではあるが，頸椎といえども変形を放置すれば他部位に大きな影響を及ぼすことを思い知らされる象徴的な事例である．本例の基礎疾患の性格上，このような椎弓形成術は何ら変形予防の役に立たないことは術前から明白であったと考えられる．

フと練っておく．
⑤除圧（椎弓切除，椎間関節切除など）する場合の後方骨移植母床の問題：椎間関節内骨移植，頭尾側関節突起間骨移植，長い移植骨片（肋骨など）による架橋骨移植の想定・準備．

使用する脊椎インストゥルメンテーションの要件について考えるべき事を以下に列挙する．
❶ロッドやプレートの強度：チタン製後方インストゥルメンテーションの場合，単椎間〜2椎間程度の固定であればロッド径3.5 mm程度のものでも支障ないだろうが，長範囲固定や後頭骨を含む固定の場合は4 mm以上の直径を持つロッドの選択が勧められる．
❷各種アンカー［椎弓根スクリュー（PS），外側塊スクリュー（LMS），椎弓下ワイヤー・テープ］の設置バリエーションが豊富なものを選択：フックは頸椎ではロッド設置前の安定性が得られないことから脊髄圧迫リスクがあり，適応はきわめて限定的である．

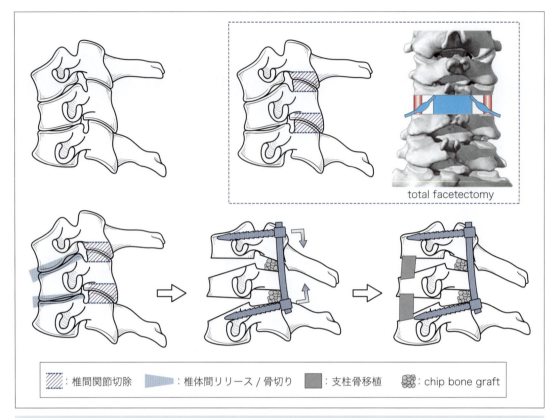

図2 中下位頸椎（subaxial）における「total facetectomyの意味」とそれを応用した後弯矯正手技
　total facetectomyとは文字どおり"完全なる椎間関節切除"のことである．上段に示すごとく頭尾側の後方関節要素（骨，軟骨，関節包）の完全なる離断を意味し，後方から神経根，VAが同定できる．正中の椎弓部での骨切除と黄色靱帯摘除を加えれば胸椎〜腰椎におけるPonte骨切り術と同じ後方リリース状態となる．頸椎変形矯正における"決め手"となる基本的解離手技である．下段は，強直後弯例に対し「前方解離（骨切り）―後方骨切り解離・後弯矯正―前方支柱骨移植」という手順で矯正固定を行う場合を示している．
[清水敬親：頸椎変形の矯正固定．側弯症治療の最前線―手術編．日本側弯症学会（編），医薬ジャーナル社，大阪，p362-376，2014を改変して引用]

❸**胸椎への延長が容易・可能なものを選択**：変形矯正手術は隣接椎間に大きな負荷をかけるので，将来生じうる隣接椎間障害（proximal junctional failure（PJF）／distal junctional failure（DJF））への対応を術前から想定しておく．径の異なるロッドとの接続用コネクターの有無は必ず確認しておく．

MEMO　インストゥルメンテーション設置上の注意点

　椎弓切除などを行う症例では，除圧（硬膜露出）前にスクリュー設置準備（スクリュー孔タッピング）を完了することを推奨したい．多椎間固定の場合，サイドコネクターなどを使用するため，最後は硬膜露出面を直視下に置きながら，注意してセットスクリューを最終締結することになる．この操作中が大変危険である．また各社のインストゥルメンテーションともに，セットスクリューのドライバーが入る部分が腰椎スクリューとは異なり浅いので要注意である．

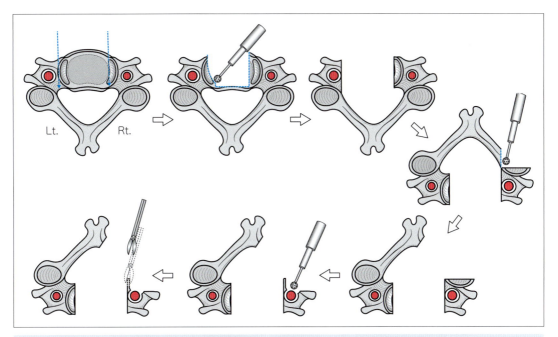

図3 VAを内包する中下位頸椎での側弯矯正時の冠状面 wedge osteotomy や VCR 時に応用できる前後両方向からの骨切りと VA 展開方法

注）ここでは右側を hinge にした側方 wegde osteotomy をイメージして描いてある．
　前方から菲薄化しておいた横突孔内壁を，後方からパンチアウトして摘出しようという考えである．硬膜近傍・VA 近傍ではダイヤモンドバーを用いて，慎重に骨の菲薄化を進める．この操作を両側に行えば全周性骨切りが完成する．
[清水敬親：頸椎変形の矯正固定．側弯症治療の最前線―手術編，日本側彎症学会（編），医薬ジャーナル社，大阪，p362-376，2014 を改変して引用]

　なおわが国においては頸椎アンカーとして最も強度に信頼性のある PS[5]が広く普及しており，PS に関してはもはやわが国においては技術的な解説を要しないだろう．しかし頸椎変形の場合，VA 走向異常や椎弓根形態自体の異常などに遭遇する場合もある．骨脆弱例でなければ LMS にもかなりの強度的信頼性はあり，それを具現化するための手技上のポイントを図4に示す．椎弓スクリューも含め使用できるアンカー種類は多い方が様々な病態に対応しやすい．

固定アライメントについて

　頸椎矢状面アライメントは "胸椎より尾側の脊柱アライメント・バランスの総和的代表値" と考えられる T1 slope（T1 椎体頭側の水平面に対する傾き）に多大な影響を受けることはすでに広く認知されており，頸椎だけを見て固定アライメントや固定範囲を決めることはもはや基本的に正しいこととは言えない[6]．少なくとも常に胸椎以下の状態を鑑みて固定アライメントを考える態度が重要である．その意味で，頸椎変形治療プランニングにおいて全脊椎 X 線（可能であれば立位，無理であれば坐位）の情報は今や必須と言える[6]．しかし，それにすべてが引きずられることにもまた無理がある．なぜならば神経症状改善に加え，頸椎

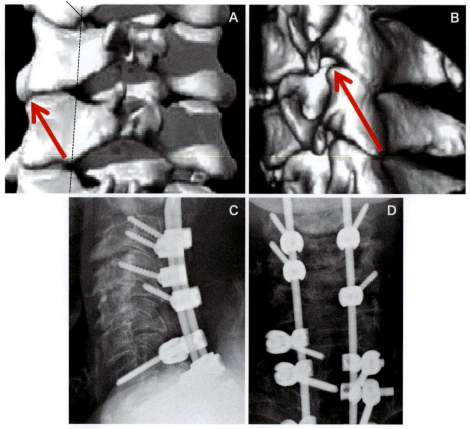

図4 強力なLMS刺入のコツ

　変形頚椎においては，椎弓根の変形，椎骨動脈の偏位・異常など様々な病態が混在し，常にPSがベストとは限らない．固定性が弱いと考えられがちなLMSも，実はその刺入法に問題があると筆者は考えている．従来のRoy-Camille法とかMagerl法という手技の名称や，「刺入点は外側塊の外縁から〜mm内側，下関節突起下縁から〜mm頭側」のようないわゆる"教科書的指標"はナンセンスである．

　外側塊を立体的に捉えて考えれば，"できる限り尾側かつ内側を刺入点とし，できる限り頭側かつ外側に向けて入れていく"のが最も長く骨を捉えられる理想的screw trajectoryであることは明白である（A，Bの➔）．実際にはA，Bのように刺入することはできないが，可及的にこの理想経路に近似するよう努力すると，Magerl法に近い経路になることが実感される．C・Dには図8に呈示する症例のC3/C4/C5のLMSを示す．筆者の施設では成人例におけるLMS長は短くても16 mm，通常は18〜22 mmが入ることが多い．このscrew trajectoryを利用するためには，それに見合ったpoly-axial screw headの大きな可動性が必要である．

の場合は嚥下・呼吸障害を術後に起こさないためのデリケートなアライメント調整プランニングが必要であるため，頚椎（頭蓋頚椎移行部〜頚胸移行部）単独でどうしても決定せざるを得ない固定アライメント要素が含まれるからである．この点が骨盤形態を参考にアライメント目標を決められる胸椎〜腰椎ASDとの相違点であり，プランニングを複雑化している要因ともなっている．

　また，いくら目標アライメントを決めても，術中に適切な頭頚位を取りうる手段（体位取

り）が身についていなくては目的は達成できない[1]．ごく一般的な頚椎後方手術（椎弓形成術など）の場合は，それほど気を遣わずとも Mayfield に代表される汎用型頭蓋固定器を用いて安全に手術が完遂できる場合が多い．しかし変形頚椎の矯正固定（後弯矯正術が代表的）においては，とくに矢状面アライメントに関し術中体位には相当な工夫が必要である[1,7,8]．少なくとも術野展開・除圧・スクリューなどのアンカー設置場面と，最終固定時の頭頚位は同じであってはならず，術中の安全確実な頭頚位変換が必要となる．症例ごとにリスクを分析し各自工夫されたい．

現段階では，長期的に保証される固定アライメントの指標はなく，術後早期にトラブルを生じないようにする固定アライメントにしか言及できない．術後頚椎アライメントに要求される最低限の条件は次の2点である．

①麻痺を悪化させない，新たな神経症状を生じさせないアライメント
②嚥下・呼吸が十分安定して確保されるアライメント

上記①に関しては，除圧高位の設定との兼ね合いが関与する．②については，後頭骨を固定範囲に含む場合（とくに長範囲固定例）に臨床的問題を生じやすく，すでにいくつかの指標が公表されている[9-13]．その中には頭蓋～上位頚椎間アライメントに注目した研究[9-11]と，中下位頚椎を含む全頚椎柱で考える立場の研究[12,13]がある．いずれにしても局所ないしは全頚椎柱における咽頭腔の著しい減少をきたさないこと，体位取りや最終内固定において"protrusion と retraction の2つの動きの及ぼす影響"を理解していること[14]が鍵となることを強調したい．しかし基礎疾患［RA，ダウン症，アテトーゼ型脳性麻痺（CP）など］ごとの特異性にも影響を受けるため，全症例に通用するアライメントの公式化は難しい．例えばRA例における輪状軟骨周囲の異所性滑膜炎による気道狭窄，アテトーゼ型CP例における頭部～体幹全体を使った異様な嚥下動作の存在などが固定アライメント決定に多大な影響を及ぼすのである．この観点から考えても，単純に形態学的な考察に偏重した分類は実用の域にとうてい達していない．ヒントとして挙げうる1つの方策は，術前に頭蓋直達牽引などを用いて様々な頭頚位を試し，それぞれの位置における呼吸・嚥下状況を事前に確かめておくことである．これが最も現実的な対応ではなかろうか．なお固定後の頚椎矢状面アライメント変化に関して"頭蓋矢状面傾斜（McGregor slope）～T1矢状面傾斜（T1 slope）"による全頚椎矢状面アライメントに関する興味ある知見[7,15]が出始めており，「頭蓋～上位頚椎」「中下位頚椎」「全頚椎」の各部位・高位別にどのような相関関係を持って変化しているのかが明らかになってきている．

固定範囲の決定

「可及的に短い固定範囲を選択する」という考えは当然頚椎においても基本的なものである．ただ上述の固定アライメントと密接な関係をもつ問題でもあり，やはり公式化は困難である．矯正により得られる固定範囲のアライメントが他部位のflexibilityで代償しきれない場合にサルベージが必要となるが，それを多様な基礎疾患を背景に持つすべての症例について予測することは現段階ではできない．まずは眼前の変形（＋それにより生じている神経圧迫障害）を改善することに主眼を置き，将来の他部位の新規変形はいつでもサルベージする

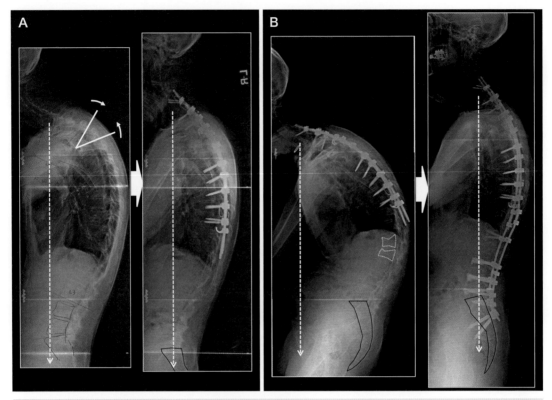

図5 38歳男性．強直性脊椎炎による頚胸移行部後弯例
A：頚胸移行部による前方注視困難・嚥下障害を訴えていた．T3/4高位でposterior closing wedge osteotomyを行い，後弯矯正した．
B：Aの術後2年でDJKを生じた．骨盤まで固定延長し矯正した．

覚悟で臨む以外にはない．骨脆弱性疾患例（RAなど）や姿勢異常をきたす基礎疾患例（パーキンソン病，Chiari奇形など）では多くの固定アンカーを求めざるを得ず，自ずと固定範囲は長くせざるを得ない．ただ術後の神経障害リスク防止の観点から，「予定固定上下端の隣接椎間に，既存脊髄圧迫（何らかの脊柱管狭窄因子）が存在するようなupper instrumented vertebra／lower instrumented vertebra（UIV/LIV）の選択をしてはならない」ということは大原則として強調しておきたい．

神経モニタリングに関して

術中の神経モニタリングをmotor evoked potential（MEP）のみに頼ることは不十分である．少なくとも頭蓋刺激によるD-waveや咽頭電極[16]などによる脊髄誘発電位（SCEP）記録（上行性，下行性）など脊髄電位を直接観察（＝長索路機能の総合評価）することも併用すべきである．とくに頭蓋頚椎移行部〜上位頚椎手術ではことさら重要である．その場合，電位記録は棘間針電極でも可能だが，硬膜外もしくはくも膜内チューブ型電極による記録はより大きく確実な波形を観察でき，現在もなお基本的に身につけておくべき手段である．また古典的な"心拍数と血圧の異常な低下"が場面によってはMEPよりはるかに鋭敏に危険

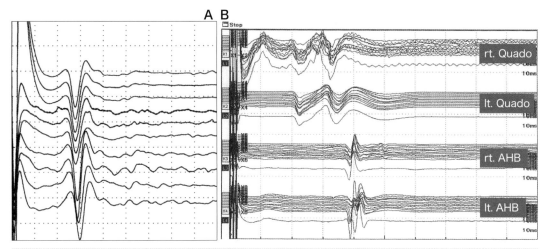

図6 本例における電気生理学的運動機能モニタリングの1つの考え方
A：咽頭刺激—T11/12硬膜外記録（SCEP），B：咽頭刺激—末梢筋記録（MEP's）
　図5-Aの手術ではT3/4高位での積極的な骨切り術により一時的に局所は大変不安定となる．この局面においてはMEP記録に伴うわずかな体動も危険な場合がある．そこで安全性を考慮し，十分な筋弛緩を得て体動を完全に制した上で，咽頭刺激による下行性脊髄電位をT11/12硬膜外より記録し，神経モニターとした．図5-Bの手術（胸腰移行部〜腰椎）では馬尾・神経根の情報が必要なので，通常の下肢MEP記録によるモニタリングを行った．
　手術ごとにリスクの意味が異なる場合があり，電気生理学的神経モニターにもワンパターンではない工夫があっても良いのではなかろうか．

を知らせてくれた事例も経験され[1]（MEPは自律神経系のモニターツールではない），術者は常にこれに注目しながら手術を進めるべきであろう．**図5**，**図6**にモニタリングに関する1つの考え方を示す症例を呈示した．

症例（図7〜図15）

　医原性後弯症，加齢変性によるde novo変性後弯症，骨性奇形を伴う上位頚椎後弯症，先天性頚椎側弯症の各症例を呈示した．それぞれの症例が，頚椎変形の原因，変形への対策，そのために必要な準備などをわれわれに教えてくれている．参考にされたい．

おわりに

　"VA損傷による大出血"や"PSの脊柱管内誤刺入"など重篤な合併症が学会主導の合併症調査などにきちんと報告され，脊椎脊髄外科医全体で情報共有・注意喚起できるようになるべきである．各種ナビゲーションシステムはわれわれを助けてくれる素晴らしい機器だが決して万能ではなく，基本的な「正しい解剖の理解」と「解剖学的ランドマークを直視できる術野展開」は何にも増して重要であることは論を俟たない．襟を正し，基本手技（展開・除圧・解離など）の修練にいそしみ，慎重な術前準備のもとでこの厄介な変形に臨んでいただきたい．

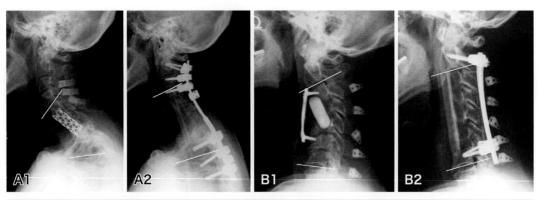

図7 他院多数回頚椎手術（multiply operated neck：MON）による後弯例
　後弯変形進行過程における後方要素弱体化の関与を実感できる症例群．変形予防・矯正の決め手は後方サポートである．
A1：54歳女性．前医術前病態は不明，5回に及ぶ頚椎多数回手術を受けていた．中位胸椎〜上位胸椎では一部椎間関節切除を含む広範除圧がなされ，後方要素の欠損が大きい．
A2：筆者の施設におけるサルベージ手術後5年時の頚椎X線像（前方支柱は自家腓骨）．
B1：57歳男性．前医で後縦靱帯骨化症（OPLL）による頚髄症との診断で椎弓形成術を受けたが，術後後弯をきたし再悪化．前医においてサルベージとして頚椎前方固定（プレート併用）受けるも，偽関節となり再度後弯化しプレートも弛んできた．
B2：筆者の施設におけるサルベージ手術後3年時の頚椎X線像（前方支柱は自家腓骨）．
　このように後弯化したサルベージ例は，前・後方からの再除圧・解離・矯正固定すべてが必要になり，"front-back-front surgery"にならざるを得ない場合が多々ある（前医で受けた手術内容を事前にできるだけ調べておかないと，危険な場合がある）．両例とも，矯正固定位維持の決め手が「後方の内固定・骨移植」であることが理解される．

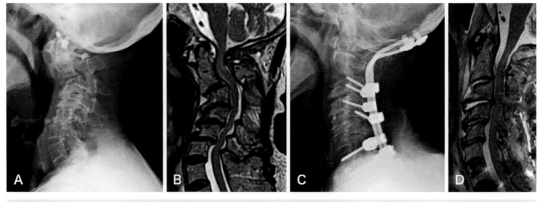

図8 84歳女性．加齢変性によると思われる de novo 変性後弯症例．重度頚髄症
　後弯部での脊髄圧迫が明瞭で，後方除圧のみでは改善は見込めない例である．高齢であることを鑑み，前方侵襲は行わず後方手術のみで対応する方針で臨んだ．C2/3 total facetectomy，C3〜C5の下関節突起切除による後方解離と，脊椎インストゥルメンテーションによる矯正後方固定を行った（C2 アンカーは椎弓下テープである）．
A：術前坐位頚椎X線像，B：術前頚椎MRI，C：術後坐位頚椎X線像，D：術後頚椎MRI（矯正による除圧が明らかである）
　術前には「呼吸困難（O_2投与必要），自力での食事不能（手が口に届かない），下肢の動きまったくなし」であったが，術後は「呼吸が楽になりO_2投与不要，スプーンで食べられる，下肢関節の自動屈伸可能」になっている．四肢しびれはひどく，改善が得られていない．

1. 変性後側弯症（de novo, 二次性を含む）　e. 頚椎変形　225

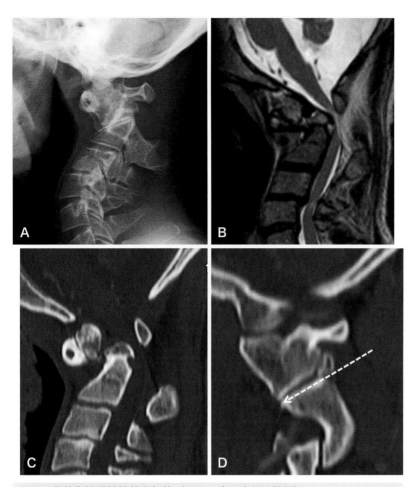

図9　非整復性環軸椎前方転位（ダウン症，歩行不能例）
A：術前単純 X 線像，B：術前 MRI，C：術前 CT-sagittal reconstruction（正中部），D：術前 CT-sagittal reconstruction（右 C1/2 椎間関節部）
　上位頚椎部の著しい後弯と，代償性の中下位頚椎過前弯を呈している．C1 lateral mass が異様に大きく，os odontoideum と思われる歯突起形成異常があり，著しい延髄-頚髄移行部の圧迫が明瞭．C3-C4 高位でも脊柱管狭窄と脊髄内輝度変化が観察された．D の点線矢印が示すように，環軸関節内に直接切り込んで解離を行うプランを立てた．

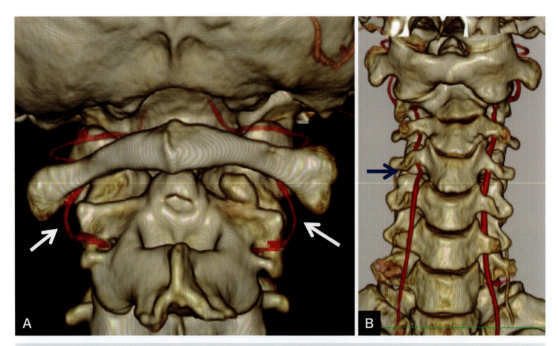

図10 図9症例のVAのCT-angiography
　両側ともVAは細く，上位頸椎においてC1後弓の腹側を通過するという異常な走行を示している（A：⇨）．右VAはC4から横突孔内を通過（通常はC6より頭側で横突孔に入る）している（B：→）．これらの術前情報は，展開時のVA損傷リスク回避，PSかLMSかの固定アンカー選択などのプランニングに大変有用であり，事故防止には不可欠な術前検査である．

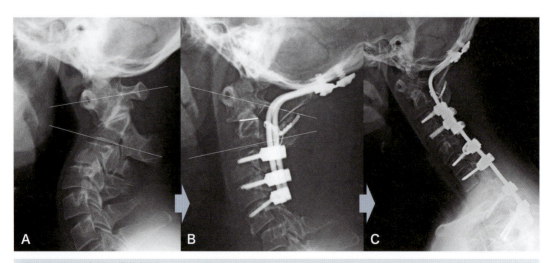

図11 図9症例の術後経過
　環軸関節内リリースに加え，C2上関節突起先端を平らに削り（B白実線），整復時のC1外側塊が安坐するプラットホームを作成した．環軸関節部での著しい後弯は，良好な前弯位に矯正固定された（A，B）．術前C3/4高位における脊髄圧迫の存在（図9-B）を考慮し，同部の除圧とともにLIVをC5とした．しかし，わずか術後5ヵ月でDJKを生じ，T3まで固定を延長してサルベージせざるを得なかった（C）．術後，介助歩行可能になっている．

1. 変性後側弯症（de novo，二次性を含む）　e. 頚椎変形　227

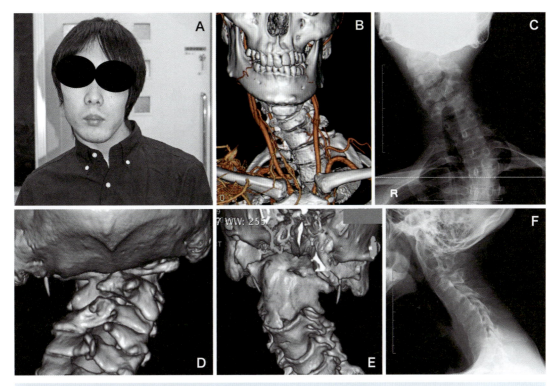

図12　先天性頚椎側弯症（28歳男性）
A：術前外見写真．斜頚のみならず，顎骨変形などによる顔面変形も目立つ．B：3D-CT angiography像，C：術前頚椎単純X線像（A-P像），D：下顎骨を削除した3D-CT後方像，E：下顎骨を削除した3D-CT前方像，F：術前頚椎単純X線側面像

C1-C5あたりに相当する領域にC3 hemivertebraなど複雑な脊椎形態異常・癒合椎が全周性に確認される．

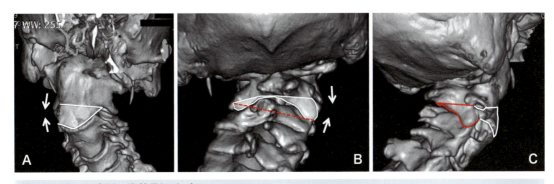

図13　図12症例の術前骨切りプラン
3D-CT像を詳細に観察検討し，前方（A）・後方（B）・側方（C）から見た骨切り予定ラインを決定する．⇨は，骨切り後に左側端をヒンジにして右サイドに圧縮力を負荷する方向を示す．前後方の骨切りラインが一致するよう，3D像において細かな解剖学的骨性ランドマークを見つけておくことが術中の正確な骨切りの決め手となる．

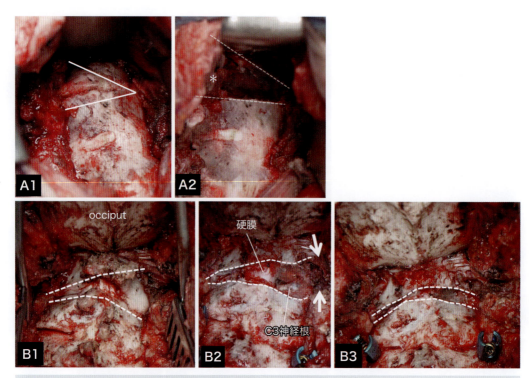

図14　図12症例の術中骨切り過程の術中写真

A1：C2〜C3に相当する部分の前方展開．長頚筋を横切翻転し肋横突起（前結節）まで展開したところ．白実線が予定した骨切りライン．
A2：A1で予定した通りに椎体部楔状骨切りが終了したところ（白点線）．右側方では椎体側壁がペラペラになるまで菲薄化した（*）．VAを保護しつつ，損傷しないギリギリまで側壁を菲薄化することがポイントとなる．
B1：後方の予定骨切りライン（白点線）．当然，右椎間関節は全切除される．
B2：骨切り完了．正中に硬膜管，右側方にC3神経根が直視できる．神経根腹側のVAが神経ベラで触知された．VA周囲の静脈叢からの出血はアビテン®で止血されている．
B3：術野外でサポート医師が頭蓋固定装置を動かして頭部を右に傾けることによりB2⇒のような矯正力が働き，無理なく骨切り部が閉じていった（脊椎インストゥルメンテーションによる矯正は行っていない）．本例はまさに図3に示した前後方closing wedge osteotomyの実践例である．

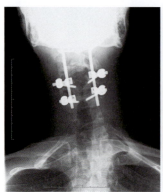 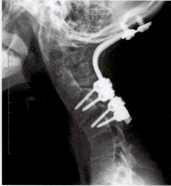 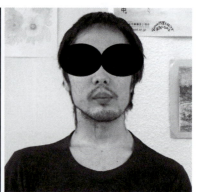

図15　図12症例の術後外見（術後4ヵ月）と術後1年時の頚椎X線像

外見上の側弯矯正が不十分ながら得られ，この点に関して患者の満足度は高い．術前より存在した下位頚椎〜胸椎にかけての後弯がやや進行しており，今後問題を引き起こすかもしれない．

文 献

1) 清水敬親：頚椎変形の矯正固定．側弯症治療の最前線―手術編，日本側彎症学会（編），医薬ジャーナル社，大阪，p362-376, 2014
2) Benzel EC, et al：Cervical laminectomy and dentate ligament section for cervical spondylotic myelopathy. J Spinal Disord **4**：286-295, 1991
3) Kato S, et al：Comparison of the Japanese Orthopaedic Association (JOA) score and modified JOA (mJOA) score for the assessment of cervical myelopathy；a multicenter observational study. PLoS One **10**：e0123022, 2015
4) Yamazaki M, et al：Anomalous vertrbral arteries in the extra- and intraosseous regions of the craniovertebral junction visualized by 3-dimentional computed tomographic angiography：analysis of 100 consecutive surgical cases and review of the literature. Spine (Phila Pa 1976) **37**：E1389-E1397, 2012
5) Abumi K, et al：Correction of cervical kyphosis using pedicle screw systems. Spine (Phila Pa 1976) **24**：2389-2396, 1999
6) Ramchandran S, et al：Assessment of impact of long-cassette standing X-Rays on surgical planning for cervical pathology：an International Survey of Spine Surgeons. Neurosurgery **78**：717-724, 2016
7) 清水敬親ほか：頭蓋頚椎移行部における整復困難な後弯変形の矯正固定術．整形外科 **64**：939-945, 2013
8) Manabe N, et al：A novel skull clamp positioning system and technique for posterior cervical surgery, clinical impact on cervical sagittal alignment. Medicine **94**：e695, 2015
9) Yoshida M, et al：Upper-airway obstruction after short occitocervical fusion in a flexed position. Spine (Phila Pa 1976) **32**：E267-E270, 2007
10) Miyata M, et al：O-C2 angle as a predictor of dyspnea and/or dysphagia after occipitocervical fusion. Spine (Phila Pa 1976) **34**：184-188, 2009
11) Ataka H, et al：Occipitocervical fusion has potential to improve sleep apnea in patients with rheumatoid arthritis and upper cervical lesions. Spine (Phila Pa 1976) **35**：E971-E975, 2010
12) Kaneyama S, et al：Preliminary evaluation of the pathomechanism of dysphagia after occipito-spinal fusion kynematic analysis by videofluoroscopic swallowing study. Spine (Phila Pa 1976) **41**：1777-1784, 2016
13) Kaneyama S, et al：The prediction and prevention of dysphagia after occitospinal fusion by use of thr S-line (Swallowing line). Spine (Phila Pa 1976) **42**：718-725, 2017
14) 井野正剛ほか：頚椎矢状面バランスにおける新しい指標の提唱：術前の頚椎矢状面バランスは術中に再現できるか？―頚椎前傾角と頚椎基底角―．J Spine Res **7**：1575-1578, 2016
15) Matsubayashi Y, et al：Correlations of cervical sagittal alignment before and after occipitocervical fusion. Global Spine J **6**：362-369, 2016
16) Yamamoto N, et al：Efficacy and limitations of intraoperative spinal cord monitoring using nasopharyngeal tube electrodes. J Neurosurg Spine **13**：200-210, 2010

A. 各病態における治療戦略

2 脊椎固定術後後弯症

Point

- Spino-pelvic harmony を破綻させること（PI-LL の過大なミスマッチ）は少なくとも絶対避けなければならない．
- 変形部位の可撓性（胸椎 flexibility など）の検討はサルベージ計画立案に必要である．
- 下肢代償機能の事前察知は困難だが，常に念頭に置いて患者を診ることが大切である．

　何らかの脊椎手術（除圧術，固定術）後に生じる脊柱変形（医原性脊柱変形）は，成人脊柱変形（adult spinal deformity：ASD）の中でも比較的多く遭遇する疾患群である．その中でも固定術後の後弯症は矢状面グローバルバランス不良の原因となる場合も多く，臨床上問題の多い病態であるが，少なくともわが国においてはこの問題の具体的な対処法（手術法）について論じられることは少なかった．医原性脊柱変形には，当初から脊柱変形矯正を目的として行われた手術が結果的に矯正不足で新たな問題を生じている場合もあるが，ごく一般的な変性疾患（腰椎変性すべり症，腰部脊柱管狭窄など）や外傷性の椎体骨折・脱臼骨折に対する固定術がグローバルバランスを乱す結果となっている場合も経験される．したがって，脊柱変形を専門的に多く手がける脊椎外科医のみならず，脊椎外科医・整形外科医全体で問題意識を共有すべき疾患群ともいえる．すでに固定手術が行われているために，神経周囲の癒着の問題，固定部位の固い変形と解剖学的ランドマークの消失など，サルベージを困難にする問題点が多い悩ましい症例群である．

疫　学

　脊椎固定術後の後弯症には，「既存固定部位自体がアライメント不良位である場合」と「既存手術部が良いアライメントで固定されているにも関わらず，固定部〜非固定部の移行部において後弯化が生じる場合」の 2 タイプが存在する．前者は既存固定手術における問題点が明らかであり，骨切り術などによる再矯正固定で対処すべき病態である．一方，本項で主に問題視している中高年層における ASD 矯正固定術後の後弯は主に後者のタイプであり，既存固定部位の隣接高位に生じるのが一般的であるが，病態も十分に解明されておらず，問題点が多い．これら隣接椎間付近の障害は近年 PJK（proximal junctional kyphosis），DJK（distal junctional kyphosis），PJF（proximal junctional failure），DJF（distal junctional failure）

【Scheer ら[1)]】 "SRS survey on PJK/PJF" 多数の経験ある脊椎外科医へのアンケート調査に基づくコンセンサスとして記載
PJK：固定上端（UIV）とその2椎頭側椎との矢状面後弯角（Cobb角）が20°以上
PJF：固定上端において神経学的障害，疼痛，PJK，脊椎内固定金属の突出などを生じ，それが再手術を必要とする病態

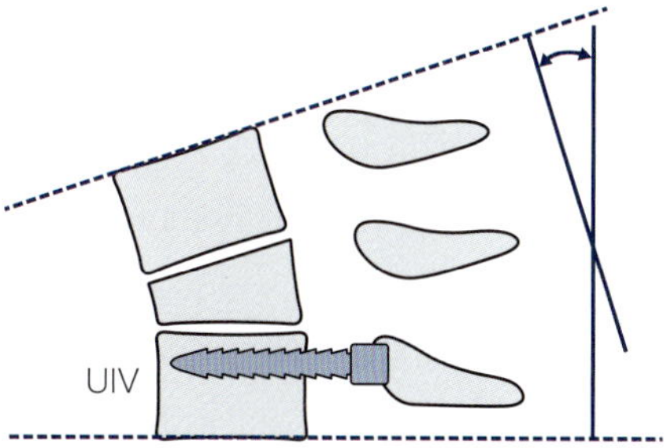

【Arlet ら[2)]】 過去の報告の review として記載
PJK：固定上端における 15°以上の後弯
IJK：2ヵ所の離れた部位に instrumented fusion がなされている場合に，両固定部位間の non-instrumentation 領域に生じる後弯
DJK：固定下端に生じる後弯で，その病変は固定最終椎骨や隣接椎間板部に存する．腰椎前弯消失，固定下端での segmental instability の形態を取る場合もある（具体的な角度や translation の mm 数などには触れられていない）

図1　固定隣接部付近の矢状面変形における用語の一般的解釈（定義）
　本来は「固定部位の頭側ないしは尾側での障害」であるのだから "cranial junctional kyphosis, caudal junctional kyphosis" のような表現の方が解剖学的には正確であると考えられる．
PJK：proximal junctional kyphosis，PJF：proximal junctional failure，IJK：intercalary junctional kyphosis，DJK：distal junctional kyphosis，UIV：upper instrumented vertebarae

などの様々な表現で呼ばれることが多いが，その定義や臨床的意義には実際にはかなり幅があり，多少の混乱を生じているようである．現在一応のコンセンサスを得られていると思われる用語の定義[1,2]を**図1**に示す．

　ASD 矯正固定術後の後弯変形に限定して考えても，変形の程度・状況（術前カーブの大きさ，矢状面変形と冠状面変形のバリエーション），研究対象年齢，術後経過観察期間，基礎疾患の有無・種類などにより術後に生じる新たな変形の持つ意味は当然異なり，疫学的考察は容易ではない．加えて（少なくとも海外の報告では）例え multi-center の協同研究成果の報告であっても，術後のフォロー率が 50％にも満たない論文が多数を占めていることは常に念頭に置いておく必要がある．また骨盤因子［pelvic incidence（PI），pelvic tilt（PT）など］と矢状面グローバルバランスの関係が理論的に解明され重要視されるようになる以前の研究は，その結果の理解・考察が適切ではなかった可能性もある．

　以上のような問題点はあるにせよ，参考になるいくつかの最近の報告がある．International Spine Study Group による ASD 手術の後ろ向き研究[3]では，18歳以上の ASD を対象とする若い世代が多く含まれているが，「総じて，約 1/3 の ASD 手術患者に画像上ないしはインプラント関連問題が生じ，そのうち 1/2 以上の患者に術後2年以内に再手術を要した．それらの問題は著しく患者の健康関連 QOL（HRQOL）を損ねていた．Instrumentation failure ではロッド折損が 47％と最も多く，画像上の問題点としては PJK が 54.5％と最多であった」と報告されている．Ha ら[5]の報告は 21歳以上（平均 64歳）の ASD を対象としており，中高年齢層を主なターゲットとする筆者らの参考になりうる．Lower instrumented vertebra（LIV）を骨盤要素（仙骨，腸骨）に求めた症例のみを対象とし，upper instrumented vertebra（UIV）を上位胸椎付近にしたPT群（UIVがT2-T5）と胸腰移行部付近にしたDT群（UIVがT9-L1）で比較検討している．「PJK発生頻度は総じて32.6％，revision rateもDT群48％，PT群54.5％でともに両群間の差はない．しかしPJK発生時期はDT群が著しく早く，UIVに圧迫骨折が多く発生する．一方PT群ではsubluxationが多く見られる」という特徴を報告している．Arlet[2]らはそのレビューの中で，55歳以上のASD手術患者では59％のPJKが見られたという報告を紹介し，Arlet, Aebiら自身の経験として70歳以上のASD患者のlong instrumentation例ではjunctional kyphosis（JK）を生じることは一般的であるとさえ述べている．一方，Scoliosis Research Society（SRS）survey[1]の結果を見ると，PJK/PJFの経験頻度は医師によってばらつきは大きいものの20％以下という返答が75％を占めた．さらにPJK/PJFの中で再手術を要する頻度に関しては，10％以下と答えた医師が全体の約半数を占めている．恐らく患者年齢層の相違および経過観察期間が短いことが，結果の大きな解離を生じる主な原因であろうと思われる．このような調査研究においては"対象症例の年齢層の相違"や"研究参加者（施設）の扱う症例群の重症度"などが結果を左右する因子になりうることが考えられ，一般論を求めるのは難しい．今後，ある程度幅の小さい限定された年齢層のみを対象（例えば50〜80歳のみ）にした調査研究が待たれる．

　一方DJKについては，海外からのDJKリスク因子/予防に関する論文はもちろん出ているが，本書の主なターゲットである中高年層のASDに絞ってみると，PJKに比べDJK発生頻度が少ない[2]ことやDJK自体に触れていない論文が多いことに気づく．おそらく，この年齢層における脊柱変形矯正手術の場合，欧米では骨盤をLIVに選択するのが一般的であったことに由来すると想像される．とくに大体2000年以降は骨盤因子の矢状面バランスに与える影響が世界的に強く意識されてきたことも，骨盤までの固定が一般化した要因の1つであろう．将来の腰椎可動性を少しでも多く温存し日常生活動作（ADL）・生活の質（QOL）向上を目指すべき小児期の脊柱変形治療とは，この点大きく異なる．またわが国では，正坐・和式トイレなどの日本式生活様式への配慮もあってか，かつては胸腰移行部〜腰椎に主な変形が存在するASD手術において，仙骨（骨盤）までの固定延長をためらう傾向が長年あったことも事実であり，当然欧米とは観血的治療のプランニングの段階で相違があったことは否めない．今後わが国においても，これら仙骨・腸骨を固定範囲に含まなかった多数のASD手術症例群のその後のDJKに関する詳しい報告が待たれるところである．

　PJK，DJKの危険因子について，文献レビューよりポイントを図2にまとめた．

原因と症状

　PJK/PJF/DJKに代表される固定術後後弯変形の病態は，脊椎インストゥルメンテーションにより規定された脊柱形態において，内固定金属と生体のインターフェースにおける力学的不適合も原因として挙げうる．となると図2にも示したように，「内固定金属由来の問題」と「矯正固定される患者脊椎骨の問題」の双方に原因があると考えるべきであろう．金属サイドの問題として考えられるのは，①固定金属のflexibilityとstrength（金属材料の種類，ロッド径など），②設置したロッド形状（曲げ具合），③固定アンカーの是非［椎弓根スクリュー（PS），フック，椎弓下ワイヤー・テープなど］などが考えられる．患者サイドの問題として

PJK 危険因子

＜外科医関連因子＞
1) 仙骨までの固定延長→反論も多い
2) 前後方合併手術
3) 上位胸椎（T1-T3）を UIV にする
   →これには反論も多く，むしろ PJK を減らすという意見あり
4) 矯正不足あるいは過矯正
5) 不適切なロッド形状（頭側部付近）
6) 過度な PS 使用数によるインストゥルメンテーション

＜患者関連因子（術者の努力で変えられない因子）＞
1) 高齢
2) 神経学的異常（パーキンソン病，Chiari 奇形など）
3) 肥満
4) 筋力低下（質，筋量）
5) 脆弱な骨質
6) 他医による多数回手術の既往
7) high PI
8) 股・膝関節拘縮などの下肢因子

DJK 危険因子

1) "後弯終椎より頭側，最初に前弯を呈する椎間板より頭側" に LIV を選択すること
2) SSV より頭側に LIV を選択すること
3) LIV を L5 にすること
4) S1 を LIV とし，かつ腸骨アンカーのサポートなしに S1PS 単独で固定すること
5) 高度な骨粗鬆

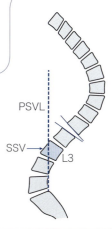

図2　固定術後後弯の危険因子
PSVL：posterior sacral vertical line，SSV：sagittal stable vertebrae
［Cho KL, et al：Spine（Phila Pa 1976）34：765-770, 2009 より引用］

は，❶骨強度，❷現在の脊柱バランス不良の程度，❸年齢（体幹/四肢筋力やバランス感覚に影響），❹体重ないしは BMI などが考えられる．前出の SRS survey[1]において，PJK 予防策としての回答のトップ5が，①固定上端ロッド形状（適切な contour），②術前骨密度測定，③術後3ヵ月間の頻回の X 線チェック，④低骨密度患者への術前からの薬物療法，⑤術後の患者/家族への教育であることからも見ても，逆にこれら諸因子が病態（原因）と考えている脊椎外科医が多いことを物語っている．また後弯治療において技術的に明らかなことは，「偽関節や JK は不十分な後弯矯正（例えば腰椎前弯化）がその主たる原因であり，不十分な矯正となるリスクは high PI である」[6]である．骨盤形態（PI）に見合う腰椎前弯が矢状面バランスを保つために必要だという大原則を守るしかない．神経基礎疾患（パーキンソン病，Chiari 奇形など）の関与は当然きわめて大きい．基礎疾患そのものが姿勢（脊柱アライメント・バランス）に影響し，それにより生じる運動量低下は骨質に影響すると思われるからである．いかに多くの臨床研究が報告されてきた現在でもなお，ASD において PJK の危険因子・予防策にはいまだ議論の余地が多く残されている[4]．

　固定術後の後弯すべてが再手術を要する症状をきたすわけではなく，PJK はサルベージにまでは至らなかった場合が多いという報告が目立つ．一方，腰椎における DJK は腰椎前弯の消失を意味し，PI-LL ミスマッチにより著しい矢状面バランスの破綻に直結するため再手術になりやすい．耐えがたい腰痛を伴う場合が多いことも再手術頻度を高めているのであろ

う. 再手術の原因となる症状としては，神経脱落症状の出現，固定端での亜脱臼を伴う骨折，耐えがたい局所疼痛，インストゥルメンテーション先端の皮下突出，頭側アンカーのバックアウト，偽関節，整容上の問題，固定隣接部での大きな脊椎すべりなどが報告されている[1-3,5]. 胃食道逆流症（gastroesophageal reflux disease：GERD）の報告は海外では少ないが，胸椎下部～骨盤固定された後の胸椎 PJF 例の中に GERD を訴える症例は存在し，矯正後に症状消失を見ることは珍しくない. 重要なサルベージ対象となる症状といえよう.

手術適応

上述の諸症状を有し患者が改善を望む場合，すべての症例が手術適応と考えられる. 加えて PJF に関しては，固定上端で 30° を超える後弯変化をきたした場合は再手術すべきという意見が多いようである[1]. これほど大きな後弯進行があるといつ突然の PS バックアウトや椎体すべりによる重大な神経学的問題が起こるのか不安であるため，そうなる前に事態を収拾すべきということであろう.

> **MEMO**
>
> "疾病発生原因の除去" が疾病治療の根幹であることからすれば，医原性脊柱変形の原因となった以前の手術を行った術者が，自らが作った変形原因を解決するのが常套手段といえるが，現実にはなかなかそうはいかない. もし自験例でない医原性後弯を治療する場合は，できれば前医に問い合わせて前回手術時の情報（術前症状，各種画像検査結果，術後早期の症状と画像など）を得ておくべきである. とくに硬膜損傷の有無に関しては情報を得ておかないと，サルベージ手術中に厳しい事態に遭遇する場合がある.

術式選択

われわれ外科医がなすべきことは，骨盤・下肢因子に見合った適切な脊柱弯曲，とくに腰椎前弯を再獲得することである. 骨盤後傾を生じている場合，これを改善（PT を小さく）するために下位腰椎～骨盤（L4/L5/骨盤）間で十分な前弯位を得ることが必須となる. いかなる術式を選択するにせよ，ここがキーポイントである. 矯正不足は明らかに術後成績不良，非固定脊椎部の変形を招来し再（々）手術率を高める[6].

再手術であるために簡便な術式では目的達成は成しがたい.「後方解離＋後方矯正固定」，「後方解離＋後方矯正固定＋前方椎体間固定」，「前方解離＋後方解離矯正固定」，「前方解離椎体間固定＋後方解離矯正固定」などの基本的アプローチが考えられる. 侵襲程度，矯正効果，骨母床作成と骨移植の確実性などを考慮した上で，一部ないしは大部分を minimally invasive surgery（MIS）手技で行うことも可能になりつつある. 様々な矯正目標値が発表されているが，少なくとも PI-LL ミスマッチの起こらないような腰椎前弯位を得るために必要な矢状面矯正角度を計算する. その角度を獲得するための方策として，Ponte 骨切り術，pedicle subtraction osteotomy（PSO），vertical column resection（VCR），前方椎体間開大固定術などをどのように組み合わせて，どの部位に何ヵ所行うのかを考えていく. 参考資料として，

既存変形部位および変形部位以外の高位の可動性（矢状面，冠状面）があるのか，それとも完全な強直でまったく動きが認められないのかを事前に知っておくことは重要で，そのために背臥位・腹臥位完全脱力状態での全脊椎X線，traction film，bending film，fulcrum stress filmなどは可能であれば撮っておく．神経症状（安静時，歩行時）を伴っているか，現在の神経圧迫部位がどこかは，もちろん知っておかねばならない．前回手術により脊柱管内操作を受けている部分は，神経周囲の癒着が予想され，本来なら手をつけずにすませたいが，もし同部に今でも神経圧迫が残存している場合は再除圧するしかない．このような理由で，変形のため脊柱管内評価が難しいMRIのみではなく，脊髄腔造影とCTミエログラフィ（CT-myelography：CTM）もいまだ必要な検査といえよう．次に既存手術に伴う様々な制限（椎弓切除・椎間関節切除などによる残存骨母床の狭小化，脊柱管内操作の危険性など）を評価した上で，それでも変形した既存固定部位を骨切りして矯正すべきか，それとも他の可動椎間での過矯正で目的を達成しうるかを決定する．

解離矯正において，何か1つの方法（例えばPSOのみ，側方椎体間開大固定術のみなど）では十分な矯正位を得るのは困難な例が決して少なくない．様々な種類の矯正法を多数組み合わせて，最終的に脊椎インストゥルメンテーションに過大な矯正力を期待せずとも良いような方法を計画することが必要である．

なお，高齢者においては加齢変化により大動脈の思わぬ蛇行を生じている場合がある．とくに思春期特発性側弯症（AIS）遺残例では長年の脊柱変形に随伴する大血管の走向異常を伴う場合も考えられ，その高位でPSを使用する場合はscrew length（スクリュー長）とtrajectory（刺入方向）にとくに注意すべきである．

固定範囲

1 基礎疾患の背景を考慮する

その基礎疾患自体の特徴を考慮した上で，固定範囲を決めることになる．例えばパーキンソン病やChiari奇形などの場合，疾患による四肢体幹姿勢異常や痙性～弛緩性麻痺の混在が背後に存在することを忘れてはならず，患者が中高年層である場合はとくにサルベージ手術自体の意義をよく考える．再手術すべきと決まったならば，場合によっては最終的に後頭骨～骨盤固定になることも辞さない覚悟と予想をもって対応する．つまり一般的にはこれらの再手術は，少なくとも上位胸椎～骨盤までの矯正固定範囲が基本である．著しい骨脆弱例（骨粗鬆症，関節リウマチ，neurofibromatosisなど）であれば，例えば理論上はLIVをL3～L4に選択して矯正できそうだとしても，LIVが力学的な矯正負荷に耐えられず圧壊する可能性を念頭に，骨盤まで固定するプランを立てざるを得ない場合がある．

2 PJKに対処する場合（加齢変性疾患の場合）

a．既存腰椎固定部において，PI-LLミスマッチがなく適切な矢状面弯曲で固定されている場合

サルベージ手術としては最もリスクの少ないパターンである．既存固定部位はそのままで，単に頭側に固定を延長すれば良い．前回手術でUIVが胸腰移行部付近（T9～L1）である場合，現実的にはサルベージ時には上位胸椎(T1～T5)にまで固定を延長することになろう．

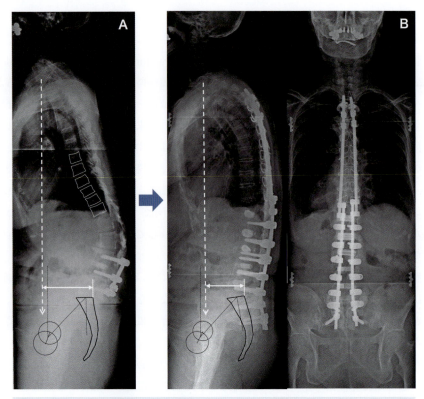

図3 変性すべりを伴う腰部脊柱管狭窄に対する2椎間 PLIF（L3/4/5）後に発生した後弯

A：術前（70歳），B：術後13年（83歳）

70歳女性．前医で固定椎間（L3-L5）は前弯7°と不良位に固定され，PJK を生じ，著しい腰椎後弯，胸椎前弯を呈している（側弯なし）．

腰背部痛，後弯による棘突起皮下突出，GERD を訴え来院．筆者は現在の脊柱・骨盤パラメータの知識・概念がないまま，T3-S2 矯正固定を実施（2期的前後方手術）した．前医で脊柱管内操作も行われているため神経損傷を避けようと考え，L3-L5 既存固定部での矯正は意図せず，その他の高位で前方解離＋椎体間固定＋後方多椎間解離（下関節突起切除と椎弓間除圧）固定を行い対処した．

・術前：LL -24°，PT 50°，PI 47°，SS 1°，SVA 111 mm．
・術後13年（83歳時）：LL 15°，PT 41°，PI 56°，SS 15°，SVA 85 mm．

術後もいまだ PI-LL＝41 と著しく不十分な矯正であるが，高齢となった長期フォローでも矢状面バランスは13年前の術前よりは改善・維持されている．腰背部痛と GERD は消失した（術前計測値はフィルム上の作図であるので，術前後の PI に9°の差を生じている）．

b．既存固定部が PI-LL ミスマッチ状況で固定されている場合

腰仙椎間が不適切な（前弯の著しい減少〜消失）アライメントで固定されてしまっている症例では，どんなに困難でも腰仙椎部で再度大きな骨切り術（PSO など）を行い，ここで良好な前弯を再獲得しない限り良好な矢状面バランスは得られない．残余胸椎の可撓性を考慮するものの，再手術であることを考えれば，UIV は T5 ないしはより頭側に求めるケースが多くなろう．もし何らかの理由で腰仙椎部不良アライメントを改善できない場合，仕方なくさらに上位（例えば T9〜L3）で多椎間にわたる過度な前弯を再形成し，矢状面バランスの可

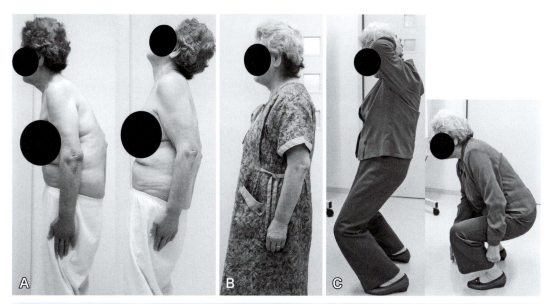

図4 図3と同一症例
A：術前．立位中間位と最大伸展位．B：術後6年．立位中間位．C：術後9年．スクワット，床上の物を拾う動作．
　本例では「年齢不相応ともいえる優れた下肢代償機能（関節柔軟性・筋力）」を患者が持っていると考えられ，この下肢代償機能が"未熟な脊椎手術（不十分な腰椎前弯度）"を補い良好な結果をもたらしているのだと推察される．

及的改善を目指さざるを得ない（もちろんそれに見合う比較的大きな胸椎後弯を得なければならない）．この場合，下肢代償能力が機能することが前提条件となる．

3 DJK に対処する場合（加齢変性疾患の場合）

　胸椎～胸腰椎の病変にすでに固定術が施され，尾側腰椎に DJK を生じている場合，ほぼ大部分の症例が許容しがたい骨盤後傾を呈していると考えられ，いかに PT を減少させ骨盤後傾を改善させるかがキーポイントとなる．骨盤まで固定を延長し，L4/L5/S1 間に十分な前弯位を獲得する．

症　例

　様々な基礎疾患，原因による固定術後後弯を，異なる様々な解離矯正法でサルベージした症例を図3～図10に呈示する．それぞれの症例に，考えさせられる問題点が思い浮かぶのではないだろうか．

1 PJK 例

・図3，図4：不十分な変形矯正手術であるにも関わらず，下肢代償機能により長期間良好な結果を維持している例（既存固定部以外の高位での矯正を試みた例）．
・図5："腰部脊柱管狭窄の責任高位のみの固定"という選択が招いた後弯例．
・図6：単なる開窓術後でも短期間で ASD に変化しうるという警鐘例．初回手術は固定術ではないが，重要なメッセージを含むと考えられるので呈示した．

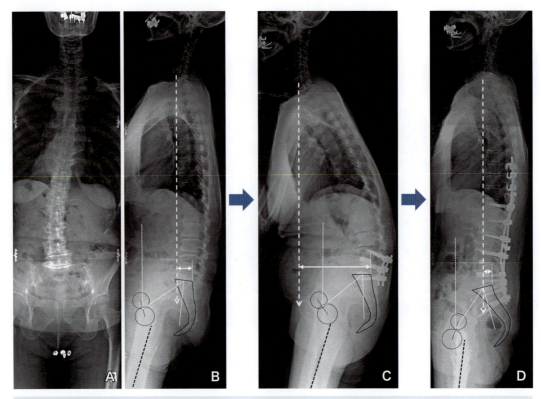

図5 腰部脊柱管狭窄に対するL4/L5/S1 PLIF後に続発した矢状面バランス破綻例（70歳女性，自験例）

A・B：腰痛と馬尾性間欠跛行を主訴としていた術前X線．C7-plumb lineで見る矢状面バランス（SVA）は決して悪くはないが，骨盤後傾・大腿骨軸の後方傾斜が存在し，すでに下肢代償による姿勢維持機能が働いていることが推察される（したがって腰仙椎間に何とか前弯位を再獲得しようとは考えた）．

C：それにも関わらず下肢症状に対する責任高位のみを除圧固定した結果，術後1年以内に矢状面バランスは著しく悪化し，著しい腰痛と大腿部の易疲労感を訴えるようになった．大腿骨軸のさらなる後方傾斜が生じていることから，下肢代償機能（股関節伸展，膝関節屈曲）も限界まで使い果たしている状態と推察される．

D：サルベージ手術後1年．L4 PSOと多椎間Ponte骨切り術による矯正を行った．骨盤後傾の改善（PT減少）とともに矢状面バランスも良好に改善している．大腿骨軸の傾斜も改善していることから，下肢機能の代償を要しない状態に回復したと推察される．腰痛，大腿部易疲労感ともに著明改善が得られた．

2 DJK例

- 図7，図8：まだまだ"若い"中年と考え，あえて骨盤-腰椎矢状面形態不適合状態であることを無視して，変形部のみの矯正にチャレンジし，予想通り（理論通り）腰椎部が破綻し，DJK・矢状面バランス破綻を招いた例．
- 図9，図10：基礎疾患を考慮し将来を予想したプランを立てていたDJK対応例（強直性脊椎炎）．

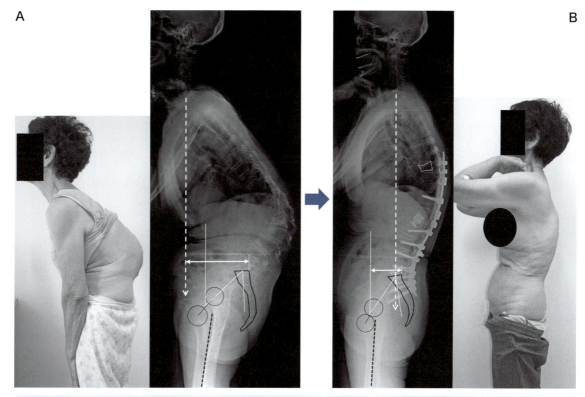

図6 腰部脊柱管狭窄に対するL4/5開窓術後に続発した矢状面バランス破綻例（腰椎6個）
A：サルベージ術前，B：術後3年

　73歳女性．前医でL4/5開窓術後早期より腰椎後弯が進行（冠状面変形はなし），やがてL2圧迫骨折が生じ著しい後弯となるが，前医では保存的治療のみ施行され経過．当院初診時には「GERD，息苦しさ，腰痛，整容上の問題」を訴えていた．骨盤後傾と骨粗鬆を有するため，骨盤までの固定は必須と考えられた．後弯頂椎部で後方アプローチによるVCRを行った．
・術前：LL -18°，PT 45°，SS 5°，PI 50°，SVA 149 mm
・術後3年：LL 11°，PT 38°，SS 6°，PI 44°，SVA 7 mm
　骨盤後傾の改善は軽度に留まり，PI-LL＝33と矯正不十分である．しかし大腿骨軸傾斜の改善・矢状面バランスの改善を見ると，下肢機能の代償を必要とせずにこの姿勢が維持できていることが分かる．GERD，腰痛は消失，姿勢改善にも満足度が高い．
　しかし術後2年で無症候性のPJK（椎体骨折を伴う）を生じており，今後の長期フォローによりこのUIV選択の是非，ロッド頭側部のsagittal contourの適否が問われる（頭側アンカーに椎弓根スクリューを使用していないため，PJK進行とともにもし将来バックアウトが生じても神経障害が生じる危険性は少ない．固定アンカーを選択する上での1つの考え方である）．

最後に

　一般的な変性腰椎疾患に対する固定術後の問題はmultiply operated back（MOB）として単に隣接椎間障害という言葉で片づけられてきた歴史があるのも事実であろう．しかしそこには"変形（deformity）"という視点が欠けていたのではないかと，今さらのように気づかされる．整形外科（"形"を"整える"診療科）の基本に立ち返って，反省の上に進歩していかねばならない．様々な知識を身につけた後でも，将来を完全に予測することはもちろん不

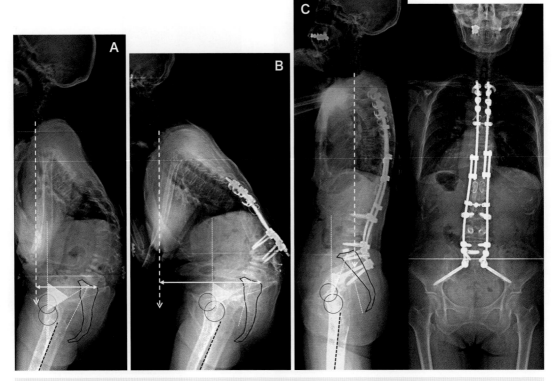

図7 DJKに対するサルベージ例（61歳女性．骨粗鬆性脊柱後弯例，側弯変形なし）
A：初回手術前立位全脊椎X線側面像．L1-L2の椎体骨折後楔状椎化，胸椎過前弯，全腰椎後弯，骨盤後傾を認める．しかし年齢もまだ若く，可及的に短い固定範囲で矯正にチャレンジした．L1 VCR，全椎間Ponte骨切り術後にT10-L4後方矯正固定を行い，2期的にT12-L3 fibula strut bone graftを行った．
B：初回手術2年後の立位X線側面像．局所後弯はよく矯正されたが，術後6ヵ月でDJKを生じ，著しい矢状面バランス悪化をきたした．2年経過後に患者の了解を得られ再手術を行った．
C：初回手術4年後（再手術後2年後）の立位X線側面像．椎体骨切りは一切行わず，このサルベージ手術で腰椎に施した矯正手技は"Ponte骨切り術（L3/4～L4/5～L5/S1）+L5/S1 TILF"のみである．有効なPT（白三角）減少＝骨盤後傾の解消～前傾化が達成され，矢状面バランスは正常化（SVA 0 mm）した．矢状面における骨盤の傾きと大腿骨軸の推移を見れば，本例における矢状面バランス維持に関する骨盤-下肢代償機能の関係が理解できる．なお術中に多椎間にわたる胸椎のspontaneous facet fusionが確認され，上位胸椎まで固定を延長しなければ術前の胸椎前弯位アライメントはとうてい後弯位にまで矯正できなかったであろうと思われた．

可能である．したがって，脊柱アライメント・バランスに関する現在までに解明された基礎知識を最低限持ち合わせた上で固定術を行い，それでも残念ながら自分の手がけた症例に不都合な変形を生じてしまったら，できる限り最良に近い次の一手を施す責任が，すべての術者にあるものと心得たい．

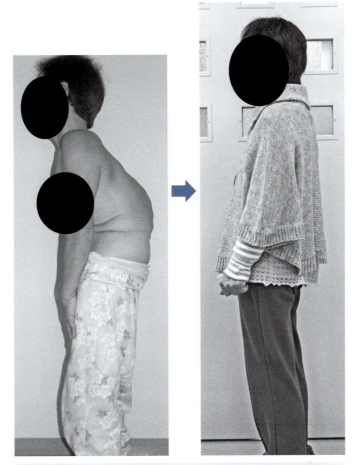

図8 図7と同一症例（初回手術前および最終手術後の立位外見）
「腰背部痛と固い変形で背臥位になることもできなかった」61歳の女性が，最終的には疼痛と整容上の問題から逃れることができた．草むしりのようなしゃがみ込み動作は禁じているが，農業に復帰している．

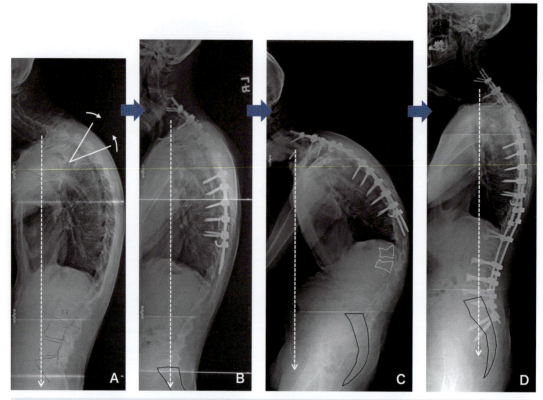

図9 DJKに対するサルベージ例（38歳男性．強直性脊椎炎）
A：術前立位X線側面像．頚胸移行部後弯による前方注視困難・嚥下障害を訴えて来院．
B：T3/4椎間板を挟み，後方から椎体に至るT3/4骨切り（posterior closing wedge osteotomy）により後弯を矯正．前方注視容易となり，嚥下困難も消失した．基礎疾患の一般的自然経過より，恐らく将来腰椎部に後弯を生じてくることを考慮し，ロッド下端は長めに残した．
C：術後3年6ヵ月の立位X線側面像．（予想通り）L1, L2椎体骨折を伴う全腰椎後弯をきたし，著しい矢状面バランスの悪化を生じた．
D：サルベージ術後2年．前回手術で残したロッド下端と新たな腰椎部のロッドを接続し，良好な腰椎前弯と矢状面バランスが再獲得された．

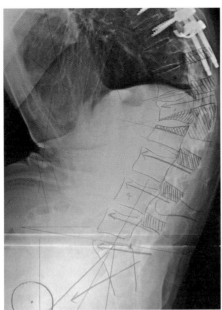
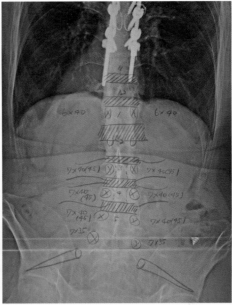

図 10 サルベージにおける骨切りラインの設定

図 9-C に示された矢状面バランス破綻を矯正するにあたり計画した骨切りライン（斜線部）．椎体骨折部（L1, L2）は棘突起〜椎体に至る posterior closing wedge osteotomy, L2/3, L3/4, L4/5 では各椎間板高位に一致させた後方 fusion mass osteotomy（Ponte 骨切り術と同様な効果）の後，後方脊椎インストゥルメンテーションによる compression force の負荷により，なめらかに彎曲する腰椎前弯を得ようというプランであった．このプラン通りの手術ができ，図 9-D に示す結果を得た．

文献

1) Scheer JK, et al：Results of the 2014 SRS survey on PJK/PJF：a report on variation of select SRS member practice patterns, treatment indications, and opinions on classification development. Spine（Phila Pa 1976）**40**：829-840, 2015
2) Arlet V, et al：Junctional spinal disorders in operated adult spinal deformities：present understanding and future perspectives. Eur Spine J **22**：S276-S295, 2013
3) Soroceanu A, et al：Radiographical and implant-related complications in adult spinal deformity surgery. Spine（Phila Pa 1976）**40**：1414-1421, 2015
4) Cho KL, et al：Selection of the optimal distal fusion level in posterior instrumentation and fusion for thoracic hyperkyphosis：the sagittal stable vertebrae concept. Spine（Phila Pa 1976）**34**：765-770, 2009
5) Ha Y, et al：Proximal junctional kyphosis and clinical outcomes in adult spinal deformity surgery with fusion from the thoracic spine to the sacrum：a comparison of proximal and distal upper instrumented vertebrae. J Neurosurg Spine **19**：360-369, 2013
6) Le Huec JC, et al：Insufficient restoration of lumbar lordosis and FBI index following pedicle subtraction osteotomy is an indicator of likely mechanical complication. Eur Spine J **24**：S112-S120, 2015

A. 各病態における治療戦略

3 骨粗鬆症性後弯症

Point

- 骨粗鬆症性椎体骨折後は緩やかに生存率が低下し，数年以降の生存率の低下が著しい．
- 骨粗鬆症性椎体骨折後の保存的治療による偽関節率は約13％，神経障害発生率は約3％である．
- 骨癒合不全を示すX線画像の特徴は椎体内の空隙を示す椎体内cleftの形成である．
- 後弯変形に伴う胃食道逆流症（GERD），頻尿，失禁，心肺機能の低下，抑うつ症状などの症状に注意する必要がある．
- 骨折椎体の安定化による痛みの軽減と楔状変形の矯正には，balloon kyphoplasty（BKP）が低侵襲手術として良い適応である．
- 陳旧性の椎体骨折で局所後弯が高度な場合には，前方脊柱再建術，脊椎骨切り術を含む後方矯正再建術，前後合併再建術などが適応となるが，各症例の病態に応じて選択する必要がある．
- 脊椎再建術後の固定隣接椎体骨折の予防のために，骨粗鬆症治療薬の継続投与が重要である．

疫 学

　骨粗鬆症による大腿骨頚部骨折は，受傷直後に生存率が減少することから，早期の手術的治療が重要と認識されてきた[1]．一方，脊椎椎体骨折は，受傷直後には生存率の急激な低下がないため，臨床的重要性の認知が遅れた．しかしながら，脊椎椎体骨折後は緩やかに生存率が低下し，数年以降の低下が著しいことが報告され，骨粗鬆症性椎体骨折に対する治療の重要性が再認識された[1]．脊椎椎体骨折は70歳を超える男性の10.8％，女性の22.8％が罹患しており[2]，高齢社会の進展とともに，その適切な治療法の確立は，わが国における喫緊の医療課題として認識されている．種市らは，高齢者の急性期脊椎椎体骨折の保存的治療症例の約30％で骨折後に椎体が進行性に圧潰し，13％が偽関節となり，3％に神経障害を惹起すると報告した[3]．骨粗鬆症性椎体骨折は胸腰椎移行部に好発する．胸郭の直下にあり椎体にかかる力学的負担が大きいことから，骨粗鬆症により脆弱化した椎体に骨折治癒機転が働いても，椎体内の骨梁構造は容易に破綻し線維性組織で置換される．骨折椎体周辺の皮質骨周囲での治癒機転は働くが，椎体内は線維性組織や断片化した骨梁で置換され，最終的には骨癒合が完成しない状態となる．この病態は一世紀も前にKümmellらが報告し[4]，Kümmell diseaseと呼ばれてきた．椎体内に空隙ができることから，椎体内cleftやintravertebral vacuum phenomenonなどと呼ばれるようになった[5]．

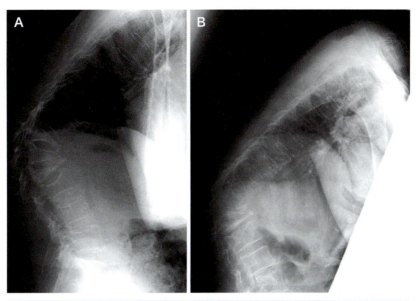

図1 高度な後弯変形への進行（パーキンソン病を合併した症例）
A：胸腰椎移行部に連続する椎体骨折を認めた．
B：骨折後半年を経過し後弯変形が進行し立位保持が困難となった．

　骨折が治癒しても椎体の楔状変形が進行する場合には，脊柱の局所後弯の進行と体幹バランスの悪化より様々な臨床症状を呈し，生活の質（QOL）の低下を引き起こす（**図1**）．椎体が変形し局所後弯が進行することによって隣接椎体骨折の頻度が有意に高まることから，高度の後弯変形に進行する前に治療することが肝要である．

症　状

　骨折した椎体が進行性に圧潰し，椎体後壁が脊柱管内に突出し神経を圧迫する（静的圧迫因子）だけでなく，空隙により骨折椎体が不安定化して神経障害を呈する（動的圧迫因子）．胸腰椎移行部では脊髄障害や脊髄円錐障害，腰椎レベルでは馬尾障害や神経障害を呈する．また，前方の椎体高が減弱するために，胸腰椎に局所後弯を形成し脊柱の矢状面バランスを悪化させる．この病態により，背筋群の疲労を増強し，立位や坐位の保持を困難にする．さらに，腹圧を上昇させ，食道裂孔ヘルニアを引き起こし，胃食道逆流症（GERD）により食欲減退を生じる．また，膀胱内圧を上昇させるため失禁を起こしやすくなる．体重の減少や整容の悪化に対する不安や外出を控えるなどの社会性の低下を起こし，ときには抑うつや不安状態の悪化により精神症状に進展することがある．また，後弯変形が高度になれば心肺機能も低下させる．その結果，1つの脊椎骨折が高齢者のQOLを低下させるだけではなく，余命をも短くすることが明らかになった．脊柱後弯変形に伴う胸郭可動域制限は肺活量や1秒率を低下させ，機能的残気量を増加させる．55°以上の後弯症例では呼吸機能低下が著明になると報告されており[6]，その前に何らかの処置をとり，後弯変形の進行を阻止する必要がある．骨折椎の上下でのアライメントの変化による脊柱管狭窄症や椎間孔狭窄の症状を呈することもあるので，注意深い症状の聴取と神経所見の診察が必要である．

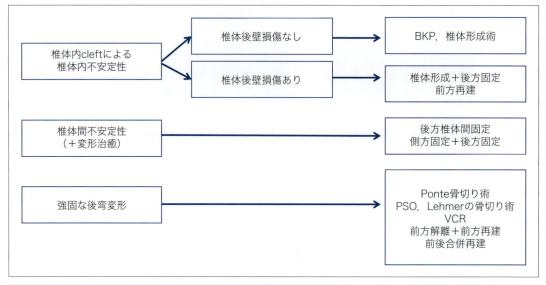

図2　骨粗鬆症性椎体骨折後後弯症に対する治療法選択
　　　　[Lehmer SM, et al：Spine（Phila Pa 1976）19：2060-2067，1994を改変して引用]

手術適応

　骨粗鬆症性椎体骨折で保存的治療に抵抗し，疼痛コントロールが難しい症例には，低侵襲手術であるリン酸カルシウムセメント（CPC）を骨折椎体に充填する椎体形成術[7]やballoon kyphoplasty（BKP）が良い適応である[8]．BKPはアクリル製樹脂のpolymethylmethacrylate（PMMA）セメントを骨折椎体に充填し，破壊された椎体を安定化させるだけでなく，楔状に変形した椎体の形態を矯正し，椎体高を獲得することで局所の後弯変形を予防する効果もある．BKPは低侵襲で除痛効果も即効性があり，亜急性期の椎体骨折に有効な手法である．しかしながら，椎体後壁に明らかな骨折がある症例や，椎体後壁が骨折し，神経組織を圧迫している症例に対する適応はない．注入した骨セメントが脊柱管内に漏出し，セメントの重合熱やセメント自体で神経組織が損傷する可能性があるためである．このような場合，神経組織の除圧手術と脊柱再建手術の両方が必要となる．椎体内cleftが形成された圧潰椎体では，椎体後壁が破壊されている症例が多く，BKPの適応外となる症例も多いので注意を要する．

　可動性を有する椎体骨折の場合には，骨折椎体の椎体高を整復し，局所後弯変形を矯正する椎体内充填手術が良い適応となるが，陳旧性の骨折で椎体高が減じて後弯変形を生じている場合には，変形椎の矯正骨切り術が適応となる（**図2**）．局所後弯の程度やsagittal vertical axis（SVA）の程度がどの程度であれば矯正骨切りを行うべきかの指標は現在のところないが，30°を超える局所後弯があり，矢状面バランスの悪化のため立位保持や歩行が困難になっている症例，GERDの症状が強く摂食障害を起こしている症例，社会的活動が制限され精神的抑うつ状態が継続している症例などが適応となるが，周術期合併症の発生率も高いため十分なインフォームドコンセントのもと手術的治療を実施する．

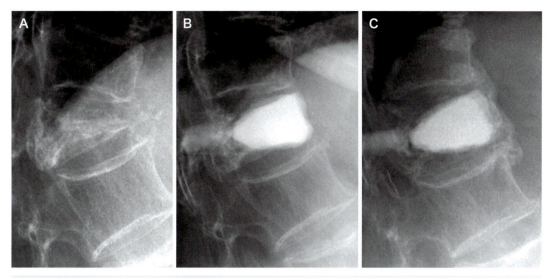

図3　椎体形成術による後弯変形の矯正
A：椎体圧潰とともに脊髄障害を呈した．
B：CPCを使用した椎体形成術で椎体高は回復し，神経障害が改善した．
C：術後数年を経過し骨癒合は完成した．

[高知医科大学　武政龍一医師より提供]

術式選択

1 椎体充填手術（vertebral augmentation surgery）

　各種手術の中で最も低侵襲な手術である．椎体形成術（vertebroplasty）は，骨折した椎体の変形を矯正せずに椎体内に骨セメントを充填し，骨折椎体の強度を高める手術である[20]．各国で主に使用されているPMMAセメントは，人工関節に使用されているセメントと同じで，安価だが重合熱の発生による神経損傷のリスクがある．また，脊柱管内へのセメント漏出や静脈内へのセメントや骨髄の漏出から肺塞栓を惹起する症例もあり，とくに肺高血圧の患者への使用には注意を要する．PMMAセメントの脊椎への使用は，長年日本国内では認可されなかった．そのため，国内ではPMMA骨セメントに代わり，骨癒合が期待できるハイドロキシアパタイトブロックを用いた椎体形成術が多く行われた．その後，わが国ではCPC（バイオペックス®）が多く使用されるようになった（**図3**）．初期のCPCは硬化に時間を要したが，近年では大幅に改善されている．

　Kyphoplasty®は，圧潰した椎体の椎体高を復元するため椎体内にバルーンを挿入し，矯正位を獲得してから作製した空洞部に骨セメントを注入する方法である．国内では，2011年1月までは椎体内でのバルーンの使用は認可されていなかったため，それぞれ独自の方法で変形矯正をし，椎体内へセメントを充填する手法が行われた．骨折した椎体内に骨セメントを充填することで，椎体の生体力学的強度は正常骨以上となることが生体力学試験で証明されている．この椎体強度の向上が除痛を早期に獲得できる理由であるが，骨折椎体の強度を高めるために隣接椎体骨折の危険を高めることがある．近年，バルーンではなく，金属製ステ

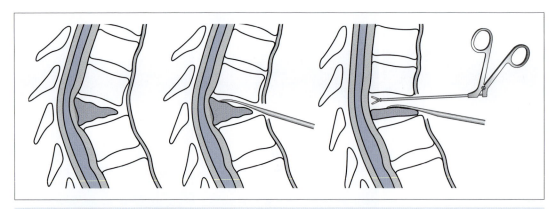

図 4　前方再建術による後弯変形の矯正手術
A：椎体圧潰による局所後弯が著明である．
B：まず，椎体側方からアプローチし，圧潰した椎体を摘出する．上下の椎体終板は極力温存する．
C：椎体前方の前縦靱帯周辺は骨化しており，分節動静脈を避けるために椎間板レベルで前縦靱帯を切離する．大血管などを保護して慎重に切離する．

ントを用いて圧潰椎体を矯正しセメントを充填する手法や，セメントの漏れを防ぐために網状フィルターを椎体内に入れたところに骨セメントを注入する手法（vertebral body stenting, stentoplasty）[9]も行われている．この技術は，骨セメント注入による静脈系への漏れを防止し，肺塞栓のリスクを軽減する有効があると言われている．

経皮下の椎体充填手術であれば，局所麻酔下の日帰り手術が可能であり，術後早期の除痛が可能となるため，国内の多くの施設で実施されるようになっている．骨セメントによる肺塞栓や神経障害は重篤な合併症となるため，低侵襲手術とはいえ，合併症に迅速な対応ができる体制作りが必須である．

2 前方脊柱再建術[10]

骨粗鬆症性椎体圧潰による後弯変形に対する手術的治療では，圧潰した椎体を摘出し，前方支柱と前方インプラントの設置を行う．前縦靱帯が完全に骨化しておらず圧潰椎体に可動性が残存していれば，前縦靱帯を切離せずに後弯変形を矯正することは可能であるが，圧潰した状態で強直し後弯を形成している場合には，前縦靱帯の切離が必要となる（**図 4**）．椎体レベルでの切離は対側の分節動静脈があるために出血のリスクがあり，椎間板レベルでの切離が推薦される．切除した椎体の上下の椎体に椎体スクリューを設置するが，対側皮質骨を貫通させてスクリューを設置させる．後弯変形矯正の際には，スクリュー間に distraction force をかけすぎずに，背面にいる第1助手が後弯の頂点を手で押してインプラントに依存せずに矯正を行うことが，スクリューの弛みを起こさないコツである．また，椎体スペーサーは，接触面積の大きなスペーサーを使用して，椎体終板の周辺にスペーサーを設置することで，スペーサーの沈下を防ぐことができる．骨粗鬆症の高度な場合や多椎体にわたる矯正では，後方インプラントの併用も考慮すべきである．

北海道大学の関連施設で施行した本病態に対する胸腰椎移行部の前方再建手術は 105 例（男 23 人，女 82 人，平均年齢 68 歳）であった．術前骨密度は平均 0.662 g/cm^2 であった．91 例が 1 椎体の切除と再建であり，14 例が 2 椎体以上であった．手術時間は平均 228 分，術中

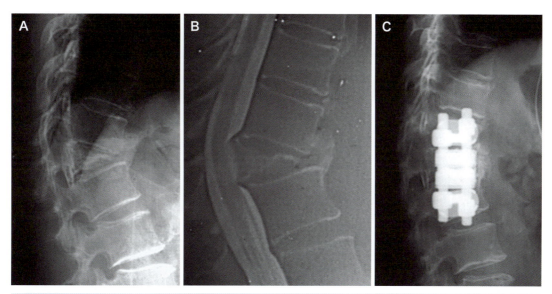

図5　前方再建術の症例（胸腰椎移行部の骨折後後弯進行例）
A：椎体圧潰に伴う椎体の楔状化が高度であった．
B：脊髄造影により椎体後壁による硬膜柱の圧迫が示された．
C：前縦靱帯を切離し，前方インプラントと椎体スペーサーならびに自家肋骨で再建した．

出血量は588 mLであった．局所後弯変形の推移は，術前平均28°が術後13°まで改善したが，経過観察中平均6°の矯正損失が起こった．前方単独再建術での再建成功率は全体では77％であり，残りの23％は後方再建術の追加などの処置が必要であった．単椎体の圧潰で骨密度が0.7 g/cm^{2}を超える軽度な骨粗鬆症患者，ステロイド性骨粗鬆症のような二次性骨粗鬆症を除く原発性骨粗鬆症患者では，前方単独脊柱再建術で良好な臨床成績を得た（**図5**）．しかしながら，多椎体圧潰，骨密度が0.6 g/cm^{2}を下回るような低骨密度，ステロイド性骨粗鬆症のような二次性骨粗鬆症の症例では，前方脊柱単独再建ではインプラントの移動などの問題が発生し，後方脊柱再建術の追加を要した．周術期の合併症では，28例（27％）の症例に無気肺などの呼吸器合併症や，せん妄，腹壁ヘルニアなどが発生した．長期の合併症では，7例に再手術を要する合併症が生じ，隣接椎体骨折による神経障害（3例），インプラントの脱転（2例），後方インプラントによる褥創1例，深部感染1例であった．深部感染の症例では再手術の施行を断念した．

3　椎体形成術を併用した後方脊柱再建術[11]

2000年以降になり，わが国でも椎体形成術やBKPが使用できるようになり，椎体後壁に骨折のある椎体圧潰例に椎体形成術を併用した後方再建術の実施が広がった．圧潰椎体の上下椎体に椎弓根スクリューを設置し，さらに椎弓下に5 mm幅のネスプロン®テープを併用することによりスクリューの引き抜けを防止することが可能である．圧潰した椎体の椎体内cleftにはバイオペックス®を充填し，破綻した前方要素に支持性を付与する（**図6**）．

胸腰椎移行部の骨粗鬆症性椎体圧潰患者に対する前方再建術32例と椎体形成術を併用した後方再建術18例の臨床成績を後ろ向きに調査した結果，手術時間は前方法と後方法で有意な差を認めなかったが，前方法の出血量は後方法に比べ有意に多かった．後弯矯正の度合い

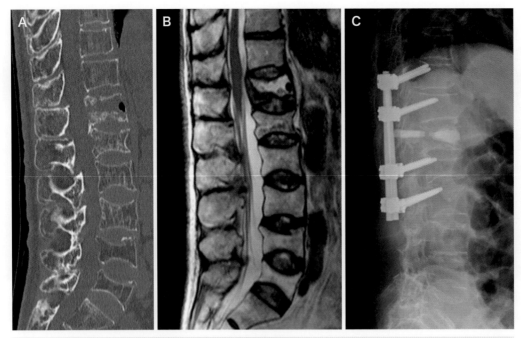

図6　椎体形成と後方再建術による再建術（神経障害例）
A：T12 椎体に椎体内 cleft 形成が確認できる．
B：MRI では臥位であるため脊髄圧迫所見がない．動的因子による神経障害である．
C：後方から CBT によるスクリュー設置と CPC を用いた椎体形成を施行した．

についても両者間に統計学的な有意差を認めなかった．脊柱管内の占拠骨片は前方法で完全に除去されていたが，最終的な JOA スコア（JOABPEQ）については両群間で差はなかった．このことは，神経に対する静的圧迫因子を完全除去しなくても，動的不安定性を除去することで神経障害は改善することを示している．また，周術期合併症では前方法で 34% と高率であったのに対し，後方法は 5% と有意に低率であった．この後方法での後弯矯正は，術前 22°が術後 10°と 12°程度の矯正が可能であったが，術後平均 5°の矯正損失を認めた．

4　脊椎矯正骨切り術

後方再建手術は，後弯矯正効果が最も高い手術法である．圧潰した椎体を楔状に切除し，後方要素を短縮することで局所の後弯変形を矯正する脊椎骨切り術が 1990 年台後半に報告された[12]．局所後弯変形を矯正することで，脊柱のアライメントを改善するだけでなく，椎弓根スクリューの引き抜けを予防できる利点がある．しかしながら，術中の出血量多量，矯正時の神経障害などの合併症が多かった．後側弯が 30°を超え，SVA が 50 mm を超え，上記の様々な臨床症状を訴える場合には，脊椎骨切り術が適応と言われている．骨粗鬆症性椎体骨折の変形治癒の後弯変形の場合には，すでに骨折椎体では骨癒合が得られているために，後方要素のみを切離する Ponte 骨切り術単独での変形矯正は困難で，変形した椎体を部分的に骨切りしない限り変形矯正は難しい（図7）．後方椎体高が保たれており，後弯変形が軽度で緩やかであれば，pedicle subtraction osteotomy（PSO）が適応となる（図8）．矯正角度を大きくする場合には，上方終板ならびに上位椎間板を切除する Lehmer らの骨切り術が適応となる[13]．また，椎体変形が高度で短い範囲で 35°を超える後弯変形に対しては posterior

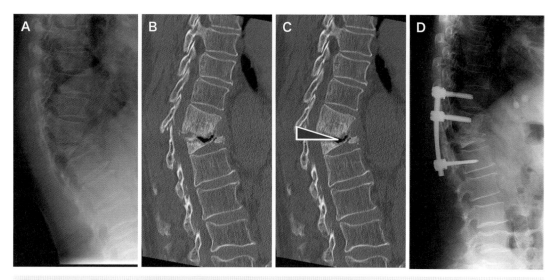

図 7　Ponte 骨切り術と椎体後上部の部分切除による後弯変形の矯正
　T12 の椎体圧潰が著明であり（A, B），同部位の Ponte 骨切り術と椎体後上部の部分切除により後弯矯正を行った（C）．椎弓根スクリューのみではなく各椎弓下に高分子ポリエチレンテープを締結してインプラントの弛みを防いだ（D）．

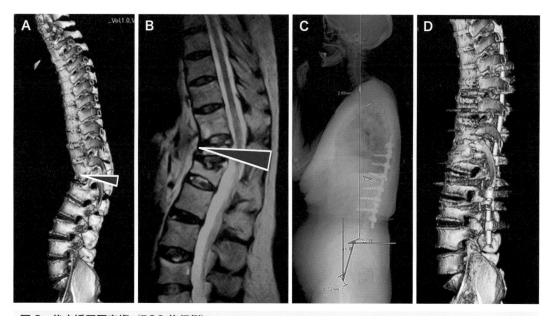

図 8　後方矯正固定術（PSO 施行例）
　陳旧性脊椎骨折により胸腰椎移行部での局所後弯が進行し，立位姿勢の維持が困難となった（A）．圧潰椎体に対して PSO による骨切り術を施行して（B），良好な矢状面アライメントが確保された（C, D）．

［新潟脊椎外科センター　長谷川和宏医師より提供］

vertebral column resection（P-VCR）が適応となる[14]．

　高度な脊柱変形に対する後方矯正骨切り術は，神経障害の惹起，術中出血量の増加，手術時間の延長など高齢者にとって侵襲が大きなものとなるため，慎重な手術適応の選択と手術

手技への習熟，脊髄モニタリング，ICU での術後管理などの様々な方策を取っておく必要がある．骨切り部における骨癒合不全に伴うインプラントの折損，固定隣接椎体の骨折による proximal junctional kyphosis（PJK）や distal junctional kyphosis（DJK）の課題もある．隣接椎体が骨折し，後方インプラントによる皮膚の突出などの問題も起こるので注意が必要である[15]．

椎弓根スクリューの固定力を増加させるために，骨セメントやハイドロキシアパタイト（HA）顆粒などをスクリュー周囲に充填し，スクリューの引き抜き強度を増加させる工夫も行われている．近年では，後方要素の皮質骨を主体としてスクリューを固定する cortical bone trajectory（CBT）といった手法も報告されている[16]．骨粗鬆症の高度な椎体では，インプラントの弛みや脱転を防止する方策を講じる必要がある．

固定範囲

高齢者の骨粗鬆症を基盤とした椎体骨折後の後弯変形の矯正における固定範囲の選択は難しく，様々な意見があり定説はない．手術対象が高齢者であることから，可及的に手術侵襲の軽減を考慮する点では固定椎間を最小限にする必要があるが，高度な後弯症では椎弓根スクリューに対して引き抜き力が加わること，もともとの骨脆弱性のためにスクリューの弛みが起きやすいなどの問題がある．フックや椎弓下の高分子ポリエチレンテープの併用，スクリューに対する骨セメントや HA での補強などが行われているが，それでもインプラントの弛みを呈することがある．

固定椎間数については骨折椎の上下最低2椎ずつの固定は必要と考えている．高度の変形の場合には上下3椎以上の固定が必要な場合もある．固定上端椎は胸椎後弯の頂椎を越えて頭側まで行くことが，術直後の隣接椎体骨折を起こさないためには必要である．また，下位腰椎が固定下端椎となる場合には，さらに下位椎と仙骨との間の椎体で骨折が起こるので注意が必要である．その際のサルベージ手術は骨盤までの固定が必要となることが多い．また L5 を固定下端椎とすると，インプラント下端の弛みや脱転が起こることが知られている．仙骨までの固定では，術後に仙骨体部で骨折が起こることがある．骨盤までの固定とならざるを得ない場合には，SAI（sacro-ala-iliac）screw[17]を使用するのが一般的となっている．また，脊椎固定手術後に副甲状腺ホルモン製剤などの骨粗鬆症治療薬の投与も忘れてはならない．

胸腰椎移行部は前方要素への荷重分担が大きいこと，中には脊柱管内への椎体後壁の突出が強く神経障害の原因となっている場合には，前後合併再建術が適応となる例がある（図9）．椎体置換の際には，椎体終板を破壊せずに接触面積の大きなスペーサーを使用すること，アンカーとなる椎骨を最低上下に2椎は確保し，椎弓根スクリューは CBT で設置することや，フックや椎弓下テープの使用によりインプラントの弛みを予防する工夫も考慮すべきである．

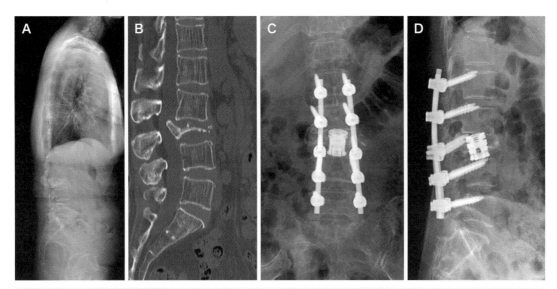

図9 前後合併の脊柱再建術
椎体骨折後に椎体圧潰が進行し，後弯変形の進行と下肢の神経障害が出現した（A, B）．後方からのインプラントを設置し，側臥位に体位を変換し，前方除圧と再建術を行った（C, D）．術後，下肢症状と歩容が改善した．

文献

1) 萩野 浩：高齢者骨粗鬆症のQOLへの脊椎骨折の影響．日臨 65：570-575, 2007
2) Yoshimura N, et al：Cumulative incidence and changes in prevalence of vertebral fractures in a rural Japanese community：a 10-year follow-up of the Miyama cohort. Arch Osteoporos 1：43-49, 2006
3) 種市 洋ほか：骨粗鬆症性椎体圧潰（偽関節）発生のリスクファクター解析．臨整外 37：437-442, 2002
4) Kümmell H：Die rafefizierende Ostitis der Wirbelköper. Deutsche Med 21：180-181, 1895
5) Malghem J, et al：Intravertebral vacuum cleft：changes in content after supine positioning. Radiology 187：483-487, 1993
6) Harrington RA, et al：Osteoporosis-related kyphosis and impairments in pulmonary function：a systematic review. J Bone Miner Res 22：447-457, 2007
7) 山本博司ほか：骨粗鬆症性脊椎圧迫骨折に対するリン酸カルシウム骨セメント椎体内注入補填術．臨整外 34：435-442, 1999
8) Phillips FM, et al：Kyphoplasty for the treatment of osteoporotic and osteolytic vertebral compression fractures. Advances in Osteoporotic Fracture Management, Remedica, Limassol, p7-11, 2001
9) Rotter R, et al：Vertebral body stenting：a new method for vertebral augmentation versus kyphoplasty. Eur Spine J 19：916-923, 2010
10) Kaneda K, et al：The treatment of osteoporotic-posttraumatic vertebral collapse using the Kaneda device and a bioactive ceramic vertebral prosthesis. Spine（Phila Pa 1976）17：S295-S303, 1992
11) Sudo H, et al：Anterior decompression and strut graft versus posterior decompression and pedicle screw fixation with vertebroplasty for osteoporotic thoracolumbar vertebral collapse with neurological deficits. Spine J 13：1726-1732, 2013

12) 星野雄一ほか：骨粗鬆症における脊椎圧迫骨折による後弯変形に対する脊椎後方短縮術．臨整外 **33**：439-444，1998
13) Lehmer SM, et al：Posterior transvertebral osteotomy for adult thoracolumbar kyphosis. Spine（Phila Pa 1976）**19**：2060-2067，1994
14) 豊根知明ほか：骨粗鬆性椎体骨折後後弯症（OPK）の病態と治療戦略．日整会誌 **90**：600-604，2016
15) Meredith DS, et al：Lower preoperative Hounsfield unit measurements are associated with adjacent segment fracture after spinal fusion. Spine（Phila Pa 1976）**38**：415-418，2013
16) Santoni BG, et al：Cortical bone trajectory for lumbar pedicle screws. Spine J **9**：366-373，2009
17) Sponseller PD, et al：Low profile pelvic fixation with the sacral alar iliac technique in the pediatric population improves results at two-year minimum follow-up. Spine（Phila Pa 1976）**35**：1887-1892，2010

B．手術手技
1．各種解離法と骨切り術
a．椎間解離法

a-1 後方進入法（PLIF，TLIF）

Point
- 硬膜外静脈叢を愛護的に凝固・切離することで神経根や硬膜管の移動が容易となり，椎間板郭清に必要な広いワーキングスペースが得られるようになる．
- 骨移植母床を作製する際には，骨性終板を損傷しないようにする．
- 骨性架橋がある場合には，これを完全に切離しなくても，架橋にある程度の亀裂が入れば，椎間板腔開大器で椎間を開くことができる．
- できる限り大量の骨を椎体間に移植する．
- 前弯の形成にはケージをできる限り前方に設置する．

PLIFとTLIF

　　後方進入による椎間解離法は，後方経路腰椎椎体間固定術（posterior lumbar interbody fusion：PLIF）や経椎間孔腰椎椎体間固定術（transforaminal lumbar interbody fusion：TLIF）で行われる椎間板郭清手技の応用である（図1）．両術式ともに，腰椎変性すべり症などに対して行われる固定術の基本的な手技であるが，変形矯正を主目的とする場合のPLIFは，椎間板の切除とともに，両側の椎間関節も完全に切除する．一方，TLIFは片側の椎間関節を温存するために，変形矯正に対してはPLIFに劣ると考えられるが，後方要素の骨癒合には有利である．両術式ともに椎間の処理が最も重要で，椎体間の骨癒合が完成して初めて手術が完了すると考えるべきである．図2に腰椎変性すべり症に対するPLIFの施行例を示す．

脊柱変形に対する後方進入による椎間解離

　　腰椎変性後側弯症のように，椎間板腔の狭小化，骨棘形成，椎間関節の変性肥大を伴う硬い脊柱変形に対して，後方単独アプローチで変形を矯正する場合には，基本的には多椎間PLIFを選択する．多椎間PLIFでは，神経の除圧，後方解離と前方解離，移植骨の採取が同一術野で可能であるというメリットがある[1]．ただし，操作を加える椎間数に伴って出血量が多くなりやすい．自験例の検討では，腰椎変性後側弯症に対する多椎間PLIFの術中の出血量は平均で約1,200gであったため[2]，3椎間以上にPLIF操作を加える変形矯正手術の場合には，術中回収血の準備とともに自己血（800gを目安とする）を用意しておく方が良い[1]．

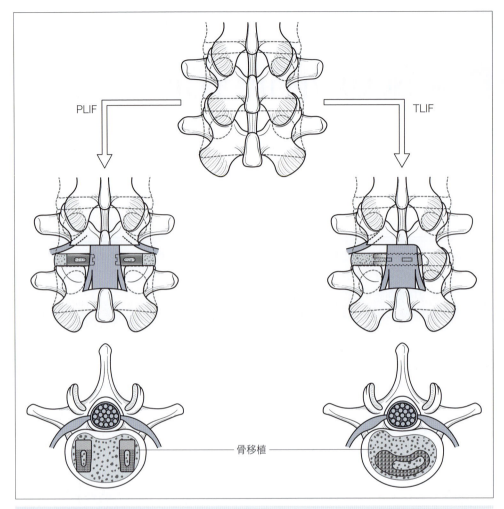

図1 PLIFとTLIF
　PLIFでは，十分な矯正を得るためには両側の椎間関節を完全に切除する．TLIFで温存された片側の椎間関節は矯正の妨げになる可能性があるが，後方要素の骨癒合には有利である．両術式ともに椎間板腔を十分に郭清して大量の骨を移植する．移植骨には，切除した棘突起や椎間関節を粉砕して使用する．

　変形矯正のための椎間解離には，椎間板郭清のみとは異なるいくつかのコツがある．以下に，そのポイントを述べる．

展開から椎間板郭清まで

　変性肥大した椎間関節は矯正の阻害因子となるため，完全に切除する．椎間関節の全切除は，その他に①矯正後の神経合併症の予防，②移植骨の供給，③椎弓根周囲の硬膜外静脈叢からの止血を容易にするという3つの重要な役割がある[1]．硬膜外静脈叢は，一度出血させると止血が困難であることから，愛護的に展開し，バイポーラーでていねいに凝固し切離する．この操作で神経根や硬膜管の移動が容易となり，椎間板郭清に必要な広いワーキングス

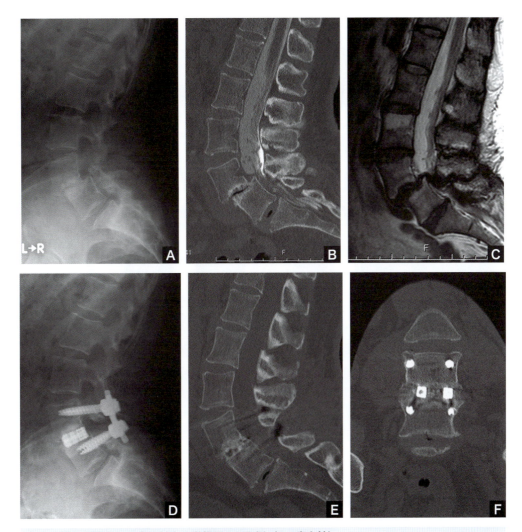

図2 腰椎変性すべり症に対する単椎間PLIF例（54歳女性）
術後にすべりが矯正され，骨癒合が完成している．
A：術前腰椎X線側面像，B：術前脊髄造影後腰椎CT矢状断像，C：術前腰椎MRI T2強調矢状断像，D：術後腰椎X線側面像，E：術後1年腰椎CT矢状断像，F：術後1年腰椎CT冠状断像

ペースが得られる[1]．

椎間板の切除後に骨移植母床を作製するが，その重要なポイントは，骨性終板を損傷せず，効率よく軟骨性終板を取り除くことである[1]．筆者らは，この操作のための専用の軟骨終板剝離子を使用している（図3）．

椎間の解離と開大

椎間板を郭清後，椎間を少しずつ解離し開大していく．とくに側弯の矯正には，凹側の狭小化し骨棘を伴った椎間板腔を開大し弛めることが不可欠である．硬い脊柱変形に対してはインストゥルメンテーションのみによる力任せの矯正操作は避けるべきである．十分な解離後に無理のない矯正を心がけなければならないため，この操作は入念に行う．

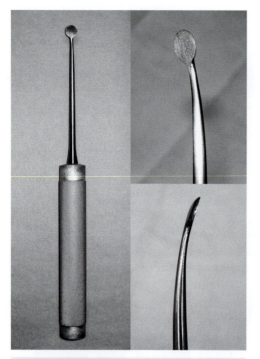

図3　軟骨終板剝離子
先端だけでなく側方にも刃が付いており，効率良く骨性終板から軟骨終板を剝がすことができる．

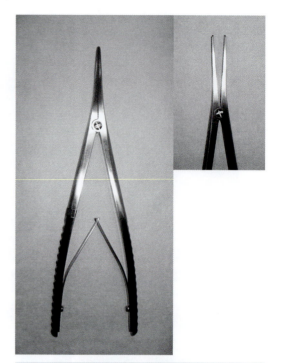

図4　椎間板腔開大器（移植骨移動器）
凹側の椎間板腔に挿入して開くことによって，前方解離を行うときや，椎間板腔内で移植骨や椎体間ケージを移動させるときに用いる．

　凹側の椎間が非常に狭い場合には，はじめに椎弓間スプレッダーを椎弓間にかけて後方をできるだけ広げておき，薄い楔状の椎間板スペーサーを打ち込んで徐々に椎間板腔を広げるようにする．さらにそのスペーサーの外側に椎間板腔開大器（**図4**）を挿入してさらに開くと，骨棘先端の脆弱化した線維輪はメリメリという音とともに離断し，凹側が開大する[1]．
　骨棘先端に薄い骨性架橋があっても骨折して開大することが多いが，厚い骨性架橋に対しては，X線透視下に椎間板腔より架橋部に骨ノミを慎重に入れた後に開くようにする[1]（**図5**）．同様に，ダイヤモンドバーで薄くしても良い．完全に切離しなくても骨性架橋にある程度の亀裂が入れば，椎間板腔開大器で開くことができる．

椎体間ケージの設置とアライメント矯正

　前弯の形成や側弯の矯正には，ケージの設置位置や大きさの選択も重要である．前弯の形成には，ケージをできるだけ前方に設置するようにしなければならない（**図6**）．また，椎体変形のある側弯の矯正には，左右で高さの異なるケージを用いることも有効である（**図7**）．
　PLIF操作で獲得できる前弯角は，基本的には使用するケージの角度と個数に比例する．例えば，椎体終板が平行であると仮定した場合，前開き8°の角度を持つケージを4椎間に使用した場合の計算上の術後前弯角は8°×4＝32°である．さらに，ロッドを設置した後で後方に短縮力を加えて矯正するため，最終的には1椎間あたり10°の前弯をつけることを目標とす

1. 各種解離法と骨切り術　　a. 椎間解離法　　a-1. 後方進入法

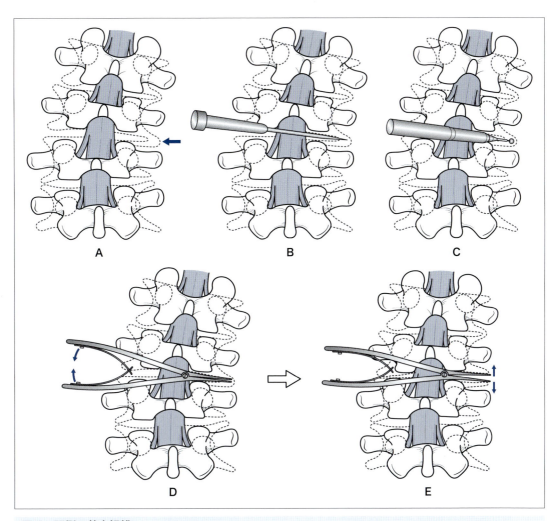

図5　凹側の前方解離

　凹側にはしばしば骨性架橋が見られることがある（A➡）．通常は椎間板腔開大器を挿入して開き割るが，割れない場合には，透視下にノミを用いて骨切りをする(B)．椎体側面には大腰筋が存在するために，外側に向けて慎重にノミを入れれば比較的安全である．ただし，困難な場合には，無理せずにダイヤモンドバーを用いて内側から薄くしていけば良い（C）．完全に切離できなくとも，ある程度薄くすれば，椎間板腔開大器で開き割ることができる（D，E）．

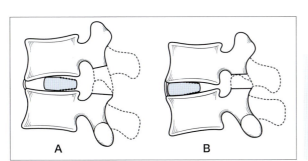

図6　前弯形成のための椎体間ケージの設置位置

　ケージが前方に設置できないと前弯形成の妨げとなる（A）．前弯を形成するためには，椎間板腔を十分に郭清し，低めのケージをできる限り前方に設置するようにする（B）．

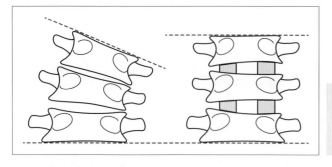

図7 椎体間ケージによる側弯矯正
椎体が冠状面で楔状変形している場合には，左右で高さの異なるケージを用いることにより，側弯を矯正できる．

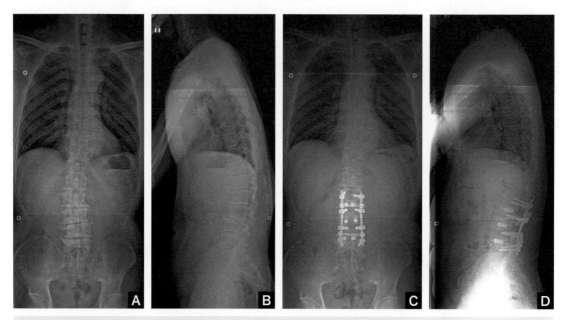

図8 腰椎変性後弯を伴う脊柱管狭窄症に対する多椎間PLIF例（58歳男性）
L2-L5の3椎間PLIFにより下肢症状が消失し，脊柱アライメントも改善した．SVAは術前100 mmから術後50 mmに，LLは術前6°が術後28°に，PI-LLは術前27°が術後6°に改善した．PTは術前13°が術後9°に，SSは術前20°が術後24°にわずかに変化した．
A：術前立位脊柱X線正面像，B：術前立位脊柱X線側面像，C：術後立位脊柱X線正面像，D：術後立位脊柱X線側面像

る．実際には椎体の矢状面での楔状化などの様々な要因が関与するため，この目標角よりは小さくなりがちである．自験例では，腰椎のみの範囲で矯正固定した場合の術後前弯角は，術前の後弯角の大きさや年齢に関わらず，すべて25～30°程度になっていた[3]．

これ以上の前弯矯正角度と矢状面バランスを獲得するには，腰仙部で角度を獲得する必要がある．多椎間PLIFによって腰椎のみを固定した例と胸椎から腸骨まで固定した例を，**図8**と**図9**に示す．

ちなみに自験例では，側弯矯正に関しては腰椎レベルのみのPLIFでも十分な矯正が得られていた[3]．自験例の検討では，多椎間PLIFによる矯正固定術後の満足度には，矢状面アライメントの矯正よりも，むしろ冠状面アライメントの矯正の方が密接に関与しているようであった[4]．このことは，側弯の残存などによる冠状面バランスの不良は，矢状面バランスの

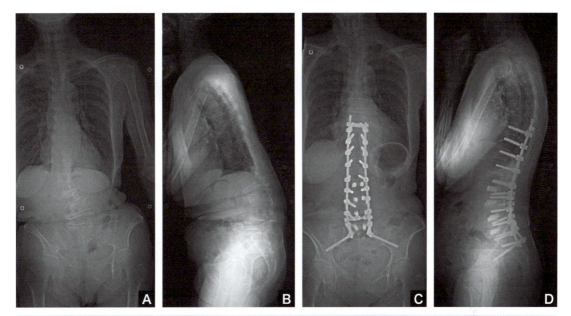

図9 腰椎変性後側弯症に対する多椎間 PLIF を用いた矯正固定例（80歳女性）
　L2-S の4椎間 PLIF と T9 から腸骨までの固定により，冠状面・矢状面ともに良好な矯正が得られた．SVA は術前 160 mm から術後 10 mm に，LL は術前 -26° が術後 41° に，PI-LL は術前 67° が術後 0° に，PT は術前 42° が術後 16° に，SS は術前 -1° が術後 25° に，側弯角は術前 28° が術後 4° に改善した．
A：術前立位脊柱 X 線正面像，B：術前立位脊柱 X 線側面像，C：術後立位脊柱 X 線正面像，D：術後立位脊柱 X 線側面像

不良よりも代償しにくいためではないかと考えられる．脊柱変形の矯正手術では，術後の矢状面アライメントだけでなく，冠状面アライメントにも十分に気を配らなければならない．

多椎間 PLIF の今後

　出血量が多くなりがちな多椎間 PLIF による変形矯正は，lateral lumbar interbody fusion（LIF）の普及とともに，今後は徐々に減少していく可能性がある．しかし，腹部手術の既往などで LIF ができない症例もあること，LIF の適応があっても L5-S の固定には PLIF や TLIF で対応せざるを得ないことなどからも，後方進入による椎間解離法は，習得しておくべき手技である．

文　献

1) 阿部栄二：成人・変性側弯症の手術―多椎間 PLIF による矯正．整形外科 Surg Tech **2**：15-29，2012
2) Miyakoshi N, et al：Perioperative complications of instrumented corrective surgery for spinal deformity in the healthy elderly. J Spine Res **2**：337-340, 2011
3) 宮腰尚久ほか：腰部脊柱変形に対する多椎間 PLIF による矯正固定術―高齢者と非高齢者の手術成績の比較―．東日整災外会誌 **24**：62-65，2012
4) 小林　孝ほか：変性後側弯症の術後脊柱アライメントと満足度の関係．J Spine Res **5**：1293-1297，2014

B. 手術手技
1. 各種解離法と骨切り術
a. 椎間解離法

a-2 側方アプローチによる前側方解離矯正

Point

- Lateral interbody fusion（LIF）は後腹膜腔経路に専用のレトラクターと光源を用い，より効果的な前方椎体矯正と固定を行う手技である．
- LIFは，靱帯張力整復によりすべりの整復，側弯矯正，前弯形成などが行え，椎体間変性をその病態の始まりとする変性側弯・後側弯症に対しては病態に即した解離矯正法である．
- アプローチ側の大腿部しびれや大腰筋筋力低下などの大腿周囲症状はLIFの特徴的な合併症である．
- 基本的には脊椎前方手術であるため，合併症回避のためには，十分な脊椎前方の解剖学的理解と脊椎前方手術の知識・経験が必要である．

　脊椎前方手術は椎間板や椎体に直接アプローチするため，椎体間での固定や矯正，椎体摘出などには理にかなった手術である．また，脊柱変形に対しても古くからその有用性は広く示されてきたが，近年になりPonte法による後方椎間骨切り（PO）やpedicle subtraction osteotomy（PSO），vertebral column resection（VCR）などの後方椎体骨切りを用いた後方矯正手術が行われるようになり，前方手術は減少傾向となり後方手術に偏重しつつあった．後方骨切り術は高度な側弯・後側弯や矢状面バランス不良に対して効果的な矯正が得られ，その手技も少しずつ工夫され洗練されてきたとはいえ，内科的疾患や骨粗鬆症を伴う高齢者の脊柱変形に対する治療としては，その侵襲は決して少ないとは言えない．

　これまでのオープン法前方手術の手術侵襲を少なくし，より効果的な椎体間での矯正や固定が可能なextreme lateral interbody fusion（XLIF）[1]やoblique lateral interbody fusion（OLIF）[2]，direct lateral interbody fusion（DLIF）などのlateral interbody fusion（LIF）が登場し，様々な脊椎疾患に対して行われてきている．LIFは側方から専用のレトラクターと光源を用い，小展開ながらも十分な視野を得ながら後腹膜腔経路に腰椎椎体間固定を行う手技である．XLIFやDLIFでは大腰筋経路に行うため，椎間板側面を走行する腰神経叢を損傷しないよう神経モニタリングシステムにて腰神経叢の位置を確認しながらアプローチを行う．OLIFでは大腰筋前縁より椎間板前側面にアプローチするため腰神経叢からは離れる経路になるが，従来の前方法に近い方法であり，大血管や尿管に近くなる．これらLIFの利点は，脊椎安定性のために必要な前方や後方の靱帯，椎間関節などを温存し，椎間板側方線維輪や骨棘などの解離を行った後，椎体横径に及ぶ大型ケージを挿入し，椎間高を整復するこ

とにより ligamentotaxis（靱帯張力整復）を行い，すべりの整復，側弯矯正，前弯形成などが行えることである．腰椎変性すべり症に対しては間接的除圧の効果[3-6]，変性側弯・後側弯症に対しての冠状面および矢状面での有効な矯正と手術侵襲の低減化[7-12]が報告されている．椎間板や椎間関節などの椎体間での変性をその病態の始まりとする変性側弯・後側弯症などの成人脊柱変形に対しては，病態に即した解離矯正法の1つである．

変性側弯・後側弯症に対する LIF

椎間での変形を主体とした，原則椎体変形を認めない胸腰椎部変性側弯・後側弯症がその適応となる．冠状面や矢状面バランスが保たれている腰部脊柱管狭窄症状を主体とした Cobb 角 30° 以下の側弯・後側弯に対しては，1期的に1〜3椎間の範囲でLIFと後方椎弓根スクリュー（PS）固定を行っている．安静時症状がないかごく軽度の症例に対しては，経皮的 PS（PPS）を用い間接的除圧の適応としているが（図1），安静時症状や運動麻痺，馬尾症候群を呈している症例などでは後方除圧固定を行う．Cobb 角 30° 以上の側弯，Cobb 角 20° 以上かつ腰椎前弯 20° 以下の後側弯，冠状面・矢状面でのグローバルバランス不良を認めるものなどに対しては，2期的 LIF 併用前方後方矯正手術の適応としている．3〜5椎間の LIF を施行（L5/S を除く）後，2期的（4〜7日後）に下位胸椎から仙骨骨盤までの後方矯正固定術（L5/S は PLIF，TLIF）を行っている（図2）．LIF 導入以前に行っていた1期的多椎間（4〜6椎間）Ponte 骨切り術併用 PLIF・TLIF による後方矯正手術と比べ，2期的 LIF 併用前方後方矯正手術では，同等の臨床症状の改善，変形の改善が得られた上，手術出血量を約1/3に低減，大幅に入院期間を短縮することができ，変形矯正手術の侵襲の低減化が可能であった[13-16]．

1 LIF アプローチ側

変形矯正のための LIF アプローチ側は，カーブパターンにもよるが凸側アプローチでは，皮膚から椎間板までが近い利点はあるが，高度な側弯では3ヵ所での皮膚切開が必要になることが多く，また L4/5 の方向が骨盤方向に向かっているためにアプローチがかなり難しい．凹側アプローチでは高度な側弯であっても2ヵ所，場合によっては1ヵ所の皮膚切開で可能であり，L4/5 へのアプローチも骨盤に妨げられない（図3）．凹側アプローチでは凹側解離や骨棘切離などを直視下にて行える利点はあるが，変性側弯・後側弯は右側が凹側の場合が多く，下大静脈や総腸骨静脈により椎間板アプローチのための安全域が十分に確保できない場合も少なくない．また右側は肝臓が存在し，腎臓も左側に比べ低位であるため，これらの臓器にも十分に注意をする．アプローチ側の判断は変形だけでなく，周囲臓器の位置関係も含めて行う．

2 体 位

安全に LIF を行うために患者を正しく側臥位にしっかりと固定し，X 線透視にて正しい正面像・側面像が見られるよう位置を確認する．手術台はジャックナイフ位が可能で X 線透過性のものが望ましい．高度な変性側弯・後側弯では1椎間ずつの回旋や傾きなどがかなり異なり，術中透視にて1椎間ずつ正しい正面・側面像が写るよう手術台で調整し，術前にマーキングすることが重要である．この作業は煩雑で時間も要するが，執刀前の手術台設定や

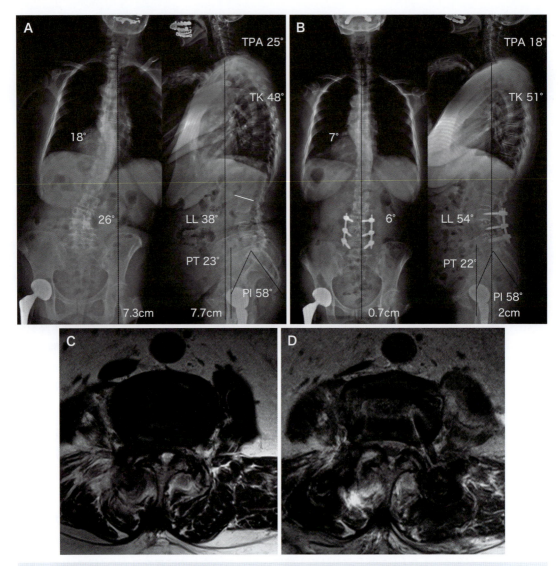

図1 変性側弯を伴った腰部脊柱管狭窄症に対するLIFとPPSによる間接除圧術
A：術前全脊柱X線像，B：後方手術後1年全脊柱X線像，C：術前MRI（L3/4），D：術後5日MRI（L3/4）
腰部脊柱管狭窄による両下肢症状を主体とした変性側弯症．術前X線にて腰椎側弯26°で冠状面バランス不良であったが，lumbar lordosis（LL）38°で矢状面バランス不良は軽度であったので，LIFとPPSにてL3/4・L4/5固定術（間接除圧）を施行．術後側弯は6°に矯正，良好な矢状面バランスも獲得した．後方からの除圧操作は行わなかったが，術後5日のMRIにて良好な間接除圧効果が得られ，下肢症状も改善した．

マーキングを確実に行うことが術中LIF手技をより安全に確実に行う準備となるため，時間がかかってもこの準備を決して怠ってはならない．

3 後腹膜腔展開

側方アプローチといえどもこれまでの前方手術による後腹膜腔展開とまったく同じ操作であり，確実な後腹膜腔アプローチと後腹膜腔や大腰筋の確認を直視下で行う．LIFの特徴として，これまでの前方法と異なり腹筋群を切開せずに鈍的に展開するが，視野には限界があるため視野や手技的な制限を感じれば迷わず腹筋群を切開し展開を広げる．後腹膜腔内の脂

1．各種解離法と骨切り術　a．椎間解離法　a-2．側方アプローチによる前側方解離矯正　265

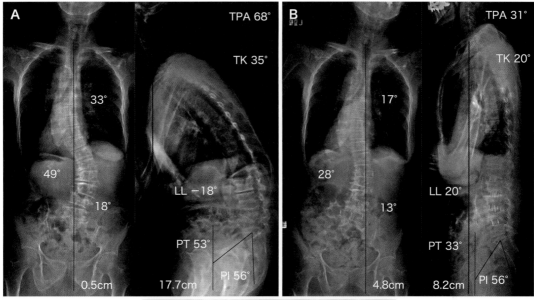

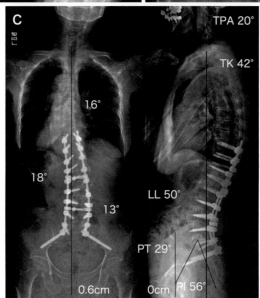

図2　変性後側弯症に対する2期的LIF併用前方後方矯正手術
A：術前全脊柱X線像，B：LIF直後全脊柱X線像，C：後方矯正手術後1年全脊柱X線像
　術前全脊柱立位X線像で側弯Cobb角49°，LL-18°（後弯）を認め，矢状面バランスは大きく偏位していた．4椎間LIF（L1/2〜L4/5）施行後，側弯28°，LL 20°，矢状面バランス不良も軽減したが，冠状面バランスが右へ偏位した．LIFの冠状面矯正力は強いため，もともと冠状面バランスが保たれている場合はLIF後に冠状面バランス不良を呈することがあるので，後方手術時に矯正する．1週間後に後方矯正固定術施行（T10から骨盤）．術後1年で側弯18°，LL 50°，PT 29°，TPA 20°と良好な冠状面・矢状面バランスを維持できている．

肪が見えたら，長い筋鉤や自由鉤などを用いて後腹膜腔内脂肪を愛護的に前方に除けて展開し，直視下に腹膜や外側円錐筋膜，大腰筋筋膜，陰部大腿神経などを確認する．変形矯正のために胸腰椎移行部（T12〜L2）にLIFが適応となることもある．通常の後腹膜腔展開（肋

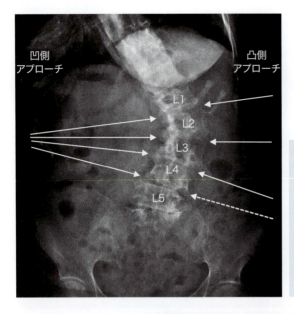

図3 変性側弯に対するLIFのアプローチ側の判断

凸側アプローチでは，高度な側弯では3ヵ所での皮膚切開が必要になり，またL4/5へのアプローチが骨盤に妨げられかなり難しい．凹側アプローチでは高度な側弯であっても1〜2ヵ所の皮膚切開で可能であり，L4/5へのアプローチもしやすいが，右側が凹側の場合，下大静脈や総腸骨静脈により安全域が十分に確保できない場合も少なくない．

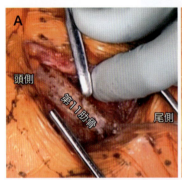
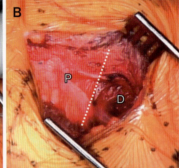
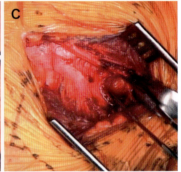

図4 経横隔膜的後腹膜腔進入

肋骨を切除後（A），胸膜の遠位端（折返し）を展開し（B），その約1cm尾側で横隔膜を線維方向に鈍的に展開し進入する（C）．
P：胸膜，D：横隔膜，点線は胸膜遠位端（折返し）

骨下）でもアングルテクニックを用いれば可能なこともあるが，椎間に合わせ側方からアプローチする場合，経横隔膜的に後腹膜腔にアプローチする（図4）．通常は第11肋骨を約5cm程度切除し，胸膜の折り返し部を確認，その約1cm程度尾側で横隔膜を縦割して後腹膜腔（後腎傍腔）に侵入し，T12/L1・L1/2椎間板側面に到達する．上位腰椎へのアプローチの際，腎臓を十分に腹側に移動させていないと外側円錐筋膜（lateroconal fascia）を破り，前腎傍腔や腎周囲腔内に侵入する可能性があるので注意する．

4 側方解離

変性側弯においては線維輪や骨棘解離は有効な椎体間整復のために必要な操作であるが，対側では直視下に確認できず，過度に貫通すれば神経や血管，内臓損傷の危険性もあるため，手の感覚やX線透視で十分に確認しながら慎重に行う．アプローチ側に骨棘がある場合，骨棘が小さく薄い場合はコブなどにて切離可能である．大きく強固な骨棘では専用の骨ノミを

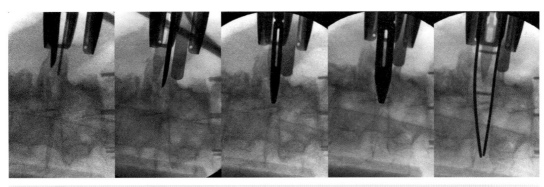

図5 凹側アプローチ骨棘切離・椎間解離
専用の骨ノミを用いて骨棘の一部を切離し，コブやパドルなどで骨棘を割り，凹側椎間を解離した後，トライアルを徐々に高くしていき椎間凹側を徐々に広げるようにする．

用いて一部を切離し，その後はパドルやコブなどで椎間凹側を徐々に広げるようにして骨棘を割るようにする（**図5**）．上位腰椎やL4/5で椎間に対してレトラクターが斜めに設置された場合は，角度を間違えるとアングルのコブや鋭匙などで容易に終板損傷をきたす．終板損傷をきたすと椎間から急に出血するので，X線透視や剝離子などで終板損傷を確認する．

5 椎間整復

凹側アプローチの場合は前述のごとく，コブやパドルなどで凹側椎間を解離した後，トライアルを徐々に高くしていくことで椎間高や冠状面アライメントの整復を行う．凹側椎間の骨性終板は硬化していることが多いので効果的に整復可能である．凸側アプローチの場合も同様に，対側の線維輪や骨棘をコブやパドルなどで解離した後，低いトライアルから対側の椎間高整復を行う．対側椎間の終板は硬化していることが多いが，コブやパドル，トライアルなどの方向を間違えたり無理に叩くと椎体損傷をきたすので注意を要する．高齢者や骨粗鬆症を有する患者ではトライアルによる終板損傷の可能性もあるので，トライアル挿入時の抵抗感を慎重に判断するとともに，術前画像から整復高の決定が必要で，術中に無理な椎間高の整復は行わない．

6 LIFケージ挿入

現時点では前弯0°，6°，10°，12°，15°のLIFケージがある．前弯形成に関しては，後方手術時に椎間関節切除（Ponte骨切り術）を行うのであれば，ケージは椎間板前方に設置した方が無理な椎間高整復を加えず有効な前弯形成が可能であるが，前方設置では前縦靱帯の断裂に注意する．一方，椎間板中心にケージを設置し，後方椎間関節も広げることができれば，後方のcompression操作のみ（あるいは下関節突起切除も加える）で前弯形成が可能である（**図6**）．

7 術 後

出血は少量でドレーン留置は行わないことが多いが，変形矯正に対する多椎間LIF時には気づかないうちに分節血管などを損傷している可能性もあり，また後腹膜腔内出血はある程度の出血量になるまで気づかれないこともあるため，出血量モニタリングのためにドレーンを留置することも検討する．術中尿管，腹膜（結腸）損傷をきたしても閉創時に十分に確認できないこともあり，また術直後には症状を発現しないこともあるため，術後数日は血圧や

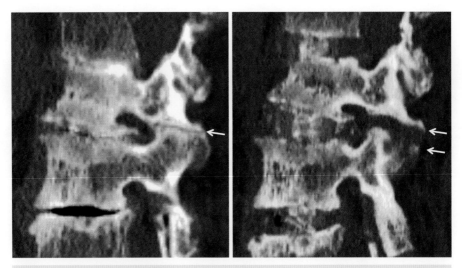

図6 LIFによる後方椎間解離
LIFケージを椎間板中心に挿入し，椎間高全体を高くできれば後方椎間関節も広げることができるが，無理に行えば終板損傷や椎体骨折などをきたす．

貧血，腹部所見などを注意深く観察する．

変性後弯症に対する LIF

　LIFは冠状面変形に対しては強力な矯正が可能であるが，矢状面バランス不良を伴う著明な変性後弯では線維輪前方や前縦靱帯の拘縮，骨棘など椎間板前方に整復阻害因子があるため，側方からの解離を行うLIFの効果は限定的で，単独で十分な前弯や矢状面バランスを獲得することは難しい．変性後弯におけるLIFの可能性として，LIFで椎体間高を全体に整復することができれば，椎間関節が強直していない限り後方椎間関節も開大され，後方手術時に下関節突起の一部を切除しcompression力を加えることにより椎間関節骨切り術と同じ効果が得られ，前弯獲得が可能で，多椎間LIFと後方矯正を併用することによりある程度まではPSO，VCRやPOなどの後方骨切りを回避できる．しかし著明な後弯に対して十分な矯正を得るためには，LIFによる十分な椎間高の整復が必要になり，場合によって前縦靱帯（ALL）が切れたり，また骨粗鬆症を有する高齢者においては終板損傷や椎体骨折をきたすこともあり，過度に椎間高を整復することは避けなければならない（**図7**）．また上位腰椎ではLIF時に前縦靱帯断裂をきたさなくても，後方矯正時に強い前弯形成力を加えた際に断裂する場合もあるので注意を要する．

矢状面矯正に対する ACR

　矢状面バランス不良を伴う変性後弯症では，十分な矯正を得るためには線維輪前方やALLの拘縮，前方骨棘などの脊椎前方にある整復阻害因子の解離が必要になる．XLIFの発展手技であるanterior column realignment（ACR）では，ALLを切離し20°あるいは30°の前弯の

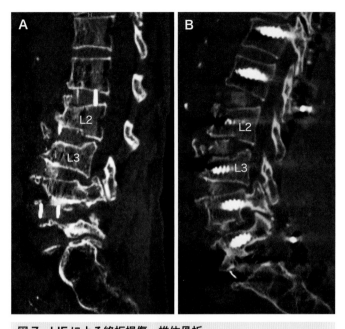

図7 LIFによる終板損傷・椎体骨折
A：LIF直後CT矢状断像，B：LIF後2ヵ月CT矢状断像
LIFによる後弯矯正を行った際にL2椎体骨折，L2・L3終板損傷を認めた．

ついたケージを挿入し，その上下あるいはどちらか一方を椎体スクリューにて固定する．ACRによりこれまで10°，15°（XLIF）あるいは12°（OLIF）の前弯ケージによる矢状面矯正が限界であった側方アプローチ手技が，さらに大きな前弯形成による矢状面矯正が可能となり，PSOやVCRと同じく矢状面矯正に対する選択肢の1つとなる（**図8**）．しかしACRではALLを安全に切離するための専用レトラクターを用いるが，その手技自体はSmith-Peterson osteotomyと同じ方法で，決して安全な手技とは言えず，血管を損傷する可能性や前方解離と大きな前弯形成による血管破裂などの可能性もあり[17]，これまで十分なオープン法による前方矯正の経験を持たない術者が安易に選択できる手技ではない．

側方アプローチによる前方椎体再建術

LIFは椎体間での変形に対しては適応となるが，椎体自体が変形している症例では，原則変形した椎体の矯正が必要なために適応はない．そのため椎体骨折後偽関節や変形癒合し後弯を呈している症例の矯正には，PSOやVCRなどの後方からの椎体骨切り，あるいは前方後方アプローチを組み合わせた矯正固定術が必要である．2015年から導入された側方アプローチによる前方椎体再建術では，LIFレトラクターやインストゥルメントなどを用いた前方椎体削除と椎体再建が可能である．またLIFケージと同じく椎体横径に及ぶ幅広いエンドプレートを持つ椎体ケージ（X-core）により椎体終板へのストレスが軽減でき，これまでの椎体ケージより安定した前方支柱再建が行える．再建を行う椎体の上下椎体終板の強度がある程度保たれている症例に対しては，前方から椎体削除を行った上，幅広いエンドプレート

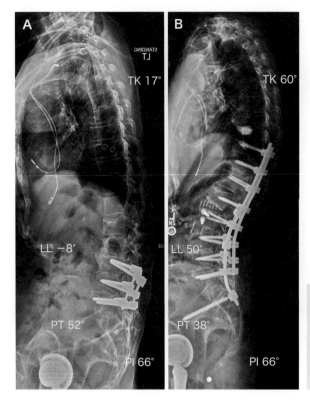

図8 後弯に対するACRを用いた後方矯正手術[15]
A：術前全脊柱X線像，B：術後全脊柱X線像
L1/2に20°，L2/3に30°のACRケージを用いて前弯形成．
[Eastlack RKより画像提供]

を持った椎体ケージをギャッジアップすることにより，有効な矯正も可能である（**図9**）．しかし変形椎体が完全に骨癒合したり，隣接椎体と前方骨棘架橋などを認める場合，十分な矯正を得るためにはやはり椎体前方解離や骨棘切離が必要となり，その手技は決して安全な手技ではない．前方の過開大による血管破裂などの危険性もある．また幅広いエンドプレートを持つより安定した椎体ケージであっても，椎体が脆弱な症例では容易に終板損傷をきたすので，適応選択とケージの伸展は慎重に行う必要がある．

大腿周囲症状と合併症

LIFではアプローチの途中で腹筋群や大腰筋周囲を走行する神経の損傷や牽引により，手術直後に大腿周囲の神経症状を生じることがある．またXLIFでは経大腰筋アプローチであるため，ある程度の大腰筋損傷や大腰筋内血腫などは避けられず，術後大腰筋筋力低下も生じる．これら術直後の大腿周囲症状はLIFの特徴的な合併症と言え，その発生については多く報告されている．筆者の施設での腰椎部LIF後の大腿周囲症状は約33％に認め，多椎間XLIFを行う変形症例ではさらに発生率は高くなるが，1週間以内に約70％，1ヵ月以内で97％改善している．LIF後の大腿周囲症状はそのほとんどが一過性であるものの，術前に十分なインフォームドコンセントは必要である．

LIFでは術中終板損傷を全症例の約10％の椎間に認め，とくに骨粗鬆症例や成人脊柱変形症例などではその発生率が高い．過度の椎間高の整復は避けなければいけないが，ligamentotaxisの効果を得るためには十分な椎間高の整復が必要でこの判断の兼ね合いが難しい．こ

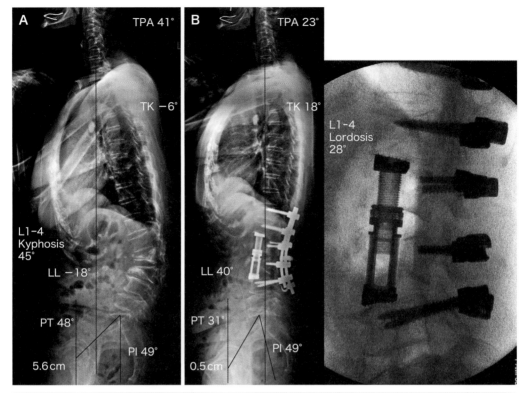

図9　側方アプローチ前方椎体再建術による後弯矯正

　L2, L3 椎体骨折後後弯変形（骨癒合）に対して，PO と前方解離後，側方アプローチ前方椎体再建ケージにて矢状面矯正を施行．ケージの伸延により L1-L4 が術前後弯 45°（**A**）から術後前弯 28°（**B**）と 73° 前弯獲得できたが，前方の開大はかなり大きく，動脈硬化を伴う症例などでは血管破裂の危険性もあるので適応は慎重に判断する必要がある．

れらの症例では過度に椎間高を整復しないように，術前画像での整復高の検討が必要である．また血管損傷や内臓損傷の報告もあり[18-21]，十分な脊椎前方手術の知識や経験は必要である．

側方アプローチにおける合併症回避のための解剖学的理解

　側方アプローチにおける合併症回避のためには，十分な脊椎前方手術の知識と解剖学的理解をもって，術前画像を熟視する必要がある．とくに脊椎前方側方の血管，上行下行結腸・腎臓・尿管などの臓器と腰方形筋や大腰筋の解剖学的位置関係を十分に把握する．高度な変性側弯・後側弯では椎体回旋を伴い，凹側では大血管が椎体に対してより後方に位置し，とくに右側の下大静脈や総腸骨静脈の位置は確実に確認する．痩せている成人脊柱変形患者では後腎傍腔脂肪が少なく，展開時のスペースはかなり狭く制限される．下行結腸は癒合筋膜により腹膜後方（外側円錐筋膜）に固定されていることが多く，後腎傍腔脂肪が少ない場合，これらの筋膜損傷をきたせば結腸損傷に繋がるので注意が必要である（**図10**）．可能であれば LIF 時の体位に合わせた側臥位の CT を撮影し，LIF 時の経路を確認することが望ましい．

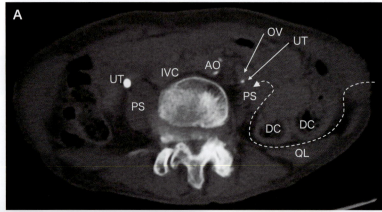

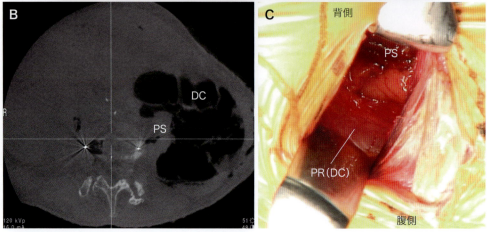

図 10 後弯症例の術前腹部 CT と LIF 術中所見
A：著明な変性側弯症例の術前仰臥位 CT. かなり痩せていて，後腹膜腔とくに後腎傍腔の脂肪組織がほとんどなく，下行結腸と腰方形筋のスペースがまったくない．またアプローチ側の大腰筋は raising psoas で椎間板側面から離れている．さらに大腰筋前縁には尿管と怒張した卵巣静脈が張りついている．LIF 経路のスペースはかなり狭く，慎重な展開が必要である．
B：同症例の LIF 直後の術中腹臥位 3D 画像(PPS 挿入時のナビゲーション元画像として撮影)．LIF 時にしっかりとした後腎傍腔の展開がなされているが，下行結腸が薄い筋膜を介してすぐ近接していることが分かる．
C：LIF 時の術中所見．後腎傍腔脂肪をほとんど認めないために薄い筋膜組織を透して下行結腸の蠕動運動が確認できる．
DC：下行結腸，QL：腰方形筋，PS：大腰筋，UT：尿管，OV：卵巣静脈，AO：大動脈，IVC：下大静脈，PR：腹膜（癒合筋膜）

文献

1) Ozgur, BM, et al：Extreme lateral interbody fusion（XLIF）：a novel surgical technique for anterior lumbar interbody fusion. Spine J **6**：435-443, 2006
2) Fujibayashi S, et al：Effect of indirect neural decompression through oblique lateral interbody fusion for degenerative lumbar disease. Spine（Phila Pa 1976）**40**：E175-E182, 2015
3) Castellvi AE, et al：Indirect decompression of lumbar stenosis with transpsoas interbody cages and percutaneous posterior instrumentation. Clin Orthop Relat Res **472**：1784-1791, 2014
4) Elowitz EH, et al：Evaluation of indirect decompression of the lumbar spinal canal following

minimally invasive lateral transpsoas interbody fusion：radiographic and outcome analysis. Minim Invasive Neurosurg **54**：201-206, 2011

5) Oliveira L, et al：A radiographic assessment of the ability of the extreme lateral interbody fusion procedure to indirectly decompress the neural elements. Spine（Phila Pa 1976）**35**（26 Suppl）：S331-S337, 2010

6) 金村徳相：腰部脊柱管狭窄症・変性すべり症に対する手術治療：臨床的な応用編：側方経路腰椎椎体間固定（XLIF/OLIF）を用いた腰椎変性すべり症に対する手術治療．整外 Surg Tech **4**：570-581, 2014

7) Baghdadi YM, et al：Sagittal balance and spinopelvic parameters after lateral lumbar interbody fusion for degenerative scoliosis：a case-control study. Spine（Phila Pa 1976）**39**：E166-E173, 2014

8) Berjano P, Lamartina C：Answer to the letter to the editor of T. A. Mattei concerning "Far lateral approaches（XLIF）in adult scoliosis" by P. Berjano and C. Lamartina（Eur spine j. 2012 Jul 27.[Epub ahead of print]）. Eur Spine J **22**：1186-1190, 2013

9) Berjano P, Lamartina C：Far lateral approaches（XLIF）in adult scoliosis. Eur Spine J **22**（Suppl 2）：S242-S253, 2013

10) Isaacs RE, et al：A prospective, nonrandomized, multicenter evaluation of extreme lateral interbody fusion for the treatment of adult degenerative scoliosis：perioperative outcomes and complications. Spine（Phila Pa 1976）**35**（26 Suppl）：S322-S330, 2010

11) Phillips FM, et al：Adult degenerative scoliosis treated with XLIF：clinical and radiographical results of a prospective multicenter study with 24-month follow-up. Spine（Phila Pa 1976）**38**：1853-1861, 2013

12) Strom RG, et al：Lateral interbody fusion combined with open posterior surgery for adult spinal deformity. J Neurosurg Spine **25**：697-705, 2016

13) 金村徳相ほか：最小侵襲脊椎安定術 MISt の進歩：変性側彎・後側彎に対する側方経路腰椎椎体間固定（XLIF）を併用した手術治療の実際と成績．整・災外 **57**：1547-1555, 2014

14) 金村徳相ほか：腰椎変性後側彎症—病態から治療まで—：腰椎変性後側彎に対する側方経路腰椎椎体間固定（XLIF・OLIF）併用矯正固定術の有用性．Orthopaedics **28**：76-86, 2015

15) 金村徳相ほか：高齢者の脊柱変形—椎体骨折の診断と治療（Part 5）：圧潰椎体が変形治癒し矢状面バランスを失った症例に対する後方前方手術：高齢者の脊柱変形：骨粗鬆症性骨折を伴う矢状面バランス不良に対する XLIF を併用した前方後方手術．Bone Joint Nerve **5**：355-365, 2015

16) 金村徳相ほか：Advanced Surgical Skills 手術のコツとピットフォール：脊椎：XLIF：胸腰椎脊柱変形に対する前側方矯正固定術．整外 Surg Tech **6**：201-213, 2016

17) Saigal R, et al：Anterior column realignment（ACR）in adult sagittal deformity correction：technique and review of the literature. Spine（Phila Pa 1976）**41**（Suppl 8）：S66-S73, 2016

18) Aichmair A, et al：Aortic perforation during lateral lumbar interbody fusion. J Spinal Disord Tech **28**：71-75, 2015

19) Assina R, et al：First report of major vascular injury due to lateral transpsoas approach leading to fatality. J Neurosurg Spine **21**：794-798, 2014

20) Balsano M, et al：A case report of a rare complication of bowel perforation in extreme lateral interbody fusion. Eur Spine J **24**（Suppl 3）：405-408, 2015

21) Uribe JS, Deukmedjian AR：Visceral, vascular, and wound complications following over 13,000 lateral interbody fusions：a survey study and literature review. Eur Spine J **24**（Suppl 3）：386-396, 2015

B. 手術手技
1. 各種解離法と骨切り術

b Ponte骨切り術（下関節突起切除を含む）

Point
- 椎間板に可動性がある脊柱が対象で，posterior columnの短縮のみで後弯が矯正される．
- 基本的には，黄色靱帯，上関節突起および下関節突起を全切除する．
- 硬膜外からの出血に注意する．

1984年にPonteは，Scheuermann病の胸椎後弯に対する手術法としてPonte骨切り術を報告した[1,2]．これ以前は前方解離と後方固定の併用がScheuermann病に対するスタンダードな方法であったが，後方の骨切りのみで治療が可能であることが示された．椎弓根スクリューによるsegmental instrumentationにより，後方アプローチでの強力な矯正が可能となった現在の脊椎手術においては，後弯矯正に限らず，脊柱変形矯正手術における後方解離法としてPonte骨切り術は広く用いられている[3,4]．

Ponte骨切り術とSmith-Petersen osteotomy（SPO）は脊柱後方要素を切除する点が共通なことからときに混同されるが，厳密には明らかな違いがある．Ponte骨切り術は椎間板に可動性がある脊柱に対し行われ，posterior columnの短縮のみで後弯が矯正される．SPOは強直性脊椎炎に対する骨切りとして1945年に報告された方法で，後方の短縮とanterior columnの伸張（anterior column disruption，前柱破断）により後弯が矯正される[5]．生体力学的には，後弯矯正時のinstantaneous axial of rotation（IAR）はPonte骨切り術ではanterior columnにあり，SPOではmiddle columnにある．

適応

脊柱変形矯正のための骨切り術の選択においては，変形の大きさや形態，柔軟性，頂椎の位置などの要因を考慮する．一般的に，短椎間での角状変形（short-angular curve）にはvertebral column resection（VCR）などの3-column骨切り術（3CO）が必要であるが，Ponte骨切り術に代表されるposterior columnの骨切り術（posterior column osteotomy：PCO）は，多椎間にわたる円弧状変形（long-round curve）が良い適応である．このような場合，椎間ごとの変形は軽度～中程度である．また前述の通り，椎間板に可動性があることが適応の条件である．このような後弯を呈する疾患としては，Scheuermann病や多発椎体骨折後の胸椎後弯が挙げられる（**図1～図3**）．後弯以外の脊柱変形では，変性後側弯症や特発性側弯

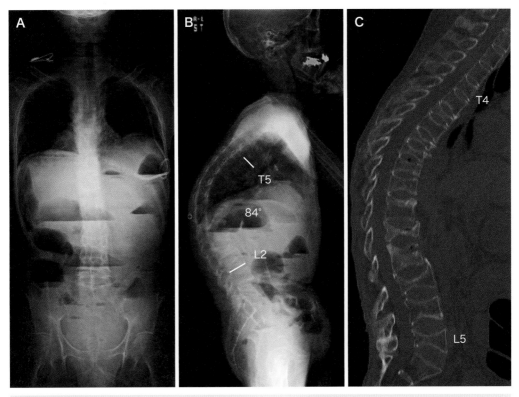

図1　術前画像所見

　腰背部痛と嘔吐を主訴とする45歳男性．10歳でHirschsprung病の診断を受け，36歳から10年間プレドニゾロン換算最大160 mg/日のステロイドを使用中．
A：正面のアライメントは正常だが，Hirschsprung病のため多数のニボー像を認める．
B：T5-L2に84°の後弯を認める．
C：CT矢状断像．T4からL5のすべての椎体に圧迫骨折を認め，それにより後弯が形成されている．

症などに対する矯正手術において，後方解離の目的で行われる．また近年では，成人脊柱変形の矯正手術としてLIF（lateral interbody fusion）による前方解離・前方支柱再建術と後方固定の合併手術が行われている．この際にPonte骨切り術により十分な後方解離と短縮を行うことで，安全で効果的な矯正が可能となる（**図4**）．

術前の評価

　Ponte骨切り術で変形矯正を行うためには椎間板の可動性が必須であり，術前の画像検査で椎体が骨棘などにより癒合していないことを確認する．Scheuermann病に対するGeckらの報告では，1椎間当たり10°の矯正が可能とされている[2]．しかし成人脊柱変形においては，各椎間の変性の程度により椎間の柔軟性は様々であり，Ponte骨切り術による矯正角度も一様ではない．自験例では，1椎間あたりの後弯矯正角度は3〜10°程度であった（**図1〜図4**）．前方解離が同時に行えるLIFとPonte骨切り術を併用した場合，より効果的な後弯矯正（約10°/椎間）が可能となる（**図4**）．脊柱後弯の柔軟性の術前評価法としてはfulcrum

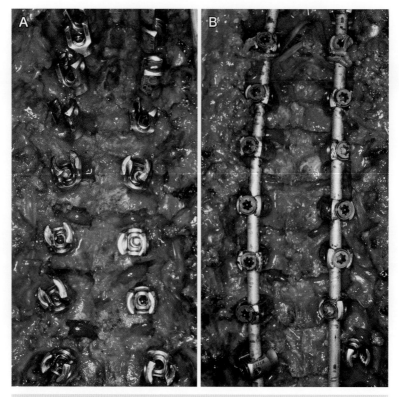

図2 図1症例の術中写真
A：T7-L2椎間でPonte骨切り術を行った．
B：cantilever forceを加えロッドを設置し，スクリュー間に圧縮力を加えて後弯を矯正した．

backward bending（FBB）を行い，柔軟性が高い場合はPonte骨切り術単独，硬い後弯の椎間には適宜LIFとPonte骨切り術を併用すると良い．

手術手技

椎弓根スクリューの挿入は腰椎では問題とならないが，胸椎ではときにスクリューが上関節突起切除の障害になることがある．これを回避するために，スクリュー孔を作成した後に骨切りを行い，骨切り後にスクリューを挿入しても良い．スクリュー孔を作成する前に骨切りを行うと，メルクマールが失われ刺入点の特定が難しくなることがあるので，とくに変形が高度な症例では注意が必要である．

まず棘突起を切除するが，その際に椎弓尾側も一部切除される．下関節突起はオステオトームまたはリューエル鉗子（丸ノミ鉗子）で切除するが，胸椎側弯の頂椎付近では脊髄と凹側椎弓根が接しているので，ノミによる振動にも注意が必要である．黄色靱帯は正中部が分かれているので，そこからケリソン鉗子を用いて外側に向かい切除する．黄色靱帯は全切除のつもりで十分に切除し，その際に硬膜外静脈を損傷しないように注意する．さらにケリソン鉗子で上関節突起も切除する．基本的に上関節突起と下関節突起は全切除し，切除部位

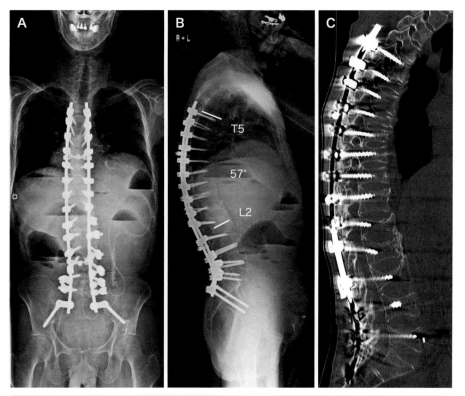

図3　図1症例の術後1年での画像所見
　腰背部痛と嘔吐の症状は消失した．
A：立位正面像
B：T5-L2の後弯は57°に改善した．椎間ごとの平均後弯矯正角度は3°であった．
C：CT矢状断像．後方骨切り部で骨癒合が確認できる．

の短縮による後弯矯正が効率的に行えるようにする（**図5**）．この際に上関節突起外側の血管（分節動静脈の背側枝など）から出血しやすいので，あらかじめ凝固しておくと良い．

　以上は胸椎での骨切りであるが，腰椎での骨切りでのポイントを以下に挙げる．腰椎後弯を前弯化する場合など矯正量が大きい場合は，肥厚した黄色靱帯が残存すると脊柱管狭窄や椎間孔狭窄が生じるので，黄色靱帯は脊柱管内と椎間孔部で十分に切除する．L2以下の馬尾神経領域での上関節突起切除に際してはオステオトームを用いても良いが，上関節突起とともに椎弓根を損傷しないように注意する．

注意点など

　出血部位として，黄色靱帯切除においては硬膜管背側の静脈，上関節突起切除時には脊柱管側では硬膜外静脈，外側部では分節動静脈の背側枝に注意が必要である．とくに硬膜外静脈からの出血は凝固止血に難渋する場合があり，対応を誤ると予想外の出血になる[6]．速やかに止血材を充填し圧迫止血を行い，他の操作に移ると良い．

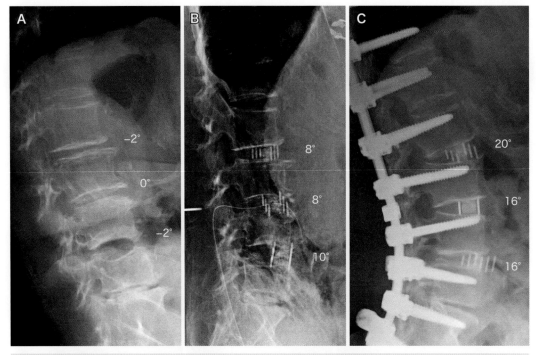

図4 変性後弯症に対する LIF と後方固定の合併手術における椎間角度の変化
A：術前立位側面像．腰椎は後弯を呈している．
B：L2/3，L3/4，L4/5 での LIF 後側面像．LIF のみによる後弯矯正角は，L2/3：10°，L3/4：8°，L4/5：12° である．
C：T10-腸骨の後方固定術後側面像．L2/3，L3/4，L4/5 には Ponte 骨切り術を併用している．LIF 後からの Ponte 骨切り術によるさらなる後弯矯正量は L2/3：12°，L3/4：8°，L4/5：6° である．

　高度変形の頂椎凹側では易損性の脊髄が椎弓根や上関節突起に密着していることがある．オステオトームやケリソン鉗子が危険な場合は，エアドリルを用いての骨切除を考慮する．

文献

1) Ponte A, et al：Surgical treatment of Scheuermann's kyphosis. Progress in Spinal Pathology：kyphosis, Winter RB (ed), Aulo Gaggi, Bologna, p75-80, 1984
2) Geck MJ, et al：Posterior only treatment of Scheuermann's kyphosis using segmental posterior shortening and pedicle screw instrumentation. J Spinal Disord Tech **20**：586-593, 2007
3) Shufflebarger HL, et al：The posterior approach for lumbar and thoracolumbar adolescent idiopathic scoliosis：posterior shortening and pedicle screws. Spine (Phila Pa 1976) **29**：269-276, 2004
4) Perez-Grueso FS, et al：Ponte osteotomies in thoracic deformity. Eur Spine J **24**：S38-S41, 2015
5) Smith-Petersen MN, et al：Osteotomy of the spine for correction of flexion deformity in rheumatoid arthritis. J Bone Joint Surg Am **27**：1-11, 1945
6) Halanski MA, et al：Do multilevel Ponte osteotomies in thoracic idiopathic scoliosis surgery improve curve correction and restore thoracic kyphosis? J Spinal Disord Tech **26**：252-255, 2013

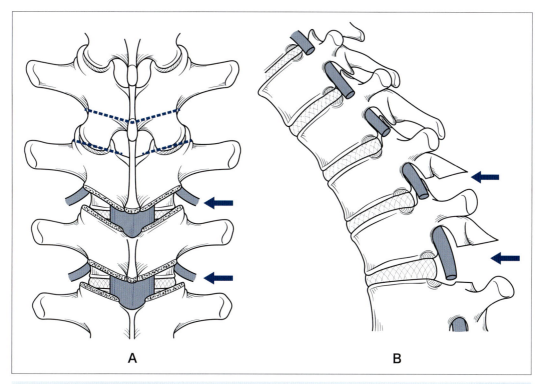

図5 Ponte 骨切り術の実際
➡ が骨切り後の椎間である．
A：上下関節突起は点線で示す切除ラインで全切除する．
B：関節突起切除部分の短縮により後弯矯正ができる．

B. 手術手技
1. 各種解離法と骨切り術

c pedicle subtraction osteotomy（PSO）

Point

- PSO は椎体前縁を支点として後方を閉じることで，主に矢状面の矯正を行う手技であり，1ヵ所で 30〜40°，SVA 10 cm 程度の矯正が可能である．
- PSO の適応は高度な矢状面バランス不良例，椎体間が癒合している例，再手術例，椎体が楔状変形し円弧の小さな鋭な局所後弯を呈した例などである．
- 術前にボルスターまたは fulcrum backward bending による腰椎側面 X 線像で flexibility を評価することが術前計画には重要である．
- 目標とすべき腰椎前弯角の算出方法は種々あるものの，術後 sagittal vertical axis（SVA）は多くの因子が関与するため，その予測は容易ではない．
- PSO の手術ではいかに術中出血をコントロールするかが重要である．
- 偽関節やロッド折損の予防に 4 本ロッドによる骨切り部の補強や lateral interbody fusion（LIF）の併用などが有用である可能性がある．
- 骨盤や下肢を含めたグローバルなアライメントを適切に評価し，正しい術前計画のもとで PSO の適応を決める必要があると同時に，本術式は大量出血や神経合併症など侵襲やリスクが高い術式であるため，高齢者への適応は慎重でなければならない．

　Pedicle subtraction osteotomy（PSO）は 1985 年に Thomasen らにより強直性脊椎炎に対する矢状面における矯正術として報告された骨切り術であり[1]，その後，様々な病態における後弯変形の矯正に有用であることが報告されている[2,3]．

　PSO は椎弓根を介して椎体までを wedge 状に切除し，椎体前縁を支点として後方を閉じることで矯正を行う手技である．椎体前縁が支点となるため，椎体前方の大血管や臓器を伸長させることなく矯正が可能である（**図 1-A**）．1 ヵ所の PSO で 30〜40°または SVA 10 cm 程度の矯正が可能であるとされており，Lehmer らが報告した頭側椎間板を切除する方法では約 50°の矯正が可能である（**図 1-B**）[4]．また近年では種々の程度の椎間板や終板の切除を併用する bone-disc-bone osteotomy（BDBO）も報告されており，60°までの矯正が可能と言われている[5]．非対称性に骨切りを行うことで冠状面の矯正も可能であるが[6]，本術式は矢状面の矯正により優れる．PSO は Ponte 骨切り術や Smith-Petersen osteotomy などと異なり，椎間の可動性が減少している場合や椎体間が癒合している rigid な変形，再手術例にも適応可能である．また椎体が楔状に変形し円弧の小さな鋭な局所後弯を呈した症例や，高度矢状面バランス不良例なども本法の適応となる．

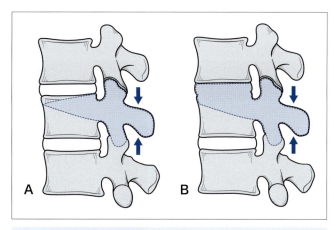

図1 PSOの骨切除範囲
A：椎体前縁を支点として後方を閉じることで30〜40°の矯正ができる．
B：Lehmerらの提唱した頭側椎間板を切除する方法．これにより約50°までの矯正が可能である．

PSOを行う高位

　PSOは頸椎や胸椎などにも施行することは可能であるが[7,8]，短縮操作を伴うため脊髄レベルよりは脊髄円錐部より遠位で行う方が安全であり，また退行変性（de novo）を基盤とした成人脊柱変形は胸腰移行部以下に多く生じることから本術式は腰椎で行うことが多い．骨切り高位は，長いレバーアームでの矢状面の矯正に有利である尾側椎体が適していると考えられ，骨切り高位が尾側であるほど術後PTの有意な改善が得られたとLafageらにより報告されている[9]．また生理的な腰椎前弯角（lumbar lordosis：LL）の60％はL4-S1で形成されることからも，尾側での骨切りでより理想的なアライメントが獲得可能である．ただし，骨切り高位の頭尾側に2〜3椎体の固定アンカーを確保することが望ましいことを考えると，L4付近で行われることが多い．また局所後弯や椎体の楔状変形がある場合は後弯の頂椎や変形椎体での骨切りが有用であるため，最終的には変形の特徴なども吟味した上で骨切り高位を決定することが望ましい．

術前計画

　筆者らは成人脊柱変形の手術適応を検討する際に立位脊椎全長X線2方向に加えて，骨盤パラメータをより正確に把握するために立位骨盤側面のX線像を追加している[4]（**図2-B**）．さらに後弯のflexibilityを評価するため，背臥位で後弯の頂点に枕などを置き，後弯を矯正した状態での腰椎側面像（ボルスターまたはfulcrum backward bending）を撮影している（**図2-C**）．この方法で得られるLLは全身麻酔下で腹臥位となるだけで得られるLLとほぼ同等と考えられ，最終的に手術で獲得すべき目標LLとの差が矯正操作で獲得しなければならない角度と見積もっている．Lafageらは腰椎PSOの適応をSVA 8 cm以上，LL 20°未満，

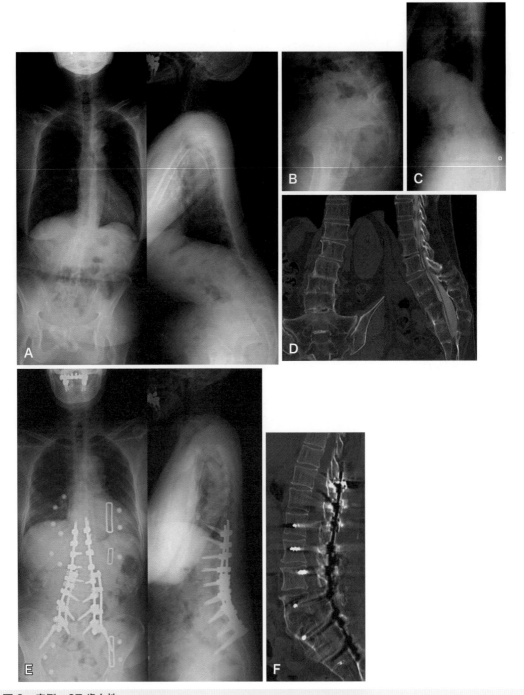

図2 症例：67歳女性

A：主訴は前傾姿勢による腰痛，歩行障害．著明な腰椎後弯を認める．LL 0°でSVA 187 mmであった．
B：立位骨盤側面X線像．大腿骨頭や仙骨が明瞭に確認でき，骨盤パラメータの計測に適している．PT 40°，PI 64°であった．
C・D：ボルスター撮影．LL-15°まで改善しているが，Dでも分かるようにL3-S1は骨性に癒合しており，局所後弯角は14°でこの部分での可動性はない．
E・F：これに対しL4でPSOを行い，T10から腸骨まで固定を行った．術後LL-45°，PT 23°，SVAは66 mmに改善し，局所後弯角は-32°まで改善していることから，PSOで約45°の矯正が得られている．また骨切り部は4本のロッドで補強している．

1．各種解離法と骨切り術　c．pedicle subtraction osteotomy（PSO）

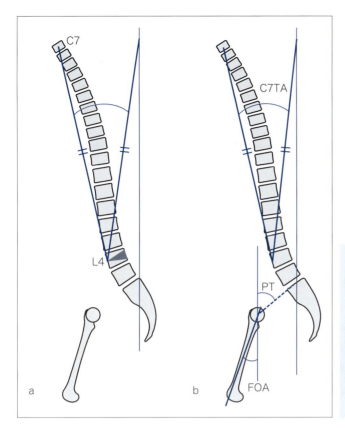

図3　骨切り角度の算出方法
A：Yangらが報告したPSOによる骨切り角度の算出方法．L4をPSO高位として算出している．L4椎体前縁を支点として，C7をS1後縁の鉛直線上に移動させるために必要な回転角度が必要骨切り角度である．
B：Huecらが報告したFBI法．C7TA＋FOAにPTに応じ5°もしくは10°を加算した数値が必要な矯正角度である．

pelvic tilt（PT）25°以上，胸腰移行部の後弯20°以上，腰椎局所後弯20°以上と報告している[9]．またBerjanoらは変形の進行度や症状の重症度など種々の要因を加味した上で，X線学的にはボルスター撮影でも矯正できない硬い後弯で，25°以上の腰椎前弯の矯正が必要な場合を適応としている[10]．

　目標とするLLや矢状面バランスの矯正に必要な骨切り角度の算出方法は種々報告されている．YangらはPSO高位の椎体前縁を支点としてC7-plumb lineをS1後縁の鉛直線上に矯正するために必要な角度の算出方法を報告し，必要な骨切り角度としている（**図3-A**）[11]．この方法は簡便かつ正確に必要角度を得られるものの，骨盤・下肢による代償や非固定椎の挙動は考慮されていない．Roseらはこれらを考慮してpelvic incidence（PI）＋LL＋thoracic kyphosis（TK）＜45°を提唱し，PSO術後の良好なSVAの予測感度は91％であったと報告している[12]．Schwabらの無症候性の成人例の検討から，各個人特有のPIに適合した腰椎前弯角はLL＝PI±9°と報告しており，比較的良好なSVAの予測が可能であったと報告しているが，胸腰移行部までの固定とした場合，非固定椎体は予測式に含まれておらず，胸椎に過度な後弯や前弯がある症例では他の計算式を使用することを勧めている[13]．最近ではYamatoらにより日本人のデータをもとに算出した目標LLの計算式LL＝0.45PI＋31.8°なども報告されている[14]．またHuecらは骨盤や下肢による代償を加味した計算式FBI（full balance integrated）法を報告している[15]．この方法は，C7をS1の鉛直線上に矯正するために必要なC7 translation angle（C7TA）に大腿骨の屈曲程度を示すfemur obliquity angle（FOA：大腿骨軸と垂線の成す角）を加え，さらに骨盤代償を示すPTの程度に応じ，筆者らの経験則に基

づき5°（PT 15〜25°）もしくは10°（PT＞25°）を加えた合計を必要骨切り角度としている（図3-B）．以上のように様々な報告があるもののPSO術後のSVAは腰椎のみでは規定されず，固定に含まれない胸椎や骨盤パラメータ，下肢のアライメントなど関与する因子が多岐にわたるため，その予測は必ずしも容易ではない．

筆者らはSchwabらの提唱した式に準じて目標LL＝PI±10°とし，ボルスター撮影で得られるLLとの差が35〜45°以上ある場合はPSOの適応を検討しているが，椎体間癒合の有無，椎体楔状変形の有無，さらには患者の年齢や全身状態，希望などを加味して最終決定している．

手術手技

本術式は侵襲が大きく，骨切り部や硬膜外静脈叢からの出血が多くなることが予想され，いかに出血をコントロールするかが手術の成否を左右する．このため術中トラネキサム酸など止血薬の投与や低血圧麻酔を麻酔科医に依頼し，自己血輸血やセルセーバーの使用などを考慮する．また展開時の筋層などからの出血にはデンプン由来の局所吸収性止血材（アリスタ®）や硬膜外静脈叢や骨切り部からの出血にはヒトトロンビン含有ゼラチン使用吸収性局所止血材（フロシール®）などを準備し，可能な限り出血のコントロールを行う．骨切り部からの出血は矯正が終了すると軽減することが多いので，骨切りを開始したら極力短時間に終了することが肝要である．

初めに椎弓根スクリューや椎弓下ワイヤー（sublaminar wire），フックなどの固定アンカーを設置（骨切り高位は除く）し，椎体間固定や他高位のPonte骨切り術などPSOに先立って必要な処置を終える．次に脊椎後方要素を切除する．まずは正中から椎弓を切除し，Ponte骨切り術の要領で骨切り高位椎弓根の頭側と尾側の椎間関節を切除し，椎弓根を全周性に露出するとともに，頭尾側を走行する神経根を椎間孔まで完全に露出する．椎弓切除の範囲は後述するように矯正後に頭尾側の椎弓を連続させるかどうかにより異なるが，骨切り高位の頭尾側スクリューから1cm程度までの範囲で行うことを推奨する報告もある[10]．

次に横突起を露出し，その基部で椎体から切離し，椎弓根をリューエル鉗子などで切除する．椎弓根から椎体にかけて椎弓根プローブや骨鋭匙などを順次挿入しつつ，海綿骨を計画した形状にegg-shell状に切除する．筆者らは，種々のサイズの骨鋭匙を小さいものから順次用いて椎体の側壁・後壁・前壁を徐々に薄くしている（図4）．さらに硬膜を内側に除けながら少しずつ骨鋭匙などで後壁の腹側面を菲薄化し，最終的にはL字型の打ち込み棒を硬膜と後壁の間隙に入れて，後壁を完全に腹側に落とし込んでいる．椎体前方・側壁を十分に菲薄化することが，後の矯正操作時にインプラントに過剰な負荷をかけないためにも重要である．筆者らは椎体側壁をegg-shell状に菲薄化しているが，リューエル鉗子やノミなどで切除する方法も報告されている[16,17]．片側の骨切りが終了した時点で，仮ロッドを頭尾側2〜3椎体ずつに設置し骨切り部での転位を予防した上で，もう一方の骨切りを行っている．その後，対側にも仮ロッドを設置し，両側同時に骨切り部を短縮させながら前弯を獲得するように矯正した後に，片側ずつ最終ロッドに置換している．他にも手術台を折り曲げることでインプラントに負荷をかけることなく矯正する方法や，弯曲をつけたロッドを用いてcantile-

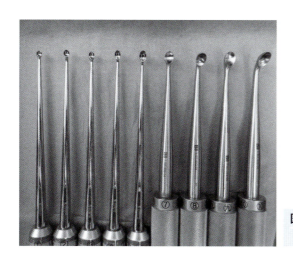

図4　筆者らが骨切り術に使用している骨鋭匙
種々のサイズの直・曲の鋭匙を用いている．

ver法で矯正する方法などがある[10]．骨切り部を閉じるときには残存した椎弓や黄色靱帯により硬膜や神経根がインピンジされないよう注意する必要がある．頭尾側の椎弓が接するように骨切り部を閉じることは骨癒合に有用であるが，術後の神経障害や血腫のリスクがあることを念頭に置かなければならない．筆者らはこれらのリスクを回避するため，骨切り部閉鎖後も硬膜が確認できる程度に椎弓を切除している．さらに脊髄モニタリングを用い，各操作時にmotor evoked potential（MEP）の波形に変化がないことを確認している．また椎弓の連続性がないことで偽関節となり，後述するロッド折損が生じることを予防するために，可能な範囲で骨切り部を含む頭尾側2〜3椎体分を4本のロッドで補強するようにしている（**図2-E**）．

自験例でPSO/vertebral column resection（VCR）24例を含む40歳以上で矯正固定術を行った成人脊柱変形121例を調査した結果，術後平均2.4年で17例（14％）にロッド折損が認められた．PSO/VCRに限れば8例（33.3％）と高率で，とくに骨切り高位頭側の椎間板を温存した術式が危険因子の1つであったことから，Lehmerらの報告した方法に準じ頭側椎間板は骨切り時に切除し，また尾側椎間板から仙椎までは椎体間固定を行い，骨切り部から仙椎までが骨性に癒合することを目指している．また2013年以降，手術侵襲の低減や前方要素の十分な解離，さらには骨移植母床となる脊椎後方要素を最大限温存する目的で，可能な症例では初めにlateral interbody fusion（LIF）を行い，2期的にPSOを行っている．LIFを用いることで1椎間当たり平均約10°の前弯が得られるようになり，また最近ではposterior lumbar interbody fusion（PLIF）用ケージの形状も最大18°前弯のものまで使用可能となった．前方要素の解離により椎間の可動性が得られる場合は複数椎間のLIFやPLIFにより40〜45°程度までLLを獲得できる可能性がある．これらを用いることにより，PSOを行わず，どの程度までPonte骨切り術などのSchwabらの提唱するgrade 2までの骨切り術で対応可能であるかは今後の検討課題である[18]．

おわりに

ここ数年，骨盤や下肢がグローバルアライメントに与える影響が明らかにされており，こ

れらも脊椎矯正術の術前計画に加味されるようになり，より積極的な矯正術が適応とされるようになってきた．これらを正しく理解し必要十分な矯正を目指す必要がある一方で，PSOなどSchwabら提唱するgrade 3以上の骨切り術は大量出血や神経合併症など侵襲やリスクが高い術式であることにも留意しなくてはならない．高齢化が進み矯正術を必要とする症例が増加する中で，どこまでこれら侵襲の大きな術式を適応とするか慎重な判断が必要である．

文　献

1) Thomasen E : Vertebral osteotomy for correction of kyphosis in ankylosing spondylitis. Clin Orthop Relat Res **1985** : 142-152, 1985
2) Bridwell KH, et al : Pedicle subtraction osteotomy for the treatment of fixed sagittal imbalance. J Bone Joint Surg Am **85** : 454-463, 2003
3) Kim KT, et al : Outcome of pedicle subtraction osteotomies for fixed sagittal imbalance of multiple etiologies : a retrospective review of 140 patients. Spine（Phila Pa 1976）**37** : 1667-1675, 2012
4) Lehmer SM, et al : Posterior transvertebral osteotomy for adult thoracolumbar kyphosis. Spine（Phila Pa 1976）**19** : 2060-2067, 1994
5) Enercan M, et al : Osteotomies/spinal column resections in adult deformity. Eur Spine J **22**（Suppl 2）: S254-S264, 2013
6) Toyone T, et al : Asymmetrical pedicle subtraction osteotomy for rigid degenerative lumbar kyphoscoliosis. Spine（Phila Pa 1976）**37** : 1847-1852, 2012
7) O'Shaughnessy BA, et al : Thoracic pedicle subtraction osteotomy for fixed sagittal spinal deformity. Spine（Phila Pa 1976）**34** : 2893-2899, 2009
8) Wollowick AL, Kelly MP, Riew KD : Pedicle subtraction osteotomy in the cervical spine. Spine（Phila Pa 1976）**37** : E342-E348, 2012
9) Lafage V, et al : Does vertebral level of pedicle subtraction osteotomy correlate with degree of spinopelvic parameter correction? J Neurosurg Spine **14** : 184-191, 2011
10) Berjano P, Aebi M : Pedicle subtraction osteotomies（PSO）in the lumbar spine for sagittal deformities. Eur Spine J **24**（Suppl 1）: S49-S57, 2015
11) Yang BP, Ondra SL : A method for calculating the exact angle required during pedicle subtraction osteotomy for fixed sagittal deformity : comparison with the trigonometric method. Neurosurgery **59** : ONS458-463 ; discussion ONS63, 2006
12) Rose PS, et al : Role of pelvic incidence, thoracic kyphosis, and patient factors on sagittal plane correction following pedicle subtraction osteotomy. Spine（Phila Pa 1976）**34** : 785-791, 2009
13) Schwab F, et al : Sagittal plane considerations and the pelvis in the adult patient. Spine（Phila Pa 1976）**34** : 1828-1833, 2009
14) Yamato Y, et al : Calculation of the target lumbar lordosis angle for restoring an optimal pelvic tilt in elderly patients with adult spinal deformity. Spine（Phila Pa 1976）**41** : E211-E217, 2016
15) Le Huec JC, et al : Thoracolumbar imbalance analysis for osteotomy planification using a new method : FBI technique. Eur Spine J **20**（Suppl 5）: 669-680, 2011
16) Wang MY, Berven SH : Lumbar pedicle subtraction osteotomy. Neurosurgery **60** : ONS140-146 ; discussion ONS6, 2007
17) Bridwell KH, et al : Pedicle subtraction osteotomy for the treatment of fixed sagittal imbalance. Surgical technique. J Bone Joint Surg Am **86**（Suppl 1）: 44-50, 2004
18) Schwab F, et al : The comprehensive anatomical spinal osteotomy classification. Neurosurgery **74** : 112-120 ; discussion 20, 2014

B. 手術手技
1. 各種解離法と骨切り術

d vertebral column resection（VCR）

> **Point**
> - VCRとは後方要素を含めて椎体を切除し矯正する手技で，重度の脊柱変形例に適応される．
> - 本手術手技は大量出血や脊髄損傷などの危険性があるので，症例の全身状態，術者の技量を十分に勘案して適応を決めるべきであり，安易な適応は避けるべきである．
> - 大量出血の可能性もあるので，自己血だけでなく十分量の濃厚赤血球や新鮮凍結血漿を用意しておく．
> - 椎弓根スクリューはできる限り径が大きく，長いものを正確に設置する．
> - 矯正時の椎弓や黄色靱帯による硬膜圧迫を予防するため，椎弓切除は上位椎体の椎弓根下縁レベル，下位椎体の椎弓根上縁レベルまで十分に行う．
> - 椎体切除は経椎弓根的に，大小の鋭匙を用いてegg-shell様に行う．
> - 遺残した椎体後壁は脊髄圧迫や矯正不良の原因となるため，菲薄化後に靴型の打ち込み棒などを用いて十分に切除する．
> - 矯正は両側のロッドで，頻繁な脊髄モニタリング下で行う．
> - 矯正は必ず骨切り部のcompressionを先行させ，硬膜が弛むのを確認してからベンダーで矯正する．
> - 矯正時に脊髄モニタリングの異常が出た場合，迅速な対応が必要なので，矯正時に低血圧や貧血の是正は行っておく．

　成人脊柱変形例に対する手術の目的には，神経組織の圧迫に起因した腰下肢痛の軽減，局所の変形や脊柱変性による疼痛の軽減，そして脊柱バランス不良による機能障害や疼痛の軽減が挙げられる．これらの中で，本項では矯正固定術の手技の1つであるposterior vertebral column resection（P-VCR）について記述する．

適応

　P-VCRとは，目的とする椎体を後方要素を含めてすべて切除し，変形を矯正する手技である．P-VCRは重度の脊柱変形例に適応される[1]．具体的には，骨粗鬆症性椎体骨折や外傷による椎体変形が原因の重度後弯例，先天性側弯症による局所の重度後側弯例，強直性脊椎炎による重度後弯例，再手術例ですでに大部分の椎体が骨癒合している重度変形例などに適応される．Ponte骨切り術，Smith-Petersen osteotomy，pedicle subtraction osteotomy，後方

進入椎体間固定術などを用いても目的とする矯正が得られない症例に限る．さらに，本手術手技は大量出血や脊髄損傷などの危険性があるので，症例の全身状態，術者の技量を十分に勘案して適応を決めるべきであり，安易な適応は避けるべきである[2]．また，P-VCRを行うには3-columnの固定が可能な椎弓根スクリューを設置できることが条件となる．とくに切除椎体の頭尾側の3椎体程度に椎弓根スクリューでアンカーを作成することが必須である．また，先天性側弯症や過去の手術による椎体癒合例，重度後弯症例においては，複数の椎体切除が必要になる場合がある．しかし，その場合，切除後に椎体間に大きな死腔が生じることになり，偽関節の可能性が高くなる．また，死腔を埋めるための過度の短縮は，同時に脊髄が過度に短縮することになり，脊髄損傷の危険性が生じる．そのため，複数の椎体切除の適応には十分な注意が必要である．前弯を伴った重度側弯例へのP-VCRの適応にも十分に注意する．前弯部の椎体切除は視野が悪く，また，出血も増加する傾向にある．十分にP-VCR手技に慣れてから手術を計画すべきである．

術前の準備

　術前に3D-CT画像を作成し，脊柱変形を三次元的にイメージする．そして前後左右から脊柱を眺め，切除に適した椎体を決定する．場合によってはCTデータをもとに実体モデルを作成して検討する．切除する椎体は基本的に変形の頂椎が好ましいが，後側弯症の場合，側弯の頂椎と後弯の頂椎が異なっている場合がある．次に，椎体の水平断像で切除椎体の頭尾側の椎弓根径を評価して，椎弓根スクリューが設置できるかどうかを判断する．一般に，頭尾側3椎体以上へ椎弓根スクリューが設置できないと，椎体切除後に脊柱変形をコントロールすることができないし，矯正後に安定化させることもできない．MRIで脊柱管狭窄の有無，脊髄異常の有無を判断する．脊柱管狭窄がある場合は，矯正前に除圧を行う必要がある．骨粗鬆症性の椎体変形例では術前の骨粗鬆症治療も行っておくことが望ましい．大量出血の可能性もあるので，自己血だけでなく十分量の濃厚赤血球や新鮮凍結血漿を用意しておく．

手　技

1　展　開

　胸椎では横突起先端まで剝離する．切除椎体に付着する肋骨は基部から3cm程度外側まで展開する．腰椎では横突起先端まで十分に展開する．後弯例の場合，頂椎部付近では椎体や神経組織が背側に持ち上げられているため，想定よりも神経根が背側を走行しているので，外側への展開の際に損傷する危険性があり十分に注意する．

2　椎弓根スクリューの設置

　椎弓根スクリューを切除椎体の頭尾側に設置する．固定性を上げるためには，スクリューは径ができるだけ大きく，長いものを正確に設置する必要がある．必要な固定性を得ることを目的に，止むを得ず椎体前方の皮質骨を穿破する際には，左側では動脈に接触する可能性があるので，動脈の走行を術前に評価しておく．

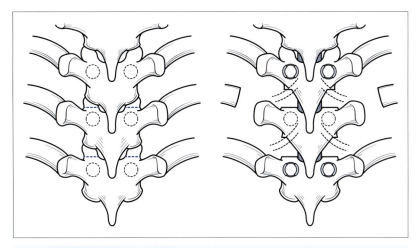

図 1　椎間関節の切除と肋骨切除
　切除椎体の頭尾側の椎間関節を切除する．切除範囲は頭側椎体の椎弓根下縁付近，尾側は尾側椎体の椎弓上縁付近まで大きく切除する．そして切除椎体に付着する肋骨を，椎体より 2〜3 cm 外側部で肋骨を切離し，肋椎関節から肋骨頭を外して一塊として摘出する．

3　椎間関節の切除（図 1）

　切除椎体の頭尾側の椎間関節を切除する．頭側の切除範囲は，頭側椎体の椎弓根下縁付近，尾側は尾側椎体の椎弓根上縁付近までである．椎弓根下縁から出てくる神経根を損傷しないように注意する．

4　横突起切除および肋骨切除（図 1）

　切除椎体に付着する肋骨を切除する．椎体より 2〜3 cm 外側部で肋骨を切離する．次に肋椎関節から肋骨頭を外して，肋骨を可能な限り一塊として摘出し，移植骨として使用する．腰椎では横突起を基部で切離して切除しても良いが，横突起周囲では出血が多いので，切離しそのまま残しても良い．その後，椎体側面をていねいに剝離しておく．

5　椎弓切除（図 2）

　切除する椎体の椎弓切除を行う．移植骨として使用するため，エアトームではなくノミやケリソン鉗子，リューエル鉗子，パンチなどを用いる．さらに，上位椎体椎弓も椎弓根下縁レベルまで切除する．また，尾側も椎弓根上縁レベルまで切除し，黄色靭帯も除去する．これは矯正の際に椎弓や黄色靭帯による硬膜の圧迫を予防するためである．最終的には椎弓を完全に切除し，椎弓根のみが残るようにする．神経根は可能な限り温存するが，神経根が残っていると尾側の椎間板の切除操作が困難になる場合が多い．そのため，胸椎レベルでは神経根の切離も止むを得ない．

> **MEMO**
> 腰椎でも L1 神経根の切離は，神経障害発症の危険性は低い．

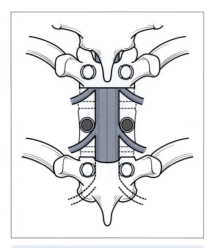

図 2　椎弓切除
　切除する椎体を切除する．上位椎体の椎弓根下縁レベルまで切除する．また，尾側も同様に椎弓根上縁レベルまで切除し，黄色靱帯も除去する．

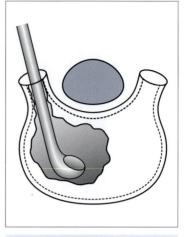

図 3　椎体の切除
　経椎弓根的に椎体内に侵入し，egg-shell 様になるまで椎体の皮質骨を菲薄化していく．

6　仮ロッドの設置

　椎体切除を開始する前に，片側に仮ロッドを設置する．仮ロッドは頭尾側 3 椎体を保持できるようにする．ロッドの形状は無理な矯正力が加わらないように，極力 in-situ で固定できるように形成し設置する．ロッドの形状が実際の変形の程度より少ないと，椎体を切除するに従い椎体が転位し，脊髄が伸長されたりずれたりして，神経麻痺が惹起される可能性がある．手技中の視野や操作性を考えると，片側ロッドだけの方が手術は進めやすいが，椎体切除に伴い不安定性が生じ，椎体のずれにより脊髄麻痺が起きる可能性があるので，両側への仮ロッドの設置が望ましい．

7　椎体切除（図 3）

　経椎弓根的に椎体内に侵入する．まず，椎弓根スクリューを設置する要領で椎弓根プローブを椎弓根内に挿入し，そこから椎弓根内の穴を徐々に拡大していく．極小の鋭匙から大きな鋭匙まで順にサイズを上げながら椎弓根内の穴を拡大し，椎体を鋭匙で切除していく．その際，直や曲り，そして様々なサイズの鋭匙を用意しておくと効率良く椎体の掘削できる．側壁と後壁方向を中心に掘削を進め，egg-shell 様に椎体の皮質骨を菲薄化していく．側壁を切除する選択肢もあるが，出血のコントロール，そして骨癒合促進のため，側壁の皮質および前壁の皮質は菲薄化させて温存する．頭側の椎間板の切除は比較的容易であるが，尾側は神経根があるので十分な切除が困難になる場合がある．その場合，胸椎では神経根を切離すると視野が良くなり，硬膜の可動性も生じ，硬膜外静脈叢からの出血のコントロールも容易になる．また，操作中は可及的に椎弓根の側壁を温存した方が硬膜外からの出血はコントロールしやすい．そして大まかに椎体の掘削が終了した時点で椎弓根壁を切除する．硬膜外からの出血はバイポーラーや種々の止血材を用いて対応する．椎体内から大量に出血する場合があるが，その際は椎体内部に止血材やガーゼなどを充填し，反対側の操作を行い止血を待つ．

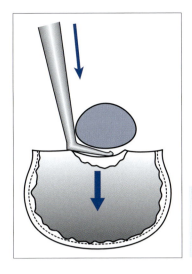

図4 後壁の切除
椎体後壁を菲薄化したら，硬膜前方を十分に剥離して，靴型の打ち込み棒を硬膜と後壁の間に挿入し，前方に遺残した後壁をたたき落とす．

MEMO
それでも出血のコントロールがつかない場合は，止血材さらにはガーゼを椎体内に充填したまま閉創して，二期的な手術を考慮する．

8 後壁の切除（図4）

椎体後方，とくに椎間板周辺は後壁が残存しやすいので十分に観察して菲薄化する．ある程度切除が終了したら，硬膜前方を十分に剥離して，靴型の打ち込み棒を硬膜と後壁の間に挿入し，遺残した椎体後壁を前方にたたき落とす．大抵の場合，椎間板周囲の後壁が残りやすいので十分に切除する．後壁が残っていると，矯正の際に遺残した骨片が脊髄を圧迫したり，矯正不良の原因となったりする．

9 矯正（図5）

両側にロッドを入れて矯正を行う．矯正の際は，必ず頻繁に脊髄モニタリングを行い，脊髄損傷を予防する．また矯正の最中は，骨切り部での神経根圧迫の有無，椎弓の硬膜への陥入，硬膜の弛みの程度を頻繁に確認する．

側弯の矯正は，凸側の骨切り部頭尾側のスクリューにcompressionをかけて行う．後弯の矯正は，同時または交互に骨切り部頭尾側のスクリューにcompressionをかけて行う．硬膜が弛むのを確認後，in-situベンダーを用いて後弯を矯正する．この際，脊髄が伸長する力が働くので，必ずcompressionを先行させて硬膜が弛むのを確認してからベンダーで後弯を矯正する．この操作を繰り返しながら後弯や側弯を矯正していく．側弯の矯正の際，神経根により脊髄が牽引される場合がある．その際，胸椎レベルであれば神経根を切離し，脊髄の牽引を解除する．

10 骨移植とメッシュケージの設置（図6）

ある程度矯正が進んだ段階で，骨切り部に局所骨を移植する．完全に矯正してしまうと，移植骨の椎体間への設置が困難になるためである．また，矯正後も骨切り部に大きな死腔が生じる可能性がある場合は，同部にメッシュケージを設置する．ケージ内および周囲に局所

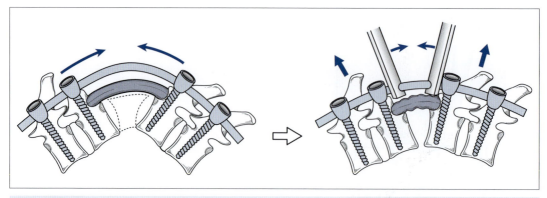

図5　矯　正
　後弯の矯正は，同時または交互に骨切り頭尾側のスクリューにcompressionをかけて行う．硬膜が弛むのを確認後，in-situベンダーを用いて後弯を矯正する．必ずcompressionを先行させて硬膜が弛むのを確認してから後弯を矯正する．この操作を繰り返しながら後弯や側弯を矯正していく．

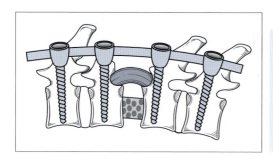

図6　メッシュケージの設置
　矯正後も骨切り部に大きな死腔が生じる可能性がある場合は，同部にメッシュケージを設置する．ケージ内には局所骨を充填する．また，硬膜の弛みから過度の脊髄の短縮が予測された場合，椎体間にケージを設置して脊髄短縮を予防する．

骨を充填する．また，compression操作により脊髄モニタリングに異常を生じた際，また硬膜の弛みから過度の脊髄の短縮が予測された場合，椎体間にケージを設置して脊髄短縮を予防する．

11 本ロッドの設置と骨移植

　矯正が終了したら，片側のロッドを十分に固定して，片側ずつ本ロッドに入れ替える．最終的な矯正を行い，局所骨を移植する．切除した肋骨がある場合は，頭尾側の椎弓を橋渡しするように骨切り部に移植する．十分量の骨移植を骨切り部中心に行う．

12 脊髄モニタリングの異常が出た場合の対応

　モニタリング異常への対応は手術の局面によって異なる．

・椎弓根スクリュー設置の際にモニタリング異常が生じた場合は，椎弓根スクリューを抜去し，椎弓根穿孔の有無を確認する．穿孔がない場合は，低血圧の有無，貧血の有無を確認し，是正する．

・骨切りの際にモニタリング異常が生じた場合は，椎体切除により脊柱に不安定性が生じたことが原因と考えられるので，片側ロッドの場合は両側にロッドを設置して脊柱を安定させる．それでもモニタリング異常が改善しない場合は，椎体を切除して短縮させ，脊髄へのストレスを緩和する．同時に，低血圧，貧血の有無を確認する．

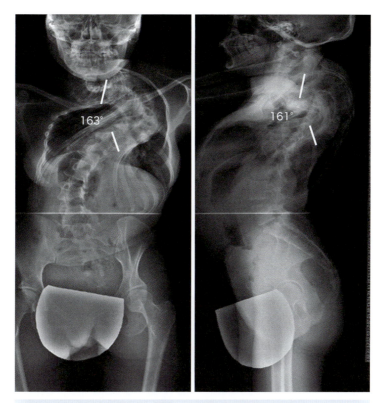

図7　28歳女性症例のX線像：小児期の側弯症の遺残例
　X線像にて，T3-12に163°の側弯と同部に161°の後弯があることが分かる．

・矯正の際にモニタリング異常が生じた場合は，いくつかのパターンが考えられる．まず，骨切り部で段差が生じて脊髄を圧迫する場合がある．そのため，矯正前に十分に椎弓切除を行うが，それでも回避できない場合もある．椎弓の硬膜への食い込みを確認し，必要があれば椎弓切除を追加する．次にcompressionにより脊髄が過度に短縮し過ぎた場合にも脊髄損傷が起きる．この場合は，椎体間にケージを設置し，脊髄の過度の短縮を予防する．矯正の際の対応は迅速に行わなければならないので，矯正前に低血圧や貧血の是正を行っておく．

症例

　28歳女性．小児期の側弯症の遺残例．X線でT3-12に163°の側弯と同部に161°の後弯があった（**図7**）．術前，実体モデルを作製してT8-9の2椎体のP-VCRを予定した（**図8**）．手術は2期的に行った．まず術野を展開し，椎弓根スクリューを設置した時点で閉創した．1週間後，P-VCRを併用した後方矯正固定術を施行した．術中，頂椎部の椎体切除を行っていた際に運動誘発電位（motor evoked potential：MEP）が低下した．そのため，ロッドを2本設置し，電位は回復した．術後側弯は76°，後弯は75°に矯正された（**図9**）．

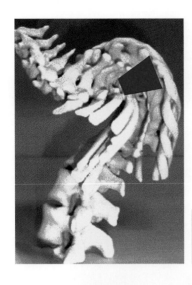

図8 図7症例の実体モデル
実体モデルを使用してT8-9の2椎体のP-VCRを予定した.

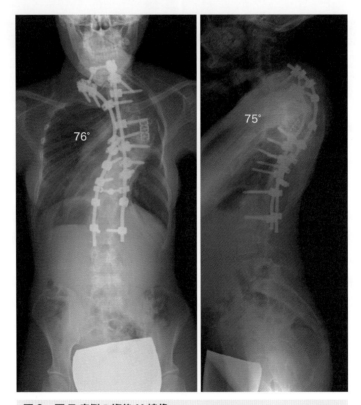

図9 図7症例の術後X線像
側弯は76°,後弯は75°に矯正されている.

まとめ

　以上がP-VCRの基本的な手術手技である.成人の脊柱変形手術では疾患背景や全身合併症,周術期の合併症の可能性から総合的に手術適応を判断し,適切なゴールを設定していく必要がある.

文 献

1) Lenke LG, et al：Vertebral column resection for the treatment of severe spinal deformity. Clin Orthop Relat Res **468**：687-699, 2010
2) Lenke LG, et al：Complications after 147 consecutive vertebral column resections for severe pediatric spinal deformity：a multicenter analysis. Spine（Phila Pa 1976）**38**：119-132, 2013

B. 手術手技
2. インストゥルメンテーション

a 後方法

Point

● スクリュー
- 変形矯正の術前計画において,まず個々の症例に対して有効な矯正手技を選択し,それに応じたスクリュー選択を行うことが重要となる.
- 長範囲固定においては,ロッド連結が容易で,スクリューへの負荷が最小限となる polyaxial screw の使用を基本とし,矯正操作の要となる部位に他のスクリューを選択的に使用するのが円滑な手術遂行に重要となる.

● フック,椎弓下ワイヤー・テープ
- 骨粗鬆を伴うことの多い成人脊柱変形(ASD)手術では,アンカーを皮質骨でしっかり把持させることが重要となる.とくにフックの挿入は,骨内に挿入されないよう剝離子を皮質骨に沿って挿入することが最も重要となる.
- フックやワイヤー固定は矯正操作の主役ではないものの,代替手段としてではなく椎弓根スクリュー(PS)の補強としても有用である.術中は,頭側と尾側アンカーの固定性に注意し,固定性にばらつきがあると判断した場合は,適宜フックあるいはワイヤーを補強として追加使用することが重要となる.

● ロッド
- 太く剛性の高いロッドを使用することが,強力な変形矯正力を発揮し,安定した construct を獲得するために理想ではあるが,骨質とアンカーの固定性とのバランスを考慮して,適切なロッドを選択することが重要となる.ロッドがいくら強力でもアンカー自体に弛みが生じてしまえば,骨癒合率を上げることは難しい.

固定アンカー

1 椎弓根スクリュー

椎弓根スクリュー(pedicle screw:PS)は,言うまでもなく,成人脊柱変形(adult spinal deformity:ASD)に対する矯正手術における主力アンカーとなる.以下の4タイプのPSがあり,それぞれの特徴を理解して使い分ける必要がある.

a. 各種スクリューの特徴

1)mono axial screw

特徴はスクリューヘッドの可動性がないことであり,最大の利点は矯正力がダイレクトに椎体に伝わることである.一方欠点としては,冠状面・矢状面での正確なスクリュー設置が

必要であり，スクリューの固定性に対して，十分な変形のflexibilityがないと，目的とする矯正が得られない．したがってその適応は，flexibilityが高く，軽度〜中等度の側弯または後弯変形のみに限られる．

2) poly axial screw

特徴はスクリューヘッドが全方向に可動することであり，利点はロッドとPSとの連結が容易で，PSに与える負荷を最小限にすることができ，より複雑な変形矯正に使用可能なことである．一方欠点としては，椎体への矯正力が伝わりにくいこと，プロファイルが大きいことである．したがって，骨量減少を伴う高齢者の脊柱変形，骨切り併用などの重度変形，PSの負荷を減らす目的で固定端の椎体などに幅広く適応される．

3) uniaxial screw

特徴はスクリューヘッドが矢状面方向にのみ可動することで，利点は冠状面と水平面の矯正がダイレクトに椎体に伝わることで，かつ矢状面アライメントを矯正する際のロッドとの連結ではPSに与える負荷を減らすことができる．したがって，比較的flexibilityが高く，冠状面および回旋変形矯正に重点を置く場合に使用されるため，比較的若年で，遺残性の特発性側弯症などが主な対象となる（**図1**）．

4) reduction screw

特徴はスクリューヘッドが全方向に可動し，かつヘッドの羽が長いことであり，利点は後弯あるいは側弯の緩徐な矯正が可能であることである．しかし回旋矯正についてはpoly axial screwと同様に椎体への矯正力が伝わりにくい．当初は高度すべり症に対する矯正に用いられてきたが，近年では頂椎凹側部に使用しての側弯矯正（**図2-A**の→）や，ロッドを緩徐に押し込みながらのcantilever法による後弯矯正（**図2-B**の→）を行うことが可能である．

> **MEMO** 経皮的PS（PPS）
>
> 近年，最小侵襲手術や前方固定機器の発達により，後方の経皮的PSシステムを用いた後方インストゥルメンテーション手術も行われている[1,2]．問題点としては，徹底した後方解離操作と後方骨移植が困難であることで，重度でflexibilityの低い脊柱変形への適応には限界がある可能性がある．また生体力学的に，固定隣接部の障害を防止するために，本システムを用いての軟部組織の温存が有効である可能性もあるが（**図3**）[3,4]，臨床例での解析結果が待たれる．

2 フック

近年，脊椎インストゥルメンテーションにおいて，PSに代表されるスクリュー固定が主流となっているが，骨格の小さな症例や粗鬆骨に対するフックの使用は重要な選択肢である．基本的な設置に際しては，ブレードの挿入位置が浅くなって骨内に挿入されないよう注意することが重要である[5]．

a. 各種フックの特徴

1) 横突起フック

上位〜中位胸椎の固定上端で主に使用する（**図4**）．椎弓根径が小さくPSなどの使用が困難な場合，粗鬆骨でPSの引き抜きを防止する場合，長範囲固定例において上位隣接部の障

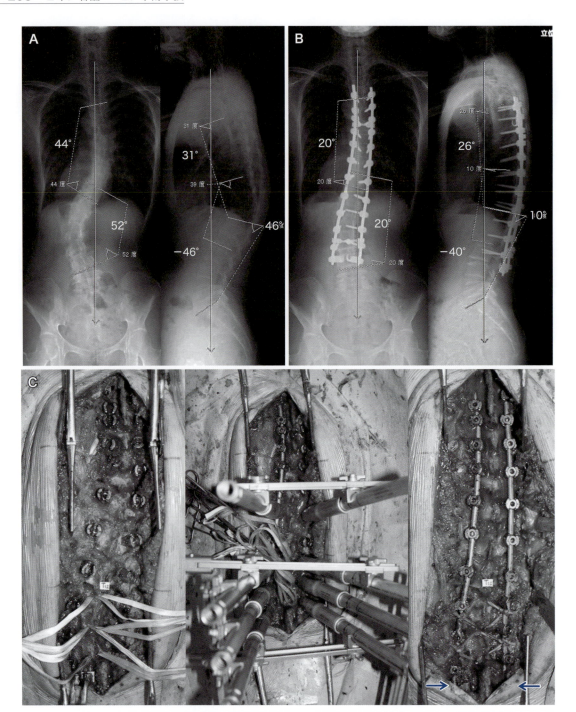

図1　51歳女性．成人期特発性後側弯症に対する後方矯正固定術（T5-L3）
A：術前X線，B：術後2年，C：術中
　L1からL3にはuniaxial screwを使用して，direct vertebral derotationで頂椎部の回旋矯正を行った．下端のPS引き抜き防止のために，L1・L2の椎弓下テープとL3の両側にはオフセット椎弓フック（→）を使用した．

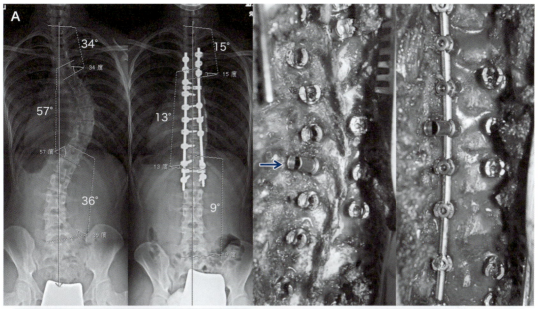
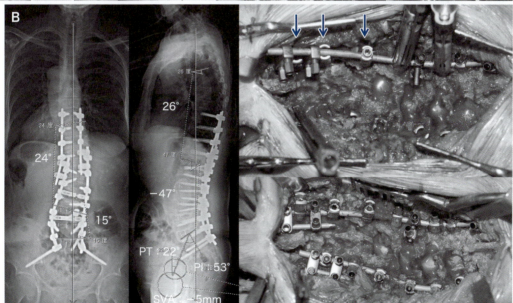

図2 reduction screw の使用例
A：術前後X線像．特発性側弯症の頂椎凹側部に reduction screw（→）を使用して translation をかけ，側弯矯正を行った．
B：術中写真．成人期後側弯症における T12 から L2 の reduction screw（→）を用いた cantilever 法による後弯矯正を行った．

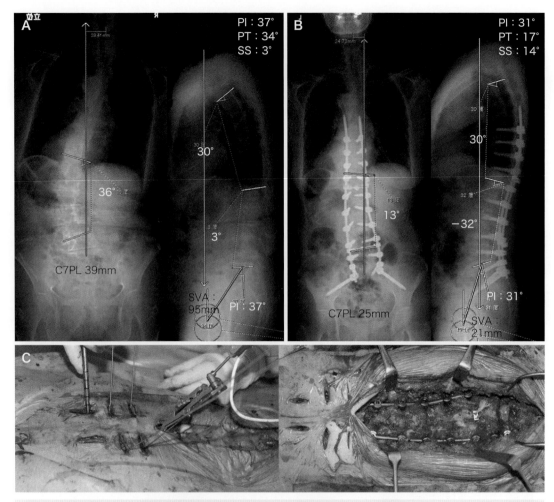

図3 72歳女性．成人期の後側弯症に対する前後合併矯正固定術（T9–腸骨）
A：術前X線，B：術後2年，C：術中
T9からT11レベルまでは，軟部組織の温存を目的として経皮的PSを使用した．

害を防止する場合などで使用する．

2) 椎弓フック（椎弓根フック）

上位〜中位胸椎の固定上端から固定範囲内で使用する（**図5**）．対象となる条件は横突起フックと同様であるが，側弯症など脊柱変形手術では複数のフックを使用する場合もある．基本的にフックは上向きに使用し，胸椎部では椎間関節フックとして使用する．胸椎での下向きフックは，ブレードによる脊髄圧迫が危惧されるため使用することは少ない．しかし，びまん性特発性骨増殖症などにおける椎間癒合部や固定範囲内で使用する場合などは，この限りではない．椎弓根フックは，ブレードが椎弓根を挟み込んで制動されるために椎弓フックに比べ固定性は良いが，長範囲固定でのロッドとの連結は難しくなる．また，フックの脱転を防止するため，1または2椎体で横突起フックと椎弓フックによるclaw constructとすることで，固定上端の安定性が高くなる．

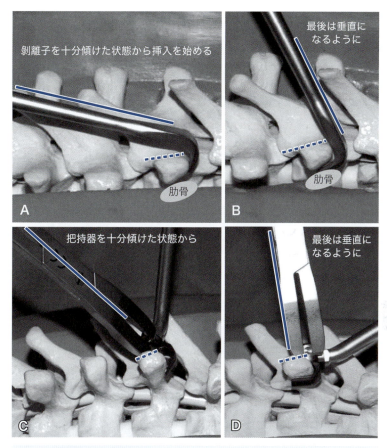

図4　横突起フックの挿入
A・B：剥離子の挿入．骨内に挿入されないよう十分注意する．
C・D：フックの挿入．剥離子と同様に骨内に挿入されないよう注意する．

3）オフセット椎弓フック

中下位腰椎の固定下端で使用する．とくに骨粗鬆症や長範囲固定例で下端のPSの安定性を高め[6]，引き抜けを防止する目的で主に使用する（**図1-C**の➡）．

3 椎弓下ワイヤー・テープ

フックと同様にPSに代わる固定手段として，椎弓根内腔の狭小化のためPS使用困難例や骨粗鬆症例に対する椎弓下ワイヤリング手技の使用は，有用な選択肢である．

フックと同様に胸椎で使用することが多く，粗鬆骨においては，スクリューより良好な固定性が期待できる場合もある．PSの引き抜きを防止するための補強（**図1-C**）としても使用できる．従来チタンケーブルが使用されてきたが，最近では超高分子量ポリエチレン（PE）テープが使用されることが多い（**図6**）．粘弾性に富み力学的にも強靱なPEテープは，粗鬆骨では骨破壊と剛性低下の防止，操作中の脊髄損傷防止などに有利である[7,8]．他のワイヤリング手技として，棘突起wiring（Wisconsin法）[9]やsubpars wiring[10]などがあるが，詳細は他の成書を参照してほしい．

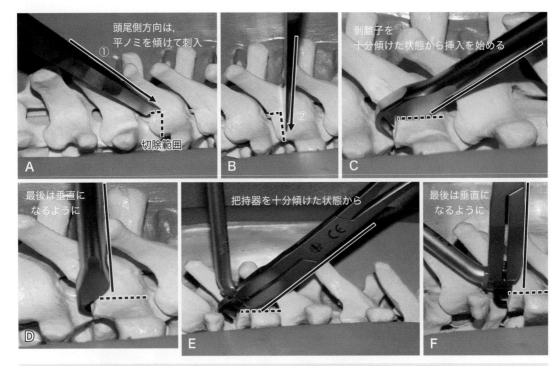

図5 椎弓（椎間関節）フックの挿入
A・B：下関節突起の切除．①頭尾側方向→②横方向の順で骨切除を行う．
C・D：剥離子の挿入．骨内に挿入されないよう十分注意する．
E・F：フックの挿入．剥離子と同様に骨内に挿入されないよう注意する．

MEMO 手技のコツ

①ガイドワイヤーを椎弓下に通過させる際に，頭側椎弓の正中部を一部切除すると脊髄に対して安全に操作できる．
②黄色靱帯は十分外側まで切除して，ワイヤー・テープが骨強度の高い椎弓のより外側部で締結すると translation に有効である（**図7**）．また，固定端で PS の補強にテープを使用する場合は，棘突起列を温存してテーピングを行うことも可能である．

MEMO 近位隣接椎間後弯変化

　近位隣接椎間後弯化（proximal junctional kyphosis：PJK）は脊椎矯正固定術後の合併症の1つで，ASD での発生率は5〜46％と報告されている[11]．固定上端（UIV）へのフックの使用は，生体力学的にも上位隣接椎間への負荷を減らし，臨床例でも上位隣接部後弯化の防止に有用との報告がある[12]．PS による UIV 骨折と隣接椎間板損傷による重度の後弯変形[13]による再手術も防止できる可能性がある[14]．椎弓下テーピングでも，棘突起列を温存してフックと同様に PJK 予防が試みられている[15]．

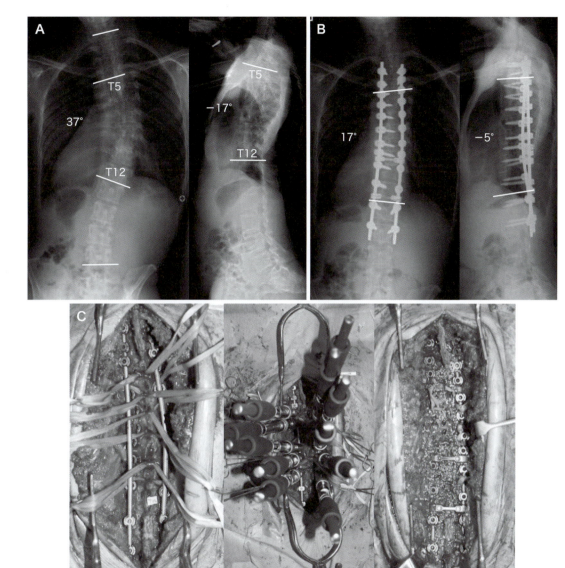

図6 43歳女性．右気管支圧迫による頻回の肺炎を認めた成人期前側弯症に対する後方矯正固定術（T3-L2）
A：術前X線，B：術後2年，C：術中
徹底した後方解離の後に，PSにT6-T9とT11レベルの椎弓下テーピングを併用し胸椎前弯を矯正した．

ロッド選択

1 ロッド径

　　胸腰椎に使用するロッド径は，主に5.5〜6.35 mmのものが使用される．ロッド径が太くなるほど，stiffness（剛性：p307のMEMO参照），fatigue strength（疲労強度：p307のMEMO参照）ともに大きくなり，ロッドによる強力な矯正と耐久性を期待することができる[16]．非常に体格の小さい成人例に対して，近年では4.5〜4.75 mmのコバルトクロム合金（CoCr）

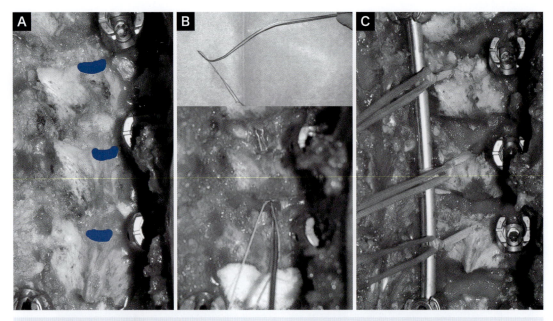

図7 椎弓下テープの挿入
A：ガイドワイヤー挿入前に頭側の椎弓の正中部（青塗り部分）を切除すると，安全な挿入が可能である．テープを力学的に強いより外側部で締結できるよう黄色靱帯も外側まで切除する．
B：椎弓の形状に沿って弯曲させたガイドワイヤーを挿入．
C：テープ締結後．ワイヤーの挿入も基本的には同様に行う．

表1 ロッド材質の特徴（チタン合金を基準として）

	Ti alloy（チタン合金）	CP Ti（純チタン）	CoCr（コバルトクロム）	SS（ステンレススチール）
stiffness（剛性）	基準	低	高+*	高*
fatigue strength（疲労強度）	基準	低	高	同等
yield strength（降伏強度）	基準	低+**	同等～低**	同等

*stiffness：CoCr＞SS，**yield strength：SS＞CoCr＞CP Ti
注）疲労強度と降伏強度は製造過程で変化する．

ロッドの使用も選択肢となる．4.5～4.75 mm の CoCr ロッドは，径 5.5 mm の純チタン（CP Ti）またはチタン合金（Ti alloy）ロッドと同等以上の剛性と疲労強度を持つとされている．

2 ロッド材質

ステンレススチール（SS）製ロッドは剛性と疲労強度が高いインプラントとして，現在でも欧米を中心に使用されているが，MRI 撮影の制限などの理由で，わが国ではほとんど使用されていない．したがって CP Ti，Ti alloy，CoCr ロッドが主な選択肢となる．それぞれの材質には剛性，疲労強度，yield strength（降伏強度；p307 の MEMO 参照）に**表1**のような特徴があり，骨質，変形の大きさや flexibility，前方支柱再建の有無などを考慮して，適切な材質とロッド径を選択する．従来から使用されてきた Ti alloy ロッドに比べ，CoCr ロッドは剛性，疲労強度ともに高く，重度変形に対する強力な矯正とロッド折損を防止するのに有利と

表2 ロッド stiffness(剛性)の影響

stiffness high	stiffness low
矯正力強い	矯正力弱い
ロッド挿入困難	ロッド挿入容易
応力がロッドに集中⇒ロッド折損のリスク↑	前方要素にも応力分散⇒ロッド折損のリスク↓
隣接椎間への負担↑	隣接椎間への負担↓
PSの引き抜きリスク↑	PSの引き抜きリスク↓

表3 矯正手技とロッド材質の特性(チタン合金を基準として)

矯正手技	Ti alloy（チタン合金）	CP Ti（純チタン）	CoCr（コバルトクロム）	SS（ステンレススチール）
translation	基準	不利	有利+	有利
cantilever法	基準	不利	有利+	有利
in-situ bending	基準	有利++	有利+	有利
contourability (spring-back)	基準	高い++（小さい++）	高い+（小さい+）	高い（小さい）

++は+に比べ, より特性が顕著.

言える[17]. **表2**に示すように, 剛性の高いロッドは変形矯正には有利となる一方で, PSとの連結がやや難しく, 連結の際のPSの引き抜きの危険性や隣接椎間への負荷を増加させる. また前方支柱再建がない場合には, 応力が後方ロッドに集中するため(ロッドシールディング), ロッド折損のリスクが高くなる可能性もある[18]. さらに繰り返されるロッドベンディング操作は, ロッド疲労強度を低下させるだけでなく[19-21], 剛性と降伏強度も低下させるため[16], 術中に留意する必要がある.

各矯正操作におけるロッド材質の特性を**表3**に示す. 変形矯正手術の計画において, 変形の程度と矯正操作の優先度によって, ロッドの材質を決定する. translationやcantilever法での強力な変形矯正を優先する場合には, Ti alloyロッドより剛性の高いCoCrロッドが有利であり, in-situ bendingでの変形矯正を優先する場合は, Ti alloyロッドより剛性が高くかつ降伏強度が低い[contourability(p307のMEMO参照)が高い⇒ロッドベンディングで曲げやすい]CoCrあるいはCP Tiロッドが有利となる.

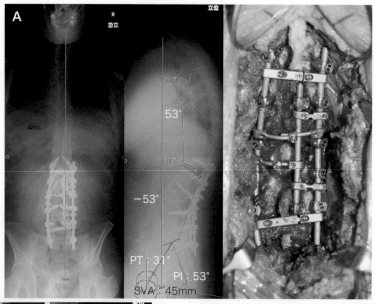
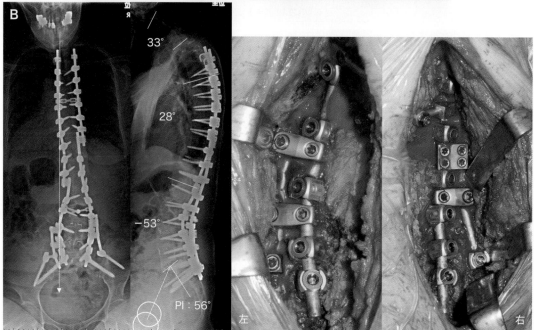

図8 Multiple-rod constructs 使用例
A：36歳男性．強直性脊椎炎による脊柱後弯に対するL3椎体骨切りを併用した後方矯正固定術（T12-仙骨）を施行．術後3年のX線像と術中写真．骨切り部の固定性強化のために正中ロッドを併用した．
B：62歳女性．パーキンソン病に伴う後側弯変形矯正固定術後2年6ヵ月でのL5/S1の癒合不全に対して，4-rod constructでの再固定術を施行．術直後X線像と術中写真．S2-alar-iliac screwとiliac screwを併用した．

MEMO ロッド径・材質の特性に関する各パラメータ

- stiffness（剛性）：ロッドのしなり具合を示し，cantilever 法などで変形矯正を行う際には，剛性の高いロッドが有利となる．
- fatigue strength（疲労強度）：繰り返しの荷重サイクルに対する耐久性を示し，ロッドの折損に対しては，疲労強度の高いロッドが有利となる．
- yield strength（降伏強度）：ロッドの変形（しなりを超えた形状の変化）への耐性を示す．降伏強度が高いロッドは，ロッドを変形させるためにより強い力を必要とし，またベンディングを施したロッドの形状を保持する力も優れている．
- contourability（曲げやすさ）：ロッドベンディングの操作性を示し，ロッドの剛性と降伏強度の関係で決まる．剛性が高く，かつ降伏強度が低い⇒contourability が高くなる．すなわち，少ない力でベンディングが可能で，かつ spring-back が少なくなるため，in-situ bending 操作などに有利である．

MEMO Multiple-rod constructs の適応

術後の癒合不全，ロッド折損が比較的高頻度である ASD 手術では，ドミノコネクターやトランスバースコネクターを使用して，複数のロッドで安定した construct を作成する工夫も行われている．正中にロッドを設置する方法（図 8-A）[22]と，両側に 2 本のロッドを設置する方法（図 8-B）がある[23,24]．とくに癒合不全が高頻度である椎体骨切り部や腰仙部に用いられる．

文　献

1) Anand N, et al：Mid-term to long-term clinical and functional outcomes of minimally invasive correction and fusion for adults with scoliosis. Neurosurg Focus **28**：E6, 2010
2) Wang MY：Improvement of sagittal balance and lumbar lordosis following less invasive adult spinal deformity surgery with expandable cages and percutaneous instrumentation. J Neurosurg Spine **18**：4-12, 2013
3) Cammarata M, et al：Biomechanical risk factors for proximal junctional kyphosis：a detailed numerical analysis of surgical instrumentation variables. Spine（Phila Pa 1976）**39**：E500-E507, 2014
4) Mummaneni PV, et al；International Spine Study Group：Does minimally invasive percutaneous posterior instrumentation reduce risk of proximal junctional kyphosis in adult spinal deformity surgery? A Propensity-Matched Cohort Analysis. Neurosurgery **78**：101-108, 2016
5) 渡邊　慶：フックの掛け方，選び方．脊椎固定術：これが基本テクニック．OS NEXUS **6**：26-35, 2016
6) Hasegawa K, et al：An experimental study of a combination method using a pedicle screw and laminar hook for the osteoporotic spine. Spine（Phila Pa 1976）**22**：958-962, 1997
7) 矢澤　隆ほか：Sublaminar wiring 法におけるチタンケーブルとポリエチレンケーブルの力学的特性の比較．日本脊椎インスト誌 **4**：75-79, 2005
8) 左治木修ほか：Sublaminar Wiring 法におけるポリエチレンケーブルとチタンケーブルの椎弓に与える力学的影響の相違．日臨バイオメカ会誌 **26**：115-119, 2005
9) Drummond DS：Harrington instrumentation with spinous process wiring for idiopathic scoliosis. Orthop Clin North Am **19**：281-289, 1988
10) Asher M：Isola spinal implant system；principles, design, and applications. Spinal Instrumentation **17**：325-351, 1992
11) Lau D, et al；SRS adult Spinal Deformity Committee：Proximal junctional kyphosis and failure

after spinal deformity surgery. Spine（Phila Pa 1976）**39**：2093-2102, 2014

12) Hassanzadeh H, et al：Type of anchor at the proximal fusion level has as significant effect on the incidence of proximal junctional kyphosis and outcome in adults after long posterior spinal fusion. Spinal Deform **1**：299-305, 2013

13) Watanabe K, et al：Proximal junctional vertebral fracture in adults after spinal deformity surgery using pedicle screw constructs：analysis of morphological features. Spine（Phila Pa 1976）**35**：138-145, 2010

14) 大橋正幸ほか：成人脊柱変形に対する仙骨を含む後方矯正固定術における proximal junctional kyphosis の検討．J Spine Res **7**：1475-1480, 2016

15) Nguyen NL, Kong CY, Hart RA：Proximal junctional kyphosis and failure-diagnosis, prevention, and treatment. Curr Rev Musculoskelet Med **9**：299-308, 2016

16) Demura S, et al：Influence of rod contouring on rod strength and stiffness in spine surgery. Orthopedics **38**：e520-e523, 2015

17) Serhan H, et al：Would CoCr rods provide better correctional forces than stainless steel or titanium for rigid scoliosis curves? J Spinal Disord Tech **26**：E70-E74, 2013

18) Smith JS, et al；International Spine Study Group：Prospective multicenter assessment of risk factors for rod fracture following surgery for adult spinal deformity. J Neurosurg Spine **21**：994-1003, 2014

19) Lindsey C, et al：The effects of rod contouring on spinal construct fatigue strength. Spine（Phila Pa 1976）**31**：1680-1687, 2006

20) Slivka MA, Fan YK, Eck JC：The effect of contouring on fatigue strength of spinal rods：is it okay to re-bend and which materials are best? Spine Deform **1**：395-400, 2013

21) Dick JC, Bourgeault CA：Notch sensitivity of titanium alloy, commercially pure titanium, and stainless steel spinal implants. Spine（Phila Pa 1976）**26**：1668-1672, 2001

22) Watanabe K, et al：A central hook-rod construct for osteotomy closure：a technical note. Spine（Phila Pa 1976）**33**：1149-1155, 2008

23) Hyun SJ, et al：Comparison of standard 2-rod constructs to multiple-rod constructs for fixation across 3-column spinal osteotomies. Spine（Phila Pa 1976）**39**：1899-1904, 2014

24) 山崎昭義ほか：Dual rod 法は腰仙椎固定術後の遷延癒合において骨癒合を促進する．J Spine Res **5**：1043-1047, 2014

B. 手術手技
2. インストゥルメンテーション

b 骨盤固定法

> **Point**
> ・骨盤固定は長範囲固定での L5/S 椎間の骨癒合を意図する固定であり，矯正と固定維持の強固な基盤となる．
> ・現在の代表的な骨盤固定法は，①古典的 iliac screw 固定，②SAI (sacral-alar-iliac) screw 固定，③low-profile iliac screw 固定の3つがある．
> ・古典的 iliac screw 固定は安全度の高い固定法であるが，髄内釘に類した固定であり，できる限り径が太くかつ長いスクリューを設置する必要がある．
> ・SAI screw 固定は最も強力な固定法である．力学的には古典的 iliac screw と同じ固定作用に加えて，transarticular screw でもあるためにスクリューにかかる負担がいっそう大きい固定法である．
> ・low-profile iliac screw 固定は古典的 iliac screw と SAI screw の利点を併せ持つ．

　骨盤固定は，腰椎由来のバランス不良を生じる成人脊柱変形や神経筋原性側弯に用いられる．目的としては，①長範囲固定での L5/S 椎間の骨癒合を図ること，②脊椎固定下端として十分な矯正を可能とし，矯正脊椎の固定を維持するための強固な基盤とすることである．
　L5/S レベルは脊椎下端にあって力学的な臨界点である．そのため固定上端が胸腰椎レベルより頭側の場合に高い偽関節率で生じ，ロッド折損やスクリュー脱転などを起こす．したがって，長範囲固定では L5/S の椎体間固定とともに骨盤での強固な固定が必要である．仙骨の椎弓根スクリューは大きい径が可能であるものの，スクリュー長が短く骨質が弱いため固定力が劣る．仙骨内固定としては alar screw 固定，Jackson rod 固定，Dunn-McCarthy rod 固定などがあるが，固定力が中等度に留まり一般に広く使用されている状況にはない．仙骨までの固定よりも腸骨前方までの固定になると，身体の重心軸よりも前方へのアンカーとなり力学的安定性を獲得しやすい（**図1**）．ただし骨盤固定は L5/S の癒合率向上が最大の目的であり，骨盤固定≠仙腸関節固定であることを強調したい．したがって仙腸関節は動きをもつべきで，Halo 現象すなわち腸骨で見られるロッドやスクリュー周囲の loosening は時間とともに現れなくてはならない．仙腸関節に可動性を有する症例で Halo 現象が見られない場合には金属破断が生じるはずである．腸骨までアンカーを延長する方法として Luque-Galveston rod 固定，iliac screw 固定，ilio-sacral screw 固定などがあるが，現在の代表的な固定法として，①古典的 iliac screw 固定，②SAI（sacral-alar-iliac）screw 固定，③low-profile iliac screw 固定の3つについて述べる（**表1**）．

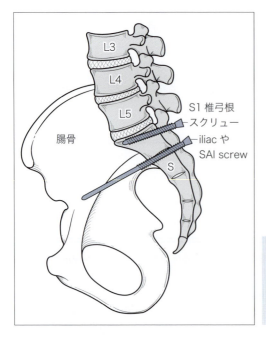

図1　重心線からみた各アンカーの位置関係
　固定端が仙骨の場合，重心線よりも後方に位置し，強大な引き抜き力がかかるため，L5/Sは偽関節や近傍でのinstrument failureが最も多い．

表1　代表的骨盤固定法の特徴

	（古典的）iliac screw 固定	SAI screw 固定	low-profile Iliac screw 固定
スクリュー設置	最も容易	透視使用	容易
ロッド連結	オフセットコネクター必要	直接連結可能	直接連結可能
PPS の適応	難しい	可能	可能

PPS：percutaneus pedicle screw

古典的 iliac screw 固定（図2）

　以前主流であったLuque-Galveston rod固定をモジュール化して，腸骨のアンカーをスクリューにしたものである．古典的iliac screwは下後腸骨棘やや前方から刺入し，スクリューの設置方向は大転子頭側に向かい，指を添わせて腸骨外壁に平行に股関節臼蓋頭側まで設置する（**図3**）．Iliac screwの特徴はフリーハンドでの設置が可能なことで，長時間手術になりがちな長範囲固定では大きな利点である．一方で，スクリューヘッドはほぼ腸骨内にあるため，スクリューとロッドの連結にはオフセットコネクターが必要になる（**図2**）．下後腸骨棘近傍は軟部組織の被覆に乏しく，スクリューヘッドを腸骨内に十分深く入れておかないと臥位での痛みを訴えやすい（**図4**）[1]．そのため，スクリューヘッドが隠れるように腸骨の皮質骨を削るため，iliac screwは皮質骨を貫通しないことになる．したがって髄内釘に類した固定であり，できる限り径が太くかつ長いスクリューを設置する必要がある．

2. インストゥルメンテーション　b. 骨盤固定法　311

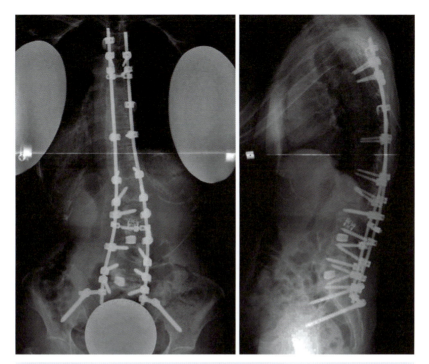

図2　オフセットコネクターが必要となる古典的 iliac screw 固定

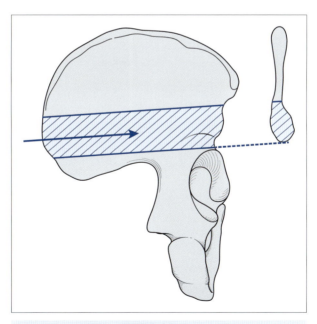

図3　iliac screw の設置方向
　スクリューは大転子頭側を目標とする．腸骨外壁に指を添わせて，外壁に平行に股関節臼蓋頭側までスクリュー先端が届くことが望ましい．

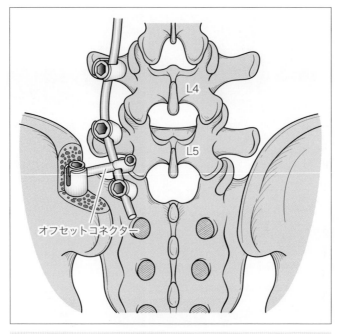

図4 古典的 iliac screw 固定
　古典的 iliac screw のヘッドは痛みの原因になりやすく，腸骨内に十分沈める必要がある．

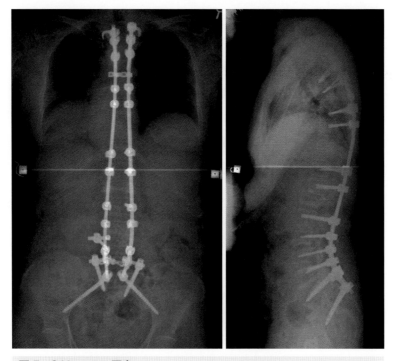

図5 SAI screw 固定
　SAI screw 固定ではスクリューヘッドは内側気味で，S1 椎弓根スクリューはやや外側になりやすい．オフセットを使わないため，S1 レベルは椎弓根スクリューを内側設置にするか，alar screw を用いる．

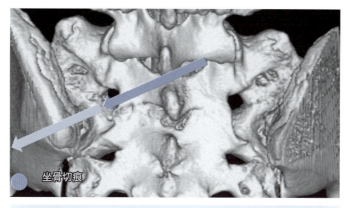

図6 SAI screw 刺入位置
刺入部位は第1後仙骨孔尾側からの設置が良いが，より尾側でも可能なことも多い．

SAI（sacral-alar-iliac）screw 固定（図5）

初期にはS2付近を刺入部位とするためS2-alar-iliac screw 固定と言われていた[2]．SAI screw は長いスクリューと仙腸関節を経由することで計3回皮質骨を貫くため，きわめて強固な固定となる．またスクリューヘッドがやや内側になるものの直接連結が可能であり，オフセットを省略できる利点がある．さらに経皮的椎弓根スクリューと同様に経皮的な設置も可能であり，minimally invasive surgery（MIS）と親和性が高い．一方で仙腸関節症や疼痛への懸念は残っている．

開発者らの報告[3,4]によると刺入位置は第1後仙骨孔の1 mm 下方，1 mm 外側であるが，仙骨内で神経組織の損傷が起こる可能性はほぼないので，許容範囲は広い（図6）．スクリューは大腿骨の大転子の方向を目安として，尾側へ20〜30°，外側へ40°の方向へ向け，仙骨 alar 部を経由して仙腸関節を貫き，腸骨に到達する．硬い仙腸関節部を斜めに貫通させる際に前方の骨盤腔へ抜けると骨盤腔内臓器損傷もありうるので，腸骨内に入ってからは腸骨の軸射である tear-drop view によってスクリュー先端が腸骨内にあることを確かめた方が良い（図7）．タップ後に設置するスクリュー径は7〜9 mm 程度，長さは70〜100 mm（平均84 mm）とされる．Baltimore のチームの初期のスクリュー破損例は7 mm 径であり，8 mm 以上のスクリュー径が望ましい．SAI screw 設置はほぼ不可能な症例もあり，日本人の骨盤形態が欧米などと異なる可能性がある．

low-profile iliac screw 固定（図8）

最近広く行われるようになった固定法である．刺入部は SAI screw 設置部の外側で腸骨の脊椎側の皮質骨であり，仙腸関節より背側で腸骨に入るので，上の2つに比べて最も背側に向かうスクリューとなる．古典的 iliac screw と SAI screw の利点を併せもつ．すなわち透視不要でありながら，直接連結が可能となる．一方，固定力は古典的 iliac screw と同等であり，強力な固定保持力が望まれる高度変形や腫瘍・高度外傷では SAI screw 固定が望ましい．

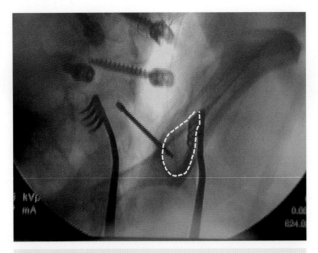

図7　tear-drop view
　術中透視にて，tear-drop view で設置先端が腸骨内すなわち tear-drop 内に入っていれば安全である．

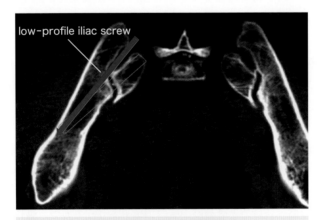

図8　low-profile iliac screw の設置方向
　Low-profile iliac screw の設置は仙骨に面した腸骨側からである．

文　献

1) Tsuchiya K, et al：Minimum 5-year analysis of L5-S1 fusion using sacropelvic fixation（bilateral S1 and iliac screws）for spinal deformity. Spine（Phila Pa 1976）**31**：303-308, 2006
2) Sponseller P：The S2 portal to the ilium. Semin Spine Surg **2**：83-87, 2007
3) Matteini LE, et al：An S-2 alar iliac pelvic fixation. Neurosurg Focus **28**：E13, 2010
4) Sponseller PD, et al：Low profile pelvic fixation with the sacral alar iliac technique in the pediatric population improves results at two-year minimum follow-up. Spine（Phila Pa 1976）**20**：1887-1892, 2010

B. 手術手技
2. インストゥルメンテーション

C 前方法

Point

- 前方法の利点は，椎間板や靱帯の徹底的な前方解離と前方インストゥルメンテーションによる強力な矯正力である．
- 後方法よりも固定範囲を短くすることが可能であり，可動椎間を残せることが前方矯正固定術の優位な点である．
- 最も良い適応は，上位腰椎での後側弯があり，下位腰椎は過前弯で矢状面アライメントが代償されたものである．

脊柱変形矯正手術における前方矯正固定術の利点は，椎間板ないし前後縦靱帯の徹底的解離と前方インストゥルメンテーションによる強力な矯正力により，三次元的な変形矯正が行えることである．成人脊柱変形においてもこの利点を生かして適応となる症例があるが，少なからず加齢性の変化が生じている脊柱であり，変形の可撓性の低下や骨粗鬆症による椎体アンカー強度の低下など，変形矯正手術にとっては不利な条件が存在する．よって思春期特発性側弯症などの若年者に対する前方矯正固定術とは，異なる手技も必要になる．本項では胸腰椎・腰椎カーブに対する前方矯正固定の基本的手技の概要と，成人脊柱変形に特有の手技について解説する．

適応

前方矯正固定術では安全にアプローチ可能な脊椎高位が制限されるので，成人脊柱変形への適応を考える場合は，変形の存在する部位により適応が限られる．つまり，椎体スクリューの挿入が腸骨稜で制限されずに可能なのは通常は L4 高位までなので，L4/5 以下の下位腰椎に硬い変形がある場合は適応とならない．最も良い適応は，上位腰椎での後側弯があり，下位腰椎は過前弯で矢状面アライメントが代償されたものである（**図1**，**図2**）．また，特発性側弯症の Lenke 分類 type 3 や 6 のダブルメジャーカーブの遺残に対しては，胸腰椎・腰椎カーブに前方矯正固定術を行い，胸椎カーブに後方固定を行う前後合併手術が有効である．

骨粗鬆症が高度な場合は強力な矯正力にアンカーが耐えられずに，スクリューの引き抜き（pull-out）や著しい弛み（チーズカットなど）が生じるので適応とならない．下位腰椎～仙

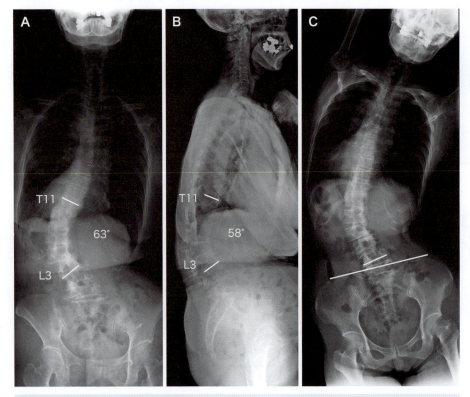

図1 67歳女性．変性後側弯症．術前X線写真
A・B：T11-L3に63°の側弯と，T11-L3に58°の後弯を認めるが，矢状面バランスは下位腰椎の過前弯により代償されている．BMD 0.935 g/cm² (YAM 92%) と骨粗鬆症はない．
C：右bendingでL4 tiltは7°に改善し，下位腰椎の変形は可撓性がある．

椎部での神経障害があるものや，椎間関節の高度変性・癒合により後方解離が必要な場合は，後方除圧・解離を先に行う前後合併手術が必要となるので，CTなどの画像検査で確認する．

手術手技

　胸膜外後腹膜アプローチによる胸腰椎・腰椎カーブ前方矯正固定術の概要[1]と，成人脊柱変形における変性した脊椎でのポイントを記載する．

1 体位，皮膚切開，肋骨の切除

　カーブ凸側を上にした側臥位で，しっかりと骨盤と胸部を固定する．腓骨神経麻痺を防ぐために腓骨頭部の除圧を確認する．固定上端の1椎体頭側の肋骨を切除しアプローチするので，当該肋骨上の皮膚切開を行い，肋骨を骨膜下に剝離し切除する．切除部位は，固定上位椎体にスクリューを刺入できるレベルとする（図3）．

2 胸膜外アプローチ

　固定上端がT10以下では胸膜外後腹膜アプローチの良い適応である．固定上端がT9以上の場合は開胸を選択する．胸膜外後腹膜アプローチでは壁側胸膜と胸壁の間を剝離し，また

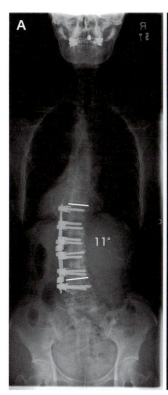
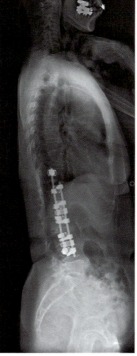

図2　術後X線写真
A：T11-L4前方矯正固定術により，L4/5/S1の2椎間の可動性を温存したまま，良好な腰椎アライメントが獲得できた．
B：矢状面のグローバルアライメントも改善している．

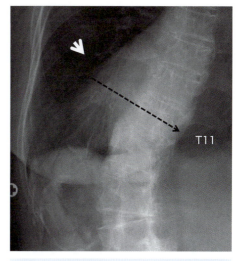

図3　T11が固定上端の場合のT10肋骨の切除部位（⇨）
T11に椎体スクリューを挿入する際のドライバーの軌道（点線）を予想し，肋骨切除部位を決める．

後腹膜腔から横隔膜下面も剝離し，横隔膜を切離する．高齢者の場合は若年者と比べ胸膜が薄く脆弱なので，胸膜損傷を起こさないよう細心の注意が必要である．胸膜損傷を生じた場合，フィブリン糊とポリグリコール酸シートで修復する．胸膜外アプローチで胸膜損傷が広範囲に及ぶ場合と開胸アプローチではチェストチューブを留置する．

3 分節動静脈の処理

椎体側方の骨棘や椎体の変形で，ときに分節動静脈の同定が難しい場合があるが，神経ベラなどで同定し，椎体中央で確実に焼灼または結紮して切断するべきである．

4 椎間解離

骨棘など変性が少ない場合は，メスで容易に椎間板線維輪を切除できるが，変性の進行した脊椎では骨棘や椎間腔狭小化で椎間腔の同定が難しい場合もある．この場合は，骨棘を切除しカテラン針や平らな神経ベラなどで慎重に椎間腔を同定し，骨性終板や椎体を損傷しないよう注意する．固定椎間の椎間板の切除を，椎体終板も含めて徹底的に行う．高度変形においては，硬膜管に注意し後方線維輪も切除する．反対側（カーブの凹側）の骨棘が連続している場合は，先端が鈍なヘラなどで切離する．矯正位保持の観点から，椎体終板骨折を起こさないように細心の注意を払うべきである．

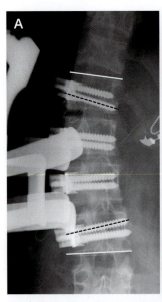
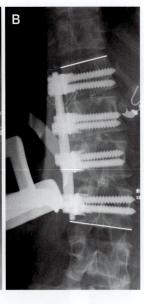

**図4　固定範囲で過矯正するための
スクリュー刺入方向**

A：椎体スクリュー挿入後の術中X線写真．スクリューの刺入方向（点線）は，固定上端のT12では椎体終板よりも頭側から尾側に向かい，固定下端のL3では椎体終板よりも尾側から頭側に向かっている．
B：ロッド装着後の術中写真．ロッドとスクリューは直角に固定されるので固定範囲を過矯正にできる．T12-L3の固定範囲で20°の過矯正となった．

多くの例では椎間関節の著しい変性や癒合があるため，前方手術に先立ち後方アプローチによる椎間関節切除を固定範囲に加える必要がある．

5 プレート・スクリューの設置

椎体スクリューは強力な変形矯正のアンカーとするべく，スクリュー先端は反対側骨皮質を貫通させbicortical purchaseとする．椎体スクリューの冠状面での刺入方向は基本的に椎体終板に平行だが，固定上端椎ではより頭側から尾側に向かい，固定下端椎ではより尾側から頭側に向かう方向に刺入することで，固定範囲での過矯正が可能となる．これはスクリューとロッドを締結するとその連結角は90°になることによる．固定範囲の過矯正が全体原則となる"Hall conceptに基づいたshort fusion"では必須のテクニックである（**図4**）．

胸腰椎・腰椎カーブではL4椎体は進入側が尾側に傾いており，スクリュー挿入には腸骨稜が干渉し困難である．この場合は，L3/4椎間は解離せずにまずL3より頭側のスクリューを挿入して，あらかじめL3より頭側のカーブを矯正し仮固定する．これにより，温存されたL3/4椎間のligamentotaxisによりL4椎体の傾きが矯正され，腸骨稜が干渉せずにスクリューの挿入が可能になる（**図5**）．

6 ロッド設置，変形矯正

4.5 mmのチタン製ロッドを用いる．これは5.0 mm径以上のロッドでは柔軟性が低く矯正に伴うスクリュー引き抜けが起こる可能性が高くなることによる．まず後方スクリューにロッドを設置するが，ロッドはベンディングせずにストレートのまま用い，固定上端椎（または固定下端椎）から1椎ずつスクリューヘッドに押し込み，set screwでロッドとスクリューを仮締結していく．このcantilever手技による矯正効果と，さらにスクリュー間にcompressorで強力に圧縮力をかけながらset screwを締結することで，最大限の矯正効果を得ることができる．椎体後方に圧縮力を加えるので，これにより前弯も形成される．前方ロッドはin-situで固定する．良好な矯正を得るためにはrod-rotationよりcantilever手技が適している．

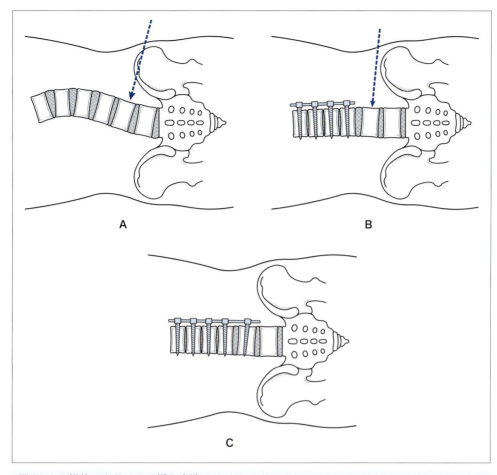

図5 L4椎体スクリューの挿入方法
A：胸腰椎・腰椎カーブの手術体位ではL4は尾側に傾いているので，腸骨稜が干渉し，スクリュー挿入が困難な場合が多い．
B：L3/4椎間は解離せずに，temporary single rodでL3より頭側のカーブを矯正し仮固定する．温存されたL3/4椎間のligamentotaxisによりL4椎体の傾きが矯正され，腸骨稜が干渉せずにスクリューの挿入が可能になる．
C：その後，L3までのtemporary single rodをL4までの矯正用ロッドに入れ替え，最終的な矯正固定を行う．

　過矯正と椎間高の保持のために，症例に応じて椎体間スペーサーを使用することもできる．椎間腔を十分に掻爬してカーブの凹側に三日月状のスペーサーを置いた後に，上記の矯正操作を行う．
　若年者の特発性側弯症と異なり，骨量低下を認める成人脊柱変形では過大な圧縮力により椎体骨折が生じ得るので，細心の注意が必要である．

おわりに

　現在用いられる4.5 mm径のチタン製ロッドは，強力な変形矯正および矯正保持が可能な強靱さと，変形した脊柱に設置可能な柔軟性を併せ持つ．また，柔軟性のあるロッドでも2

本用いることで，矯正損失，偽関節，後弯化を解決できる．この特徴を生かして，後方法よりも固定範囲を短くすることが可能であり，可動椎間を残せることが前方矯正固定術の優位な点である[2,3]．

文 献

1) Kaneda K, et al：New anterior instrumentation for the management of thoracolumbar and lumbar scoliosis. Application of the Kaneda two-rod system. Spine（Phila Pa 1976）**15**：1250-1261, 1996
2) 種市　洋ほか：特発性側弯症の矯正手術―前方 instrumentation による矯正固定．脊椎脊髄 **21**：37-42, 2008
3) 稲見　聡ほか：腰椎カーブに対する前方固定術の優位性．関節外科 **35**：72-75, 2016

B. 手術手技
2. インストゥルメンテーション

d MIS（minimally invasive surgery）

Point

・成人脊柱変形に対する除圧術は，バランス異常を伴わず下肢痛を主訴とする場合には有用な選択肢である．
・Lateral interbody fusion（LIF）を用いた minimally invasive surgery（MIS，最小侵襲矯正固定術）は従来法よりも出血量が少なく高齢者に有用であるが，特有の合併症に注意が必要である．
・経皮的椎弓根スクリューを使用した MIS は現状では矢状面バランスの獲得に限界があるが，症例によっては良い適応となる可能性がある．

　成人脊柱変形は若年者の側弯症と比較して，加齢性変化による椎間関節や椎間板の変形を伴うため，そのカーブは固く，腰椎前弯の減少により矢状面バランス異常を伴うことが多い．また，神経根の圧迫による神経症状を呈するため神経組織の除圧操作が必要となる場合が多く，従来の手術法では手術時間や出血量が大きくなり，患者にとって大きな侵襲とならざるを得なかった．さらに高齢者では糖尿病，悪性疾患や心疾患の既往など術前併存症を伴うことが多いため，MIS による患者の手術負担の軽減が望まれる．

除圧術

　最も低侵襲といえる手術であり，患者の主訴が腰痛や体幹バランス異常よりもむしろ，神経組織の圧迫によるしびれや神経痛が主体の場合に良い適応となる．
　Transfeldt ら[1]は下肢痛を伴った成人脊柱変形85例に対して除圧術単独，局所の除圧＋後方固定術，後方矯正固定術を施行した3群の手術成績を評価した．手術による合併症発生率は後方矯正固定術56％，除圧＋後方固定術40％，除圧術単独10％と差を認めたものの，満足度評価は矯正固定術が最も高く，除圧術単独では低かったと報告している．Kelleher ら[2]は28例の片側侵入両側除圧術を行った28例を後ろ向きに調査し，側弯変形および側方すべりを伴った場合には有意に再手術例が高かったことを報告し，変形が大きい場合には除圧術は良い適応ではないと結論づけている．一方でHosogane[3]らは腰部脊柱管狭窄症に対する後方除圧術を行った852例を調査し，術後に側弯変形の進行が見られたものでも経過観察時の手術成績は側弯非進行群と遜色がなかったことから，脊柱管狭窄が主体の場合には必ずしもすべて固定する必要はないとしている．Matsumura ら[4]は内視鏡下に片側侵入両側除圧を

行った25例について調査し，JOAスコアを用いた改善率は58.7％と，側弯のない25例の62.0％と比べても遜色がなく，後方組織を温存することで術後の変形の進行が最小限であったことを報告している．

lateral interbody fusion（LIF）

2001年，Pimentaにより提唱されたLIFは，2006年Ozgurら[5]によりextreme lateral interbody fusion（XLIF）として報告された．XLIFに代表されるLIFは，前後方の靱帯および筋肉組織を温存しながら，腸腰筋間を縦に割くことで椎間に大きなケージの挿入が可能な術式である．Ligamentotaxisを用いた冠状面および矢状面の矯正が可能であり，従来の前方固定術および後方椎体間矯正固定術に替わる選択肢としてわが国でも広く施行されるようになってきている．一方，oblique lateral interbody fusion（OLIF）は腸腰筋を割かずに後方へ避けることで，小切開で前方固定術が可能な術式[6,7]である（図1）．XLIFに対するOLIFの利点[8,9]としては，①腸腰筋を後方へ除けてアプローチすることで腰部神経叢損傷が回避可能であること，②直視下の操作のため尿管などが直接確認可能であること，③術中脊髄モニタリングが必須ではないことである．Davisら[10]は20屍体を用いた解剖学的研究を行い，腸腰筋を割くことなくL2-S1までの椎間板へのアプローチが可能であることを提唱し，L2/3椎間では平均25.50 mm，L3/4椎間では平均27.05 mm，L4/5椎間では平均24.45 mmのスペースを露出することが可能であり，L5/S1椎間では総腸骨動静脈を外側へ除けることで平均14.75 mmを獲得することができると報告している．

金村ら[11]は成人脊柱変形に対するXLIFを用いた2期的前後方手術を施行してその成績を報告し，良好なバランスの獲得と入院期間の短縮が従来の1/3の出血量で可能であったことを報告している．Phillipsら[12]は多施設前向き研究にてXLIFを併用した成人脊柱変形手術

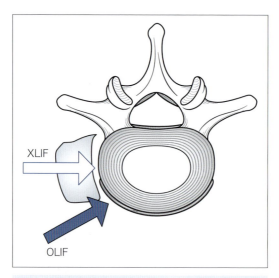

図1　LIFのアプローチ
腰椎横断像．腸腰筋を割けて侵入するXLIF（⇨），腸腰筋前方より侵入するOLIF（➡）．

107例を調査し，従来法よりも少ない合併症率で矯正が得られたことを報告しているが，腰椎前弯角の矯正は術前27.7°から33.6°，側弯は20.9°が15.2°であり，とくに矢状面の矯正が不十分である可能性が高い．他の報告でもLIFを用いた矯正固定術では冠状面の矯正はおおむね良好であるものの，矢状面の矯正は十分ではないことが問題とされている[13,14]．後方からの徹底的な解離と骨切りを行った上で，後方インストゥルメンテーションを用いた矯正[15]が必須であり，LIFのみでの良好な矢状面バランスの獲得は困難である．最近は前縦靱帯を切離しさらに角度の大きなLIFケージを挿入するanterior column realignment（ACR）が開発されており[16-20]，より良い矢状面バランスの獲得が可能になると考える．Turnerら[21]は，後方骨切りを行ったACR椎間の椎間角は18.7°と，後方骨切りを行わなかったACR椎間（12.8°），ACRでないLIF椎間（5.7°）と比較してより良い前弯角の獲得が可能であったことを報告している．

手術手技

1 oblique lateral interbody fusion（OLIF）

a．術前ポジショニング

右側臥位でジャックナイフ位とする．ジャックナイフ位は大腿骨転子部を触知し，ベッドの折れる部分がやや頭側にくる位置とする．皮膚のびらんをきたさないように，テガダーム®などのフィルムにて保護の後に，布テープでベッドに固定する（**図2**）．X線透視にて固定予定の椎間を皮膚にマーキングする．

b．移植骨の採骨

OLIFの場合には術者が患者前方に立ち，助手が採骨を背側から行うことで時間短縮が図れる．左上後腸骨棘を触知し，縦2 cmほどの切開を加え，電気メスを用いて腸骨まで達し，骨膜を剥離して腸骨を露出する．ノミにより1 cmほどの開窓を行い，iliac screwと同じ手順で左大腿骨転子部を触知し，その方向に鋭匙を挿入して海綿骨を採取する．筆者は，以前は前方より腸骨を採取していたが，後方法の方がより多くの良好な海綿骨を得ることができるため，現在はこの方法を用いている．

c．アプローチ

左側腹部にマーキングした椎間の前縁より3～4 cm前方で，縦方向に皮膚切開を加える．皮膚切開と同じ方向に皮下組織を切開すると，外腹斜筋，内腹斜筋，腹横筋が順番に露出する．ケリー鉗子を用いて筋線維の走行に沿って筋間を開き，筋鉤を用いて鈍的に一層ずつ展開していく．腹横筋を切開すると後腹膜の脂肪と腹膜が現れる．脂肪組織の前方にある腹膜を確認したら，ツッペル鉗子または徒手的に前方へ圧排することで脊椎側方に到達することが可能であり，腸腰筋が露出する．腸腰筋前縁を確認して，ツッペル鉗子などで剥離して可動性を持たせたら，特大筋鉤もしくは腸ベラを用いて愛護的に後側へ移動させ，椎体側面を露出する．X線透視にてプローブの先端が椎間板の中央に設置されていることを確認し，順次ダイアレーターを用いて挿入し，レトラクターブレードを設置する．光源を設置することで良好な視野を獲得し，フレキシブルアームに接続したレトラクターベースとしっかり固定し，頭尾側方向に広げることで十分なワーキングスペースを作成する．

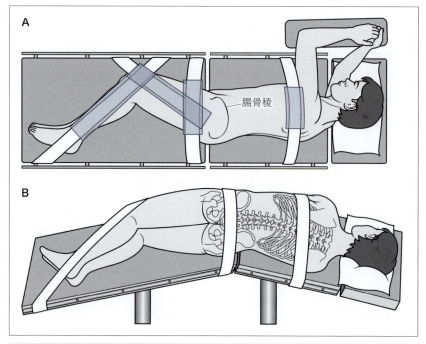

図2 患者のポジショニング
A：上方より，腋下部，大転子部，大腿および下腿長軸方向にマスキングテープにて皮膚を保護した後に布テープにてベッドに固定を行う．
B：後面より，大腿骨転子部やや上方にてベッドが折れるようにポジショニングを行う．

d．椎間板郭清，ケージ挿入（図3）

椎間板へメスを入れる．前後18 mmのケージを設置するためにそれより大きい切開を行い，パンチおよびリングキュレットを用いて椎間板を切除する．アプローチの方向のままで椎間板切除を継続すると反対側の椎間孔部に達してしまい，神経損傷をきたす可能性があるため，椎間板に1 cmほど挿入したら椎体の垂直方向に郭清を行う．ある程度椎間板を郭清したらストレートコブを挿入し，対側の椎体間を切り離すためにX線透視により正面像を確認しながら対側の椎体外側皮質を越えるところまでハンマーで慎重に進める．この際に椎間に可動性が得られているかどうかを確認する．小コブのみでは可動性が得られていないことがあるので，大コブでも可動性があることを確認する．術前のCTで予想されるサイズのトライアルを挿入し，しっかりとした固定性が得られていることを確認する．徒手的に動かしてトライアルの不安定性がないことを確認する．腸骨からの移植骨を充填したケージを挿入する．イメージの正面像で，ケージ中央のマーカーが棘突起中央部まで来ているか，設置位置が正しいかどうかを確認する．通常，術後の出血は少ないが，出血量と，尿管損傷がないかを術後に確認できるため，腸腰筋表面にドレーンを挿入し，閉創する．

2 extreme lateral interbody fusion（XLIF）
a．術前ポジショニング

基本的にはOLIFに準じる．腸腰筋を割くXLIFでは過度なジャックナイフ位による屈曲は

2. インストゥルメンテーション　d. MIS（minimally invasive surgery）

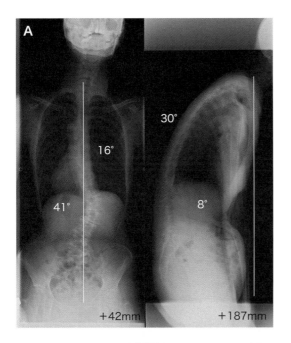

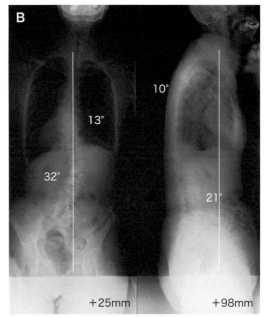

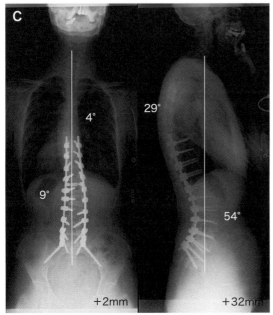

図3　67歳女性症例
A：術前単純X線（左：正面像，右：側面像）．腰痛，矢状面バランス不良による立位および歩行障害のために手術を施行することとなった．T12-L4に41°の側弯と，前方への体幹シフトを認めた．
B：LIF術後単純X線（脊椎立位全長，左：正面像，右：側面像）．L3-4，L4-5にLIFを施行し側弯は32°に矯正された．
C：後方法術後単純X線（脊椎立位全長，左：正面像，右：側面像）．LIF術後7日目に従来のアプローチによる後方矯正固定術（T9-腸骨）を行った．冠状面・矢状面ともに良好に整復された．

大腿神経に負荷をかけることがあり，適度な屈曲位とする．また，OLIFよりもX線透視に頼るところが多く，必ず正確な正面・側面像が必要である．回旋を伴った脊柱変形患者ではときに困難な場合が多いため，まずターゲットとなる椎体に対して正確な正面像を得た後にX線透視を90°回旋することで，正確な側面像を得ることが可能である．

b. アプローチ

皮膚ペンで，ターゲットとする椎間の上縁・下縁に線を引き，椎体の前縁・中央・後縁も記載する．成人脊柱変形治療では多くの場合，単椎体間固定とはならず，2椎間もしくは3椎間へのアプローチが必要となるために，筆者は椎体中央を繋ぐ連続した縦の皮膚切開を行

うこととしている．

c．椎間板郭清，ケージ挿入

縦方向に切離した皮膚切開よりOLIFに準じて直視下で筋肉を分けて腸腰筋の側面に達する．X線透視にて椎間板レベルを確認し，ダイアレーターを設置する．電気刺激にて周囲に神経組織がないことを確認する．刺激による神経の確認は全周性に行う必要があるが，とくに後方に大腿神経が存在することが多いため，後方では慎重に刺激を与えて確認を行う．シムを使用してレトラクターを固定し，ダイアレーターを抜去した際にX線透視を行い，前後・側面像にて至適な位置に存在することを確認する．あまりに前方設置となると前縦靱帯損傷の懸念があるため注意が必要であるが，設置はより前方の方が腰椎前弯角は獲得しやすいため，できる限り前方へ設置することを心がける．椎間板の郭清，ケージの挿入は，垂直方向に入る点以外はOLIFに準じる．

経皮的椎弓根スクリュー（PPS）

2005年よりわが国で使用が開始された経皮的椎弓根スクリューは，主に外傷や変性疾患の治療に用いられてきた．十分な矯正と骨移植が困難なことから施行施設は限定的であったが，LIFの併用などで椎体間の解離と十分な骨移植が可能となったため，近年では成人脊柱変形に対する使用例が報告されてきている[22,23]．本法の利点として，①側方への展開を抑えることで後方筋群を温存できること，②出血量を抑えられること，③感染率の低下が挙げられる．経皮的椎弓根スクリューが低侵襲であることは多くの研究ですでに報告されている．O'Toole[24]は1,338例の最小侵襲脊椎手術のsurgical site infection（SSI）について調査し，経皮的椎弓根スクリューを使用したものではSSIの発生率は0.74％と従来の固定術のSSI発生率2〜6％に比べて明らかに低かったことを報告している．SSIの発生を低下させる原因について，限られた展開であること[22]やアプローチによる軟部組織への侵襲が少ないこと[25]が理由として挙げられている．Proximal junctional kyphosis（PJK）の発生の原因として，手術による矢状面バランスの急激な変化[26]や骨質不良[27]，骨盤までの固定[28]などが報告されているが，経皮的椎弓根スクリューによりPJKの発生が低下する可能性が報告されている．2016年にMummaneniら[23]は経皮的椎弓根スクリューを用いた後方法を施行した成人脊柱変形104例を調査し，radiographic PJKの発生率は31.1％と，従来法による後方アプローチを施行した群の52.9％に比べて低かったことを報告している．固定椎間数を用いて調整すると有意差がなくなっているため，経皮的椎弓根スクリューとPJKに必ずしも強い関連があるとは言えないものの，後方筋群の温存がPJKの発生率の低下に寄与している可能性を示唆している．

Wangら[29]は成人脊柱変形に対してLIFと経皮的椎弓根スクリューを用いた前後方矯正固定術を施行した23例の後ろ向き研究を行った．手術はすべて一期的にLIFを行った後に後方矯正固定術を行い，LIFを用いない椎間には椎間関節および横突起に自家骨および骨形成蛋白質（BMP-2）を用いた後側方固定を行ったと報告している．この研究では，術中出血量や手術合併症は従来法よりも少なく，冠状面も20°近い良好な矯正が得られたのに対し，腰椎前弯は平均8.0°しか矯正が得られていない．Anandら[30]はLIFと経皮的椎弓根スクリューを

用いた矯正固定術を施行した28例の後ろ向き研究を行い，少ない合併症率とすべての例が術後1年で骨癒合を得たことを報告している．この報告では術前平均22°のCobb角が術後平均7°に矯正され，患者満足度も良好であったことが報告されているが，矢状面パラメータについては一切記載がないため，矢状面バランスの矯正が可能であったかどうかは不明である．

近年の矢状面バランスの研究[31-34]から，良好な術後矢状面アライメントの獲得のためには個別のpelvic incidence（PI）に合わせた腰椎前弯を獲得する必要がある．現在，前述のようにLIFのみを用いた矯正や経皮的椎弓根スクリューを用いた後方法では，後方骨切りやcantilever法などで矯正を加えることは制限があり，得られる腰椎前弯には限界がある．成人脊柱変形すべての症例にMISを行うことは，術後の矢状面バランスを考えるといまだに困難であると言わざるを得ない．2016年，Taneichi[35]は冠状面および矢状面バランスとカーブの柔軟性から成人脊柱変形を5つに分類している．なかでも骨切りを必要とするtype 3やtype 4では，360°MISは適応とはならないと考えられるが，type 2（poor-balanced scoliosis with flexible kyphosis）のPIが小さい症例に関しては，LIFと経皮的椎弓根スクリューシステムを用いた360°MISでも十分な矢状面アライメントが獲得できる可能性がある．

1 手術手技（Wangら[29]，Anandら[30,36]の手技を改変）

①患者をX線透視可能なベッドにて腹臥位にする．S2-alar-iliac（S2AI）screwを挿入する場合にはカーボンベッドが望ましい．神経除圧が必要な場合には，除圧が必要な椎間をX線透視にて確認し，L5-S1椎間はPLIFが必要となるので，S2AI screwの挿入位置が十分展開ができるように正中切開を加える．S2AI screwはX線透視下に前屈30〜40°，左右屈30〜40°の刺入角をつけることで涙痕を確認して挿入する．

②X線透視下にスクリューを挿入していく．前方にLIFにて椎体間固定を行った椎間は後方の骨移植は行わないため，経皮的椎弓根スクリューを挿入する．横突起基部より約1.5 cm外側に2 cmの皮膚切開を加え，筋膜を切開した後にJプローブもしくはパックニードルを使用して横突起から椎間関節外側壁が立ち上がる部分に設置し，X線透視正面像で確認した上で慎重に骨孔を作成する．回旋がある場合には各椎体に合わせてX線透視を合わせる必要がある．椎体まで挿入できたらガイドワイヤーを挿入し，術前CTで計測した径のタップを行った後にスクリューを挿入する．胸椎部ではLIFは行えないので後側方固定が必要となるため，正中切開を加えて従来法による椎弓根スクリューを挿入する．

③予定されたすべての椎弓根に椎弓根スクリューを挿入したら，矢状面の至適なロッドの弯曲を想定してロッドのベンディング操作を行う．作成したロッドをX線透視下に挿入し，腰椎前弯が獲得できる方向にrotationしスクリューヘッドに設置する．Set screwは尾側より頭側に向けて順番に設置する．すでに大きなケージにより十分圧着しているはずなので，過度な力が入らないようにする．高齢者では弛みを生じる可能性があるため，時間をかけて慎重にロッドとスクリューを締結する．

④最後にX線透視にてスクリューの弛みが生じていないこと，ケージと両側のスクリューの位置を確認する．筋膜・皮下を吸収糸で縫合し，皮膚は縫合テープで固定を行う．正中切開を行った場所には硬膜外にドレーンを設置する．

表1 LIF術後神経障害の合併症発生率

著者名, 発表年	知覚障害	運動障害
Anandら[30], 2010	61%	7%
Isaacsら[37], 2010	1%	7%
Tormentiら[14], 2010	75%	25%
Wangら[29], 2010	60%	30%
Pimentaら[38], 2011	8%	3%

[Castro C, et al：Clin Orthop Relat Res 472：1776-1783, 2014を改変して引用]

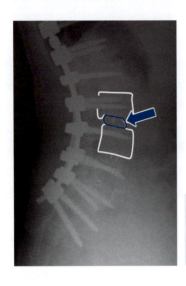

図4 ケージの沈み込み
LIFケージ挿入によるL3椎体終板下縁の終板骨折による沈み込みを認める（➡）．

2 合併症

a. 神経障害

主にLIF侵入側の大腿部の異常知覚や筋力低下をきたす[16,37]．発生率は報告に差があるものの，その頻度は決してまれではない（表1）．Pimentaら[38]は，XLIF術後13.8%で大腿筋力低下，8.3%で大腿部の知覚障害を認めたが，すべて2週間以内に回復しており，臨床的に問題となる症例は少ないと報告している．一方，Tormentiら[14]によると成人脊柱変形に対してXLIFを用いた前後方矯正固定術による感覚障害は75%，筋力低下は25%に認め，感覚障害は最終経過観察時に83%は軽快していなかったと報告されている．Mehren[8]はOLIFを行った812例のうち術後神経症状が出た例はわずか0.37%であったと報告している．

b. LIFケージの沈み込み（図4）

3[13]～29%[39]に起こるとされている．6週までに生じ，3ヵ月までに悪化がなければ進行は少ないとされている[39]．発症時に違和感および腰痛を認めることがあり，追加の固定術を要することがある．

c. 消化管損傷

頻度は少ない（0.8%[40]～12.5%[14]）ながらもLIF術後合併症として報告されている．追加の処置として開腹・腸管部分切除が必要になることがあるため，術中・術後にこれらの損傷が認められた際には速やかに専門外科医と協力して治療できる体制を整えておく必要がある．

d. 血管損傷

まれであるものの，術中に起こりうる合併症である．ACR 施行時に発生した総腸骨動脈損傷に対して血管外科医による修復が必要となった症例を Akbarnia ら[16]が報告している．この報告は ACR 導入開始時の症例であり，その後の彼らが行った literature review[20]においても唯一の発生例として報告されており，その発生頻度は 1.3％である．OLIF 施行 812 例[8]では血管損傷は 3 例（0.37％）に発生し，総腸骨静脈が 2 例，大動脈が 1 例であったと報告されている．

e. 偽関節

椎弓根スクリューを用いた矯正固定術の際に問題となる[22,29]．Hamilton ら[22]は成人脊柱変形に対する 3 つの方法，すなわち①経皮的椎弓根スクリューと LIF を用いた MIS 群，②従来の後方法と LIF で行われたハイブリッド群，③従来の後方法によるオープン群の 3 群での矯正術後の再手術について調査を行い，MIS 群では 11.1％と最も再手術率が少なかったが，再手術の理由として最も多かったのは偽関節（7.9％）であったことを報告している．原因として，経皮的椎弓根スクリューでは限られた展開になることから，後側方への骨移植が不十分となることが考えられる．Anand らの報告[30]や Wang と Mummaneni の報告[29]では BMP-2 を使用しているが，米国でも後側方固定に使用することは適応外使用であり，わが国ではいまだ臨床での使用は未承認である．

まとめ

成人脊柱変形に対する MIS はいまだ困難な術式であるものの，少しずつエビデンスが蓄積してきたことで適応と問題点が明らかになりつつある．とくに高齢者に対する矯正手術は侵襲の低減化がきわめて重要であることから，MIS の進歩がもたらす恩恵は大きいものと期待できる．

文　献

1) Transfeldt EE, et al：Surgical outcomes of decompression, decompression with limited fusion, and decompression with full curve fusion for degenerative scoliosis with radiculopathy. Spine（Phila Pa 1976）**35**：1872-1875, 2010
2) Kelleher MO, et al：Success and failure of minimally invasive decompression for focal lumbar spinal stenosis in patients with and without deformity. Spine（Phila Pa 1976）**35**：E981-E987, 2010
3) Hosogane N, et al：Curve progression after decompression surgery in patients with mild degenerative scoliosis. J Neurosurg Spine **18**：321-326, 2013
4) Matsumura A, et al：The influence of approach side on facet preservation in microscopic bilateral decompression via a unilateral approach for degenerative lumbar scoliosis. Clinical article. J Neurosurg Spine **13**：758-765, 2010
5) Ozgur BM, et al：Extreme lateral interbody fusion（XLIF）：a novel surgical technique for anterior lumbar interbody fusion. Spine J **6**：435-443, 2006
6) Fujibayashi S, et al：Effect of indirect neural decompression through oblique lateral interbody fusion for degenerative lumbar disease. Spine（Phila Pa 1976）**40**：E175-E182, 2015
7) Silvestre C, et al：Complications and morbidities of mini-open anterior retroperitoneal lumbar

interbody fusion: oblique lumbar interbody fusion in 179 patients. Asian Spine J **6**: 89-97, 2012
8) Mehren C, et al: The obliquea anterolateral approach to the lumbar spine provides access to the lumbar spine with few early complications. Clin Orthop Relat Res **474**: 2020-2027, 2016
9) Mehren C, Korge A: Minimally invasive anterior oblique lumbar interbody fusion(OLIF). Eur Spine J **25** (Suppl 4): 471-472, 2016
10) Davis TT, et al: Retroperitoneal oblique corridor to the L2-S1 intervertebral discs in the lateral position: an anatomic study. J Neurosurg Spine **21**: 785-793, 2014
11) 金村徳相ほか: 最小侵襲脊椎安定術 (MISt) の実際: 胸腰椎変性疾患に対するeXtreme lateral interbody fusion (XLIF) の可能性と限界. 脊椎脊髄ジャーナル **28**: 485-494, 2015
12) Phillips FM, et al: Adult degenerative scoliosis treated with XLIF: clinical and radiographical results of a prospective multicenter study with 24-month follow-up. Spine (Phila Pa 1976) **38**: 1853-1861, 2013
13) Johnson RD, et al: Pelvic parameters of sagittal balance in extreme lateral interbody fusion for degenerative lumbar disc disease. J Clin Neurosci **20**: 576-581, 2013
14) Tormenti MJ, et al: Complications and radiographic correction in adult scoliosis following combined transpsoas extreme lateral interbody fusion and posterior pedicle screw instrumentation. Neurosurg Focus **28**: E7, 2010
15) 福田健太郎: 成人脊柱変形矯正. Orthopaedics **29**: 205-212, 2016
16) Akbarnia BA, et al: Anterior column realignment (ACR) for focal kyphotic spinal deformity using a lateral transpsoas approach and ALL release. J Spinal Disord Tech **27**: 29-39, 2014
17) Berjano P, et al: Anterior column realignment from a lateral approach for the treatment of severe sagittal imbalance: a retrospective radiographic study. Eur Spine J **24** (Suppl 3): 433-438, 2015
18) Berjano P, et al: Anterior column realignment (ACR) technique for correction of sagittal imbalance. Eur Spine J **24** (Suppl 3): 451-453, 2015
19) Pimenta L, et al: Anterior column realignment following lateral interbody fusion for sagittal deformity correction. Eur J Orthop Surg Traumatol **25** (Suppl 1): S29-S33, 2015
20) Saigal R, et al: Anterior column realignment (ACR) in adult sagittal deformity correction: technique and review of the literature. Spine (Phila Pa 1976) **41** (Suppl 8): S66-S73, 2016
21) Turner JD, et al: Radiographic outcomes of anterior column realignment for adult sagittal plane deformity: a multicenter analysis. Eur Spine J **24** (Suppl 3): 427-432, 2015
22) Hamilton DK, et al: Reoperation rates in minimally invasive, hybrid and open surgical treatment for adult spinal deformity with minimum 2-year follow-up. Eur Spine J **25**: 2605-2611, 2016
23) Mummaneni PV, et al: Does minimally invasive percutaneous posterior instrumentation reduce risk of proximal junctional kyphosis in adult spinal deformity surgery? A propensity-matched cohort analysis. Neurosurgery **78**: 101-108, 2016
24) O'Toole JE, Eichholz KM, Fessler RG: Surgical site infection rates after minimally invasive spinal surgery. J Neurosurg Spine **11**: 471-476, 2009
25) Ee WW, et al: Does minimally invasive surgery have a lower risk of surgical site infections compared with open spinal surgery? Clin Orthop Relat Res **472**: 1718-1724, 2014
26) Maruo K, et al: Predictive factors for proximal junctional kyphosis in long fusions to the sacrum in adult spinal deformity. Spine (Phila Pa 1976) **38**: E1469-E1476, 2013
27) Yagi M, et al: Teriparatide improves volumetric bone mineral density and fine bone structure in the UIV+1 vertebra, and reduces bone failure type PJK after surgery for adult spinal deformity. Osteoporos Int **27**: 3495-3502, 2016
28) Yagi M, Akilah KB, Boachie-Adjei O: Incidence, risk factors and classification of proximal junctional kyphosis: surgical outcomes review of adult idiopathic scoliosis. Spine (Phila Pa

1976) **36** : E60-E68, 2011
29) Wang MY, Mummaneni PV : Minimally invasive surgery for thoracolumbar spinal deformity : initial clinical experience with clinical and radiographic outcomes. Neurosurg Focus **28** : E9, 2010
30) Anand N, et al : Mid-term to long-term clinical and functional outcomes of minimally invasive correction and fusion for adults with scoliosis. Neurosurg Focus **28** : E6, 2010
31) Inami S, et al : Optimum pelvic incidence minus lumbar lordosis value can be determined by individual pelvic incidence. Eur Spine J **25** : 3638-3643, 2016
32) Schwab F, et al : Adult spinal deformity-postoperative standing imbalance : how much can you tolerate? An overview of key parameters in assessing alignment and planning corrective surgery. Spine (Phila Pa 1976) **35** : 2224-2231, 2010
33) Schwab FJ, et al : Radiographical spinopelvic parameters and disability in the setting of adult spinal deformity : a prospective multicenter analysis. Spine (Phila Pa 1976) **38** : E803-E812, 2013
34) Yamato Y, et al : Calculation of the target lumbar lordosis angle for restoring an optimal pelvic tilt in elderly patients with adult spinal deformity. Spine (Phila Pa 1976) **41** : E211-E217, 2016
35) Taneichi H : Update on pathology and surgical treatment for adult spinal deformity. J Orthop Sci **21** : 116-123, 2016
36) Anand N, et al : Minimally invasive multilevel percutaneous correction and fusion for adult lumbar degenerative scoliosis : a technique and feasibility study. J Spinal Disord Tech **21** : 459-467, 2008
37) Isaacs RE, et al : A prospective, nonrandomized, multicenter evaluation of extreme lateral interbody fusion for the treatment of adult degenerative scoliosis : perioperative outcomes and complications. Spine (Phila Pa 1976) **35** : S322-S330, 2010
38) Pimenta L, et al : Lumbar total disc replacement from an extreme lateral approach : clinical experience with a minimum of 2 years' follow-up. J Neurosurg Spine **14** : 38-45, 2011
39) Castro C, et al : Is the lateral transpsoas approach feasible for the treatment of adult degenerative scoliosis? Clin Orthop Relat Res **472** : 1776-1783, 2014
40) Kim SJ, et al : Clinical and radiological outcomes of a new cage for direct lateral lumbar interbody fusion. Korean J Spine **11** : 145-151, 2014

B. 手術手技
2. インストゥルメンテーション

e 骨粗鬆症対策

> **Point**
> ・成人脊柱変形は高齢者に多い．
> ・もともと骨粗鬆症やすでに椎体骨折を伴っていることが多い．
> ・手術においては骨粗鬆症治療も併せて行っておく必要がある．
> ・手術には骨粗鬆症に相応しいインストゥルメンテーションの工夫が必要である．

　わが国における成人脊柱変形は，脊椎の加齢変化の進行により発生するいわゆるde novoタイプが多く，さらに骨粗鬆症性椎体骨折を伴った脊柱変形例が多いことも特徴の1つである．近年，超高齢社会となったわが国において，de novo成人脊柱変形症例はますます増加傾向にあるとともに，これらの患者に対して積極的に手術的治療が行われつつある．

　高齢者の脊柱変形に対する矯正固定手術は，implant failureや偽関節，手術後の続発性骨折，またこれらによる矯正損失などの合併症が成績に大きな影響を及ぼす．骨粗鬆症がその背景にあることも多いので，十分な術前，周術期，術後の骨粗鬆症対策が手術成績の向上に不可欠である．

骨粗鬆症対策の実際

1 薬物療法

　高齢者脊柱変形の患者では，手術の有無は別にして，骨粗鬆症の評価を適切に行い，骨粗鬆症のガイドライン[1]に基づいた治療を行う必要がある（**図1**）．

　骨粗鬆症と診断された場合には，近年進歩が目覚ましい様々な骨粗鬆症治療薬の中から適切なものを選択する．

　2015年版ガイドラインには，骨粗鬆症治療薬の有効性評価一覧が掲載されている（**表1**）．2011年版では骨密度や各骨折に対しての治療薬の推奨度をA〜Dで分類していたが，2015年版では①骨密度上昇効果，②骨折発生抑制効果の2点に関して治療薬の有効性をA〜Cの3段階で評価しており，推奨度ではなく治療薬に関する有効性の評価に変更されていることは特筆すべきである．

　ガイドラインにおいてすべてAの評価を持つ薬剤を用いた骨粗鬆症治療薬を用いるのが最も効率的であると考えられるが，脊柱変形患者においては椎体の骨密度上昇および骨折予

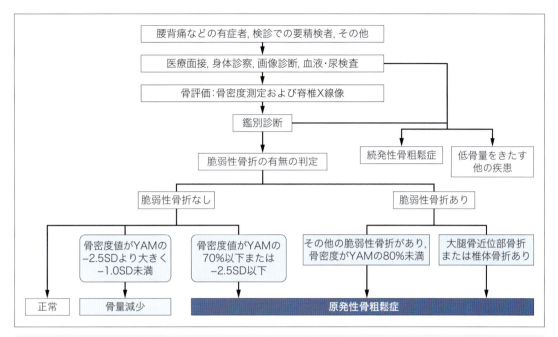

図1　原発性骨粗鬆症の診断手順
［骨粗鬆症の予防と治療ガイドライン作成委員会（編）：骨粗鬆症の予防と治療のガイドライン 2015 年版，日本骨粗鬆学会，東京，2015 より引用］

防効果が高いことが，使用する治療薬に求められる．様々な骨粗鬆症治療薬の中で，副甲状腺ホルモン製剤であるテリパラチドは，骨密度の増加効果，骨折抑制効果，さらには骨質改善の効果に優れているとされる．

　術前からのテリパラチドの投与は，術中の椎弓根スクリュー刺入トルク増加効果があるとする報告がある[2]．Inoue ら[2]の報告では，閉経後骨粗鬆症患者の脊椎固定術において，術前から少なくとも 1 ヵ月間テリパラチドを投与した場合，椎弓根スクリューの術中刺入トルクはコントロールの約 1.2 倍となる．また，スクリュー径の大小，スクリュー長の長短では，径が大きく，長さは長いほど，テリパラチドの効果が顕著となり刺入トルクは高まる．しかしテリパラチド使用期間と刺入トルクの間に有意な相関はなく，連日投与群と週 1 回投与群の間でも術中刺入トルクに有意差はなかった．この結果より，例え短期であっても術前のテリパラチド投与はスクリューの刺入トルクを有意に増加させ，術後の implant failure の予防に役立つ可能性がある．また，術後に引き続きテリパラチド投与を継続することにより，骨強度はさらに高まり，スクリューの固定力も経時的に高まり，loosening のリスク低下の可能性が期待できる．

　また Ohtori ら[3]の報告では，テリパラチド投与例ではビスホスホネート製剤投与例と比較して，骨粗鬆症合併の変性すべり症女性患者に対する後側方固定（PLF）において，骨癒合率が上昇し，骨癒合までの期間が短縮した．また，長期投与例でこの効果がより優れていた．このことから，テリパラチドの使用は固定手術における骨粗鬆症対策となるのみならず，骨癒合にも有利である可能性がある．

表1　骨粗鬆症治療薬の有効性の評価一覧

分類	薬物名	骨密度	椎体骨折	非椎体骨折	大腿骨近位部骨折
活性型ビタミンD_3薬	アルファカルシドール	B	B	B	C
	カルシトリオール	B	B	B	C
	エルデカルシトール	A	A	B	C
ビタミンK_2薬	メナテトレノン	B	B	B	C
カルシトニン薬	エルカトニン	B	B	C	C
	サケカルシトニン	B	B	C	C
ビスホスホネート薬	エチドロン酸	A	B	C	C
	アレンドロン酸	A	A	A	A
	リセドロン酸	A	A	A	A
	ミノドロン酸	A	A	C	C
	イバンドロン酸	A	A	B	C
SERM	ラロキシフェン	A	A	B	C
	バゼドキシフェン	A	A	B	C
副甲状腺ホルモン薬	テリパラチド	A	A	A	C
	テリパラチド酢酸塩	A	A	C	C
抗RANKL抗体薬	デノスマブ	A	A	A	A

骨密度上昇効果
評価A：上昇効果がある
評価B：上昇するとの報告がある
評価C：上昇するとの報告はない

骨折発生抑制効果
評価A：抑制する
評価B：抑制するとの報告がある
評価C：抑制するとの報告はない

SERM：選択的エストロゲン受容体モジュレーター
［骨粗鬆症の予防と治療ガイドライン作成委員会（編）：骨粗鬆症の予防と治療のガイドライン2015年版，日本骨粗鬆学会，東京，2015より引用］

2 インプラント設置の工夫

インプラントと骨とのインターフェースの強化の方法は，椎弓根スクリュー自体の骨把持力強化，およびフックや椎弓下ワイヤーなどを組み合わせるhybrid法を用いた強化などに分けられる．

a．スクリューの骨把持力強化

Soshiら[4]は屍体腰椎を用いた椎弓根スクリューの引き抜き試験で，骨粗鬆症の程度とスクリューの引き抜き強度には有意な相関があることを示しており，骨粗鬆症患者でのスクリュー引き抜き強度の向上は重要な課題である．スクリュー径・長を増加させると引き抜き強度が増加するという報告がある一方で，骨粗鬆症例ではスクリュー長を長くしても引き抜き強度が増加しないとする報告もあり，意見の一致を見ていない．また，スクリュー径を大きくし過ぎると椎弓根骨折のリスクが増加することも問題である[5,6]．

スクリューの固定性を増加させるために，スクリュー孔に骨セメントを高圧注入し，スクリューを設置する方法がある．圧をかけずにセメントを注入する場合に比べ，引き抜き強度

が96％増加するため，高圧注入が有効であるとされる[6]．しかしながらセメントの脊柱管内への漏出といった合併症が報告されている．ハイドロキシアパタイト顆粒をスクリュー孔に充填する方法は，セメントを充填する方法に比べ，引き抜き強度は劣るものの脊柱管内へのセメント漏出といったトラブルが起こらないため安全な方法であるとされる[7]．ハイドロキシアパタイト顆粒のスクリュー孔充填後にスクリューを設置することにより，スクリューのloosening率は1/3程度に低下するとされる[8]．

b．スクリュー以外のインプラント使用

前述のように椎弓根スクリューは骨粗鬆症例における脆弱な骨では引き抜き強度が弱いという問題点がある．したがって，骨粗鬆症患者ではスクリュー設置に捉われることなく，ときにはフックを適宜用いることも重要である．フックは椎弓，facet，横突起など設置位置は様々であるが，脊椎の高位を十分考慮し，適切な設置位置を決定する．フックの利点として，スクリューと比較して引き抜きや逸脱というトラブルを生じにくいことが挙げられる．一方で，フックには設置した場所から左右に変位しやすいことや，三次元的な椎体のコントロールが困難であるなどの欠点もある．しかし，フックは今なお重要なアンカー法の1つであることには変わりはない[9]．椎弓根スクリューと同高位の椎弓にフックを設置すると，スクリューのみの設置と比べ引き抜き強度は50％増加するとされることから[10]，フックの併用は骨粗鬆症脊椎にはきわめて有用である．

また，椎弓にワイヤーやテープを設置し，インプラントの安定性を高めることも有用である．最近，椎弓を線で捉えるワイヤーと比較して，面で捉える高分子ポリエチレンテープの固定性がより高く，骨粗鬆症の脆弱な骨に対してより有効な固定法であると考えられている[11,12]．

いずれにせよ骨粗鬆症性脊椎にはスクリュー，フック，ワイヤーやテープを適切に組み合わせ，骨把持力を強化し，一つひとつのインプラントにかかる力学ストレスを軽減させる工夫が重要である．

症　例

1 症例1（図2）

53歳女性．主訴は脊柱変形の進行と背部痛．骨密度若年成人平均値（YAM）67％であり，テリパラチドを6ヵ月投与後YAM72％となり，脊柱変形矯正手術を行った．テリパラチド投与は術後も継続し，トータルで1.5年投与した．術後，背部痛は消失した．術後2年においてインプラントのトラブルもなく骨癒合は良好である．

2 症例2（図3）

77歳女性．他医で椎体骨折による脊柱変形矯正手術を受けるもインプラントの脱転，骨セメントの圧壊を術後早期にきたした．テリパラチド投与後，再手術を行った．広範囲骨欠損には前方ケージを用い，さらに骨バンクからの同種骨を十分に充填した．スクリューはより太く，より長いものを再設置した．骨欠損の補填，骨癒合の促進には骨バンクからの十分量の同種骨供給が有用であった．

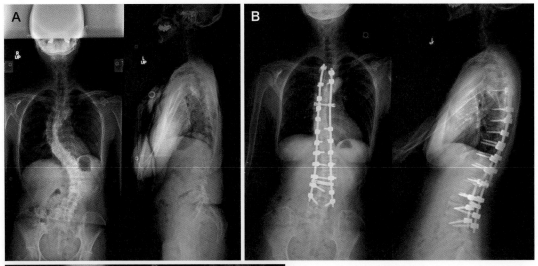

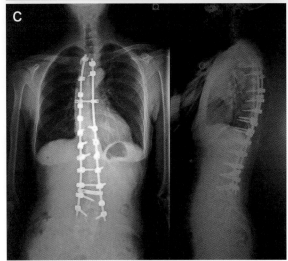

図2 症例1：特発性側弯症（遺残性成人脊柱変形）
A：術前，B：術直後，C：術後2年

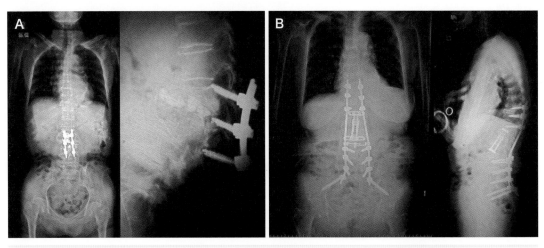

図3 症例2：椎体骨折に対する手術後さらに脊柱変形をきたしインプラント脱転を認めた
A：来院時，B：術後

文 献

1) 骨粗鬆症の予防と治療ガイドライン作成委員会（編）：骨粗鬆症の予防と治療のガイドライン 2015年版，日本骨粗鬆学会，東京，2015
2) Inoue G, et al：Teriparatide increases the insertional torque of pedicle screws during fusion surgery in patients with postmenopausal osteoporosis. J Neurosurg Spine **21**：425-431, 2014
3) Ohtori S, et al：More than 6 months of teriparatide treatment was more effective for bone union than shorter treatment following lumbar posterolateral fusion surgery. Asian Spine J **9**：573-580, 2015
4) Soshi S, et al：An experimental study on transpedicular screw fixation in relation to osteoporosis of the lumbar spine. Spine **16**：1335-1341, 1991
5) Shea TM, et al：Designs and techniques that improve the pullout strength of pedicle screws in osteoporotic vertebrae：current status. Biomed Res Int **2014**：748393, 2014
6) Zindrick MR, et al：A biomechanical study of intrapedicular screw fixation in the lumbosacral spine. Clin Orthop Relat Res **203**：99-112, 1986
7) 佐々木睦朗，松崎浩巳，德橋泰明：骨粗鬆症脊椎へのスクリュー固定におけるハイドロキシアパタイト顆粒の有用性に関する実験的研究．脊椎脊髄 **12**：129-134，1999
8) 佐野茂夫：多椎間固定に対する脊椎 instrumentation の問題と工夫．脊椎脊髄 **7**：63-70，1994
9) 鈴木信正：インストゥルメントを活かすテクニック—フックの設置．新 脊椎インストゥルメンテーション：テクニカルポイントと合併症対策，野原　裕ほか（編），メジカルビュー社，東京，p2-5，2014
10) Hasagawa K, et al：An experimental study of a combination method using a pedicle screw and laminar hook for the osteoporotic spine. Spine **22**：958-963, 1997
11) 山崎　健：思春期特発性側彎症に対して Rod Rotation Maneuver（RRM）と Ultra High Molecular Weight Polyetilene（UHMWP）テープを用いた後方矯正固定の検討．脊柱変形 **21**：120-126，2006
12) 山崎　健：インストゥルメントを活かすテクニック—ワイヤリング，テーピング．新 脊椎インストゥルメンテーション：テクニカルポイントと合併症対策，野原　裕ほか（編），メジカルビュー社，東京，p55-58，2014

付　録

1 Oswestry Disability Index（ODI）

Appendix 2. Japanese version of Oswestry Disability Index 2.0

以下のアンケートに答えてください．これらは，腰の痛み（あるいは足の痛み）が，あなたの日常生活にどのように影響しているかを知るためのものです．
すべてのアンケートに答えてください．それぞれの項目の中で，もっともあなたの状態に近いものを選んで，番号を○でかこんでください．

1．痛みの強さ
0. 今のところ，痛みはまったくない．
1. 今のところ，痛みはとても軽い．
2. 今のところ，中くらいの痛みがある．
3. 今のところ，痛みは強い．
4. 今のところ，痛みはとても強い．
5. 今のところ，想像を絶するほどの痛みがある．

2．身の回りのこと（洗顔や着替えなど）
0. 痛みなく，普通に身の回りのことができる．
1. 身の回りのことは普通にできるが，痛みがでる．
2. 身の回りのことはひとりでできるが，痛いので時間がかかる．
3. 少し助けが必要だが，身の回りのほとんどのことは，どうにかひとりでできる．
4. 身の回りのほとんどのことを，他のひとに助けてもらっている．
5. 着替えも洗顔もできず，寝たきりである．

3．物を持ち上げること
0. 痛みなく，重いものを持ち上げることができる．
1. 重いものを持ち上げられるが，痛みが出る．
2. 床にある重いものは痛くて持ち上げられないが，（テーブルの上などにあり）持ちやすくなっていれば，重いものでも持ち上げられる．
3. 重いものは痛くて持ち上げられないが，（テーブルの上などにあり）持ちやすくなっていれば，それほど重くないものは持ち上げられる．
4. 軽いものしか持ち上げられない．
5. 何も持ち上げられないか，持ち運びもできない．

4．歩くこと
0. いくら歩いても痛くない．
1. 痛みのため，1 km 以上歩けない．
2. 痛みのため，500 m 以上歩けない．
3. 痛みのため，100 m 以上歩けない．
4. つえや松葉づえなしでは歩けない．
5. ほとんどとこの中で過ごし，歩けない．

5．座ること
0. どんないすにでも，好きなだけ座っていられる．
1. 座りごこちの良いいすであれば，いつまでも座っていられる．
2. 痛みのため，1 時間以上は座っていられない．
3. 痛みのため，30 分以上は座っていられない．
4. 痛みのため，10 分以上は座っていられない．
5. 痛みのため，座ることができない．

6．立っていること
0. 痛みなく，好きなだけ立っていられる．
1. 痛みはあるが，好きなだけ立っていられる．
2. 痛みのため，1 時間以上は立っていられない．
3. 痛みのため，30 分以上は立っていられない．
4. 痛みのため，10 分以上は立っていられない．
5. 痛みのため，立っていられない．

7．睡眠
0. 痛くて目をさますことはない．
1. ときどき，痛くて目をさますことがある．
2. 痛みのため，6 時間以上はねむれない．
3. 痛みのため，4 時間以上はねむれない．
4. 痛みのため，2 時間以上はねむれない．
5. 痛みのため，ねむることができない．

8．性生活（関係あれば）
0. 性生活はいつもどおりで，痛みはない．
1. 性生活はいつもどおりだが，痛みがでる．
2. 性生活はほぼいつもどおりだが，かなり痛む．
3. 性生活は，痛みのためにかなり制限される．
4. 性生活は，痛みのためにほとんどない．
5. 性生活は，痛みのためにまったくない．

9．社会生活（仕事以外での付き合い）
0. 社会生活はふつうで，痛みはない．
1. 社会生活はふつうだが，痛みが増す．
2. スポーツなどのように，体を動かすようなものをのぞけば，社会生活に大きな影響はない．
3. 痛みのため社会生活は制限され，あまり外出しない．
4. 痛みのため，社会生活は家の中だけに限られる．
5. 痛みのため社会生活はない．

10．乗り物での移動
0. 痛みなくどこへでも行ける．
1. どこへでも行けるが，痛みが出る．
2. 痛みはあるが，2 時間程度なら乗り物に乗っていられる．
3. 痛みのため，1 時間以上は乗っていられない．
4. 痛みのため，30 分以上は乗っていられない．
5. 痛みのため，病院へ行くとき以外は乗り物には乗らない．

［Fujiwara A, et al：Association of the Japanese Orthopaedic Association score with the Oswestry Disability Index, Roland-Morris Disability Questionnaire, and short-form 36. Spine（Phila Pa 1976）28：1601-1607, 2003 より許諾を得て転載］

2 日本整形外科学会腰痛評価質問票（JOABPEQ）

最近1週間ぐらいを思い出して、設問ごとに、あなたの状態にもっとも近いものの番号に〇をつけてください。日や時間によって状態が変わる場合は、もっとも悪かったときのものをお答えください。

問1-1 腰痛を和らげるために、何回も姿勢を変える
　　1) はい　　2) いいえ

問1-2 腰痛のため、いつもより横になって休むことが多い
　　1) はい　　2) いいえ

問1-3 ほとんどいつも腰が痛い
　　1) はい　　2) いいえ

問1-4 腰痛のため、あまりよく眠れない
（痛みのために睡眠薬を飲んでいる場合は「はい」を選択してください）
　　1) はい　　2) いいえ

問2-1 腰痛のため、何かをするときに介助を頼むことがある
　　1) はい　　2) いいえ

問2-2 腰痛のため、腰を曲げたりひざまづいたりしないようにしている
　　1) はい　　2) いいえ

問2-3 腰痛のため、椅子からなかなか立ち上がれない
　　1) はい　　2) いいえ

問2-4 腰痛のため、寝返りがうちにくい
　　1) はい　　2) いいえ

問2-5 腰痛のため、靴下やストッキングをはく時苦労する
　　1) はい　　2) いいえ

問2-6 あなたは、からだのぐあいが悪いことから、からだを前に曲げる・ひざまずく・かがむ動作をむずかしいと感じますか。どれかひとつでもむずかしく感じる場合は「感じる」としてください
　　1) とてもむずかしいと感じる　　2) 少しむずかしいと感じる
　　3) まったくむずかしいとは感じない

問3-1 腰痛のため、短い距離しか歩かないようにしている
　　1) はい　　2) いいえ

問3-2 腰痛のため、1日の大半を、座って過ごす
　　1) はい　　2) いいえ

問3-3 腰痛のため、いつもよりゆっくり階段を上る
　　1) はい　　2) いいえ

問3-4 あなたは、からだのぐあいが悪いことから、階段で上の階へ上ることをむずかしいと感じますか
　　1) とてもむずかしいと感じる　　2) 少しむずかしいと感じる
　　3) まったくむずかしいとは感じない

問3-5 あなたは、からだのぐあいが悪いことから、15分以上つづけて歩くことをむずかしいと感じますか
　　1) とてもむずかしいと感じる　　2) 少しむずかしいと感じる
　　3) まったくむずかしいとは感じない

問4-1 腰痛のため、ふだんしている家の仕事を全くしていない
　　1) はい　　　2) いいえ

問4-2 あなたは、からだのぐあいが悪いことから、仕事や普段の活動が思ったほどできなかったことがありましたか
　　1) いつもできなかった　　　　2) ほとんどいつもできなかった
　　3) ときどきできないことがあった　4) ほとんどいつもできた
　　5) いつもできた

問4-3 痛みのために、いつもの仕事はどのくらい妨げられましたか
　　1) 非常に妨げられた　2) かなり妨げられた　3) 少し妨げられた
　　4) あまり妨げられなかった　5) まったく妨げられなかった

問5-1 腰痛のため、いつもより人に対していらいらしたり腹が立ったりする
　　1) はい　　　2) いいえ

問5-2 あなたの現在の健康状態をお答えください
　　1) よくない　2) あまりよくない　3) よい　4) とてもよい　5) 最高によい

問5-3 あなたは落ち込んでゆううつな気分を感じましたか
　　1) いつも感じた　　2) ほとんどいつも感じた　3) ときどき感じた
　　4) ほとんど感じなかった　5) まったく感じなかった

問5-4 あなたは疲れ果てた感じでしたか
　　1) いつも疲れ果てた感じだった
　　2) ほとんどいつも疲れ果てた感じだった
　　3) ときどき疲れ果てた感じだった
　　4) ほとんど疲れを感じなかった
　　5) まったく疲れを感じなかった

問5-5 あなたは楽しい気分でしたか
　　1) まったく楽しくなかった　　2) ほとんど楽しくなかった
　　3) ときどき楽しい気分だった　4) ほとんどいつも楽しい気分だった
　　5) いつも楽しい気分だった

問5-6 あなたは、自分は人並みに健康であると思いますか
　　1)「人並みに健康である」とはまったく思わない
　　2)「人並みに健康である」とはあまり思わない
　　3) かろうじて「人並みに健康である」と思う
　　4) ほぼ「人並みに健康である」と思う
　　5)「人並みに健康である」と思う

問5-7 あなたは、自分の健康が悪くなるような気がしますか
　　1) 悪くなるような気が大いにする
　　2) 悪くなるような気が少しする
　　3) 悪くなるような気がするときもしないときもある
　　4) 悪くなるような気はあまりしない
　　5) 悪くなるような気はまったくしない

複写は可だが、改変を禁ずる
会員以外の無断使用を禁ずる。
© 2007 社団法人日本整形外科学会

「痛み（しびれ）が全くない状態」を0、「想像できるもっとも激しい痛み（しびれ）」を10と考えて、**最近1週間で**最も症状のひどい時の痛み（しびれ）の程度が、0から10の間のいくつぐらいで表せるかを下の線の上に記してください。

腰痛の程度　　　　　　　　0 ├──────────────────┤ 10

殿部（おしり）・下肢痛の程度　　0 ├──────────────────┤ 10

殿部（おしり）・下肢のしびれの程度　0 ├──────────────────┤ 10

痛みがまったくないよい状態の気持ち

想像できるもっとも激しい痛み（しびれ）

複写は可だが、改変を禁する
会員以外の無断使用を禁する。
© 2007 社団法人日本整形外科学会

［日本整形外科学会診断・評価等基準委員会 腰痛疾患および頚部脊髄症小委員会：日本整形外科学会腰痛評価質問票 JOA Back Pain Evaluation Questionnaire（JOABPEQ）/日本整形外科学会頚部脊髄症評価質問票 JOA Cervical Myelopathy Evaluation Questionnaire（JOACMEQ）作成報告書（平成19年4月16日）．日整会誌 82：62-86, 2008 より許諾を得て転載］

3 Scoliosis Research Society-22（SRS-22）日本語版

> この調査はあなたの背中や腰の状態を詳しく知るためのものです。
> そのため、あなた自身がそれぞれの質問に答えることが大切です。
> それぞれの質問にもっともよく当てはまるもの1つに丸印をつけてください。

1. この6ヵ月間に経験した痛みの程度について、もっともよく当てはまるものはどれですか。
   1. 痛みはない
   2. 少し痛い
   3. いくらか痛い
   4. かなり痛い
   5. 非常に痛い

2. この1ヵ月間に経験した痛みの程度について、もっともよく当てはまるものはどれですか。
   1. 痛みはない
   2. 少し痛い
   3. いくらか痛い
   4. かなり痛い
   5. 非常に痛い

3. この6ヵ月間、健康に不安や心配はありましたか。
   1. なかった
   2. 少しあった
   3. ときどきあった
   4. しばしばあった
   5. いつもあつた

4. 今の背中の形でこれからの生活を送るとしたら、どう感じますか。
   1. とてもうれしい
   2. うれしい
   3. どちらともいえない
   4. うれしくない
   5. まったくうれしくない

5. 現在のあなたの生活はどれにあてはまりますか。
   1. 寝たきりである
   2. ほとんど活動できない
   3. 軽い活動や軽いスポーツならできる
   4. 普通に活動できるし普通のスポーツもできる
   5. 制限なく、すべての活動ができる

6. 服を着ているとき、どんな感じに見えると思いますか。
   1. とても良い
   2. 良い
   3. まあまあ普通
   4. 悪い
   5. とても悪い

7. この6ヵ月間、気持ちが落ち込んでどうしようもなくなったことがありましたか。
    1. ほとんどいつも
    2. しばしば
    3. ときどき
    4. めったにない
    5. 一度もない

8. 安静時に背中や腰に痛みを感じたことはありますか。
    1. ほとんどいつも
    2. しばしば
    3. ときどき
    4. めったにない
    5. 一度もない

9. 職場または学校での活動は現在どれくらいに達していますか。
    1. 正常に活動できる
    2. 正常の75%
    3. 正常の50%
    4. 正常の25%
    5. まったく活動できない

10. 頭・手・足を除く、胴体と背中の外見について、もっともよく当てはまるものはどれですか。
    1. とても良い
    2. 良い
    3. 普通
    4. 悪い
    5. とても悪い

11. 背中や腰に対する薬の使用についてもっともよく当てはまるものはどれですか。
    1. 使わない
    2. 週1回またはそれより多く痛み止めを使う
    3. 毎日痛み止めを使う
    4. 週1回またはそれより多く強い痛み止め(麻薬など)を使う
    5. 毎日強い痛み止め(麻薬など)を使う
    6. その他： 薬品名
        使用法(週1回　週1回より少ない　毎日)

12. 背中や腰のことで日常生活に不自由はありますか。
    1. ない
    2. めったにない
    3. ときどきある
    4. しばしばある
    5. 常にある

13. この6か月間、落ち着いていておだやかな気持ちでしたか。
    1. いつもそうだった
    2. ほとんどそうだった
    3. ときどきそうだった
    4. あまりそうでなかった
    5. まったくそうでなかった

14. あなたの背中や腰の状態が人間関係に影響していると感じますか。
    1. 感じない
    2. わずかに感じる
    3. いくらか感じる
    4. かなり感じる
    5. 非常に感じる

15. 背中や腰のためにあなたや家族が経済的に困難な状況にありますか。
   1. 非常にある
   2. かなりある
   3. いくらかある
   4. わずかにある
   5. まったくない

16. この6ヵ月間、気持ちが落ち込んだり、ゆううつになったことはありますか。
   1. なかった
   2. たまにあった
   3. ときどきあった
   4. しばしばあった
   5. いつもあつた

17. この3ヵ月間に、背中や腰の痛みのために、仕事や学校を休むことがありましたか。
    もしあるとすればどのくらいですか。
   1. ない
   2. 1日
   3. 2日
   4. 3日
   5. 4日またはそれ以上

18. 背中や腰のために友人や家族といっしょの外出に制限がありますか。
   1. ない
   2. めったにない
   3. ときどきある
   4. しばしばある
   5. 常にある

19. 現在の背中や腰の外見を気に入っていますか。
   1. はい、とても気に入っている
   2. はい、いくらか気に入っている
   3. どちらでもない
   4. いいえ、あまり気に入っていない
   5. いいえ、まったく気に入っていない

20. この6ヵ月間、楽しい日々を過ごせましたか。
   1. まったくそうでなかった
   2. あまりそうでなかった
   3. ときどきそうだった
   4. かなりそうだった
   5. いつもそうだった

21. 背中や腰の治療の結果に満足していますか。
   1. とても満足している
   2. 満足している
   3. どちらでもない
   4. 満足していない
   5. まったく満足していない

22. もしあなたが同じ背中や腰の状態になったとしたら、また同じ治療を受けたいと思いますか。
   1. 絶対受ける
   2. たぶん受ける
   3. わからない
   4. たぶん受けない
   5. 絶対受けない

［日本側彎症学会ホームページ <http://www.sokuwan.jp/mem/questionnaire22r_n2.pdf> より許諾を得て転載］

4 Roland-Morris Disability Questionnaire（RDQ）

　腰が痛いと，ふだんやっていることがなかなかできなくなることがあります．以下の項目は，腰が痛いときに起こることを表したものです．
　この中に，あなたの「*今日*」の状態にあてはまるものがあるかもしれません．項目を読みながら，今日のあなたの状態を考えてみて下さい．あなたの状態にあてはまる場合には「はい」に，あてはまらない場合には「いいえ」に○をつけて下さい．

今日，腰痛のために：

1	腰痛のため，大半の時間，家にいる	はい	いいえ
2	腰痛を和らげるために，何回も姿勢を変える	はい	いいえ
3	腰痛のため，いつもよりゆっくり歩く	はい	いいえ
4	腰痛のため，ふだんしている家の仕事を全くしていない	はい	いいえ
5	腰痛のため，手すりを使って階段を昇る	はい	いいえ
6	腰痛のため，いつもより横になって休むことが多い	はい	いいえ
7	腰痛のため，何かにつかまらないと，安楽椅子（体を預けて楽に座れる椅子，深く腰掛けた姿勢）から立ち上がれない	はい	いいえ
8	腰痛のため，人に何かしてもらうよう頼むことがある	はい	いいえ
9	腰痛のため，服を着るのにいつもより時間がかかる	はい	いいえ
10	腰痛のため，短時間しか立たないようにしている	はい	いいえ
11	腰痛のため，腰を曲げたりひざまずいたりしないようにしている	はい	いいえ
12	腰痛のため，椅子からなかなか立ち上がれない	はい	いいえ
13	ほとんどいつも腰が痛い	はい	いいえ
14	腰痛のため，寝返りがうちにくい	はい	いいえ
15	腰痛のため，あまり食欲がない	はい	いいえ
16	腰痛のため，靴下やストッキングをはくとき苦労する	はい	いいえ
17	腰痛のため，短い距離しか歩かないようにしている	はい	いいえ
18	腰痛のため，あまりよく眠れない（痛みのために睡眠薬を飲んでいる場合は「はい」を選択して下さい）	はい	いいえ
19	腰痛のため，服を着るのを誰かに手伝ってもらう	はい	いいえ
20	腰痛のため，一日の大半を，座って過ごす	はい	いいえ
21	腰痛のため，家の仕事をするとき力仕事をしないようにしている	はい	いいえ
22	腰痛のため，いつもより人に対していらいらしたり腹が立ったりする	はい	いいえ
23	腰痛のため，いつもよりゆっくり階段を昇る	はい	いいえ
24	腰痛のため，大半の時間，ベッド（布団）の中にいる	はい	いいえ

RDQ 日本語版　Ⓒ2002, 2004 RDQ 日本語版作成委員会，All rights reserved.
※RDQ 日本語版は，個人の非営利目的の研究に使用する際は登録の必要がありません．
　使用法の詳細は，福原俊一著『RDQ 日本語版マニュアル』（iHope International 株式会社，京都，2015）をご参照ください．
　個人の非営利目的以外の使用については，iHope International 株式会社までお問い合わせください．
E-mail：qol@sf-36.jp

［紺野愼一：Roland-Morris Disability Questionnaire（RDQ）日本語版の作成と文化的適合. 整形外科 54：958-963, 2003／Suzukamo Y, Fukuhara S, Kikuchi S, Konno S, Roland M, Iwamoto Y, Nakamura T；Committee on Science Project, Japanese Orthopaedic Association. Validation of the Japanese version of the Roland-Morris Disability Questionnaire. J Orthop Sci 8：543-548, 2003 より転載］

後書き

　ついに待望の書が完成した！　日本側彎症学会編集によるワクワクするような教科書が世に出た．これだけの書を成すにあたり，責任編集者としての種市　洋，松本守雄，両先生のご苦労はいかばかりであったろう．ただただ頭の下がる思いである．
　脊柱変形といえば，従来は小児期の側弯症に代表される各種変形を主に意味し，その診断・治療に興味と熱意をもって取り組んできた整形外科医の数は決して多いとはいえなかった．しかし高齢社会の到来とともに，痛みや麻痺を伴う背骨の曲がった中高年齢患者が外来を訪れる頻度は増加の一途であり，全国の整形外科医の多くは実は困惑していたに違いない．成人脊柱変形（adult spinal deformity：ASD）は今や脊椎脊髄外科領域のみならず，一般整形外科の避けることのできない主たる診療対象となったのである．
　本書には世界における ASD 研究・治療の歴史も述べられているが，わが国での本格的・実際的な ASD 診療（治療）の歴史は実はきわめて浅い．SRS-Schwab 分類（2012年）が発表されて以降のわずか5～6年と言っても過言ではないだろう．にも関わらず，急速に理論的背景の理解と治療技術の進歩が成され，今やこの問題に真摯に対峙する頼もしい整形外科医の数は日ごとに増加しつつある．日本側彎症学会が 2013～2014 年に世に出した『側弯症治療の最前線（基礎編・手術編）』（医薬ジャーナル社）が脊柱変形を理解し取り組もうとする医師たちの良き参考書となり，それが一つの契機ともなって現在のわが国における急速な ASD 診療・研究の発展を推し進めたようにも感じている．一方，とくに高齢患者層における ASD 治療が決して容易ではないことは誰しも実感するところである．流行に追いつこうとするのではなく，慌てることなく着実に，まずは長い歴史を持つ小児脊柱変形の足跡を基本的に理解した上で，ASD への対処に進んで行けば良い．そういう意味において，本書が医療従事者のバイブルとなることは間違いない．
　私はひねくれ者であるせいか，「偉い先生方の言われること」「教科書に書かれていること」を即座には受け入れられず，まずは疑いの目をもって見る癖がある．実際に自分が体験し実感として理解できないと信用しない人生を歩んできた．その私が 1996 年以降 ASD（とくに中高年齢層）の手術的治療に挑戦してきた中で，**harmonious spino-pelvic relationship の理解とそれを実現する技量なくしては，この問題に立ち向かえない**ことを実感してきた．先人の教えは正しかった．整形外科医でありながら，立位・二足歩行を獲得・維持するために必要であった**脊柱-骨盤形態の相対的関係**を正しく理解することなく診療してきた自分が，今さらながら恥ずかしく情けない．しかし読者の皆様，ご安心を．本書の執筆者の多くも同じような思いでこの問題に立ち向かっているのだと思われるのです．真摯に過去を反省し，本書の随所に解説されている「骨盤の矢

状面位置（前傾〜後傾）の制御がASD診療の根幹を成す」ことをしっかり理解し，突き進んでいこうではありませんか．となれば，骨盤因子をコントロールしうる強靭な骨盤周囲筋（股関節周囲筋を含む）の効果的強化体操を若年期から半ば強制的（？）に国民的ロコモ体操として実施することにより，ひょっとしたら高齢者脊柱矢状面問題が予防・解決されるのではないか（究極の保存的治療）？　「小児〜高齢者，頭蓋頸椎移行部〜骨盤〜下肢」を広い視野で診ることのできるわれわれ整形外科（専門）医だからこそ，見ることのできる"夢"のような気がしてならない．その夢の第一歩が本書であることを願っている．地道な住民検診結果により，日本人高齢者においては「spino-pelvic alignment の中等度までの悪化ならHRQOLが保たれる」ことも本書内に述べられている．臨床上貴重で心強い情報である．つまり"中等度悪化"程度であるうちにキチンとした保存的治療を実施すれば大手術を防ぎうるかも知れないのである．残念ながら高度に変形してしまった症例には，意を決して高度な技術を持って観血的に対処するしかないが，現段階におけるその具体的対処法も本書は指南してくれている．

　私自身が分担執筆者の一人でもあるため，やや不適切な発言かも知れないが，最後にあえて言わせていただきたい．

　　　　　———"執筆を担当された諸先生方，本当にご苦労様でした！"———

群馬脊椎脊髄病センター
清水　敬親

索引

数字・欧文

数字

1秒量　143
3-column 骨切り術（3CO）　190, 203
3-column 損傷　20
3D-CT　98

A

Adam's test　71
ADL 制限　133
adolescent idiopathic scoliosis（AIS）　70, 81
adult degenerative scoliosis（ADS）　81
Aebi 分類　181
anterior column realignment（ACR）　268, 323
ASA-PS（Physical Status of American Society of Anesthesiologists）　143

B

Babinski 反射　86
balloon kyphoplasty（BKP）　246
BMI　233
bone-disc-bone osteotomy（BDBO）　280
Br(E)-MsEP　158
Bridwell 分類　21

C

C2-7 sagittal vertical axis（C2-7 SVA）　56
camptocormia　210
central sacral vertical line（CSVL）　86
cervical deformity classification　215
cervical lordosis（CL）　56
Chiari 奇形　130
closing wedge osteotomy　228
cone of economy　25
cortical bone trajectory（CBT）　252
Cotrel-Dubousset instrumentation system　8
crush deformity　65
CT　98
CT-angiography　216
CT ミエログラフィ　131

D

deep vein thrombosis（DVT）　168
degenerative lumbar kyphosis（DLK）　199
degenerative lumbar scoliosis（DLS）　180
de novo 変性後弯症　18, 224
de novo 変性側弯症　3, 14, 81, 186
Diamond Scale　104
DICOM（digital imaging and communication in medicine）　95
direct lateral interbody fusion（DLIF）　262
discogenic curve　14
discogenic scoliosis　186
distal junctional failure（DJF）　230
distal junctional kyphosis（DJK）　20, 61, 226, 230, 237, 238, 252
——危険因子　233
drop head syndrome　207
dual-energy X-ray absorptiometry（DXA）法　100
Duval-Beaupère フォーミュラ　34
D-wave　158, 222
Dwyer instrumentation　5
dystrophic type　217

E

egg-shell 状切除　284, 290
Ehlers-Danlos 症候群　82
EOS　28, 93, 107
EQ-5D　103
extreme lateral interbody fusion（XLIF）　162, 262, 324

F

fists on clavicles　92
fixed sagittal imbalance（FSI）　16, 59
——一次性　18
——二次性　19
flat back 症候群　19, 59
foramen magnum decompression（FMD）　130
fulcrum backward bending（FBB）　188, 281
full balance integrated（FBI）法　90, 283

G

Galveston 法　7
gastroesophageal reflux disease（GERD）　66, 78, 129, 234, 245
global tilt（GT）　88, 132

H

Harrington instrumentation　5, 8
hemivertebra　227
hip spica　138
hip spine syndrome　81

I

iliac screw　8, 310
in-situ bending 法　136
instrumentation failure　170
intervertebral release（IVR）　190
intravertebral vaccum phenomenon　244

J

JOABPEQ（Japanese Orthopaedic Association Back Pain Evaluation Questionnaire）　104, 341
junctional kyphosis　60

K

Kaneda デバイス　5
King-Moe 分類　3
kitchen-elbow sign　75
knee spine syndrome　81
Kümmell disease　244
Kyphoplasty®　247

L

lateral interbody fusion（LIF）　8, 74, 164, 183, 190, 211, 262, 285, 322
 ──ケージ　267, 328
 ──多椎間　201
Lenke 分類　3
Locomo 25　66, 105
Loeys-Dietz 症候群　143
long-round curve　274
lower instrumented vertebra（LIV）　197, 231
low-profile iliac screw 固定　313
lumbar hump　71
lumbar lordosis（LL）　26, 39, 54
lumbar spinal stenosis（LSS）　180
Lumbar Stiffness Disability Index（LSDI）　105
lumbosacral oblique take-off　93

M

malignant hyperthermia（MH）　142
Marfan 症候群　143
McGRATH™ MAC　144
McGregor slope　221
microdensitometry（MD 法）　100
minimally invasive surgery（MIS）　313, 321
modified JOA score　215
mono axial screw　296
motion segment　136
motor evoked potential（MEP）　134, 144, 222
MR-angiography　216
MRI　97
multiple-rod constructs　307
multiply operated back（MOB）　239
multiply operated neck（MON）　224

N

non-ergonomic balance　72

O

O-arm ナビゲーション　161
oblique lateral interbody fusion（OLIF）　161, 262, 323
oblique take off　141
Oswestry Disability Index（ODI）　103, 189, 340

P

PACS（picture archiving and communication system）　95
Parkinsonism-hyperpyrexia syndrome　210
pedicle subtraction osteotomy（PSO）　95, 190, 200, 250, 280
pelvic incidence（PI）　26, 39, 54
 ──-LL　39, 236
pelvic tilt（PT）　26, 39, 54
pelvisacral angle　27
percutaneous pedicle screw（PPS）　183, 297, 326
Pisa 症候群　208
poly axial screw　297
Ponte 骨切り術　135, 141, 201, 218, 250, 274
posterior column osteotomy（PCO）　190, 274
posterior lumbar interbody fusion（PLIF）　203, 255

―― 多椎間　255, 261
posterior vertebral column resection（P-VCR）
　205, 251, 287
proximal junction sagittal Cobb angle（PJA）　60,
　171
proximal junctional failure（PJF）　61, 171, 230
proximal junctional kyphosis（PJK）　20, 60, 171,
　213, 230, 235, 237, 252, 302, 326
―― 危険因子　233
pulmonary embolism（PE）　168
push-prone 法　92

Q

quantitative ultrasound（QUS）法　101

R

reduction screw　297
regional deformity　76
rib hump　71
ROAD study　65
rod long, fuse short　138
rod rotation　201
Roland-Morris Disability Questionnaire（RDQ）
　104, 347
Romberg 徴候　86
Rose フォーミュラ　89

S

S2 alar-iliac（S2AI）スクリュー　327
S2 screw　8
sacral-alar-iliac（SAI）screw　8, 98, 212, 252,
　313
sacral incidence　26
sacral slope（SS）　26, 39, 54
sacropelvic angle　27
sagittal pelvic thickness（SPT）　194
sagittal vertical axis（SVA）　28, 39, 86
Scheuermann 病　274
Schwab フォーミュラ　34, 89
Schwab's Spinal Osteotomy Classification　204
SF-36（MOS 36-Item Short-Form Health Survey）
　102
Slot-scanning 3D X-ray Imager（EOS）　28, 93,
　107
spinal skeletal traction fixation device　5
SpineEOS®　96
SRS-22　104, 344

SRS-Schwab 分類　38, 40, 182, 199
stentoplasty　248
surgical site infection（SSI）　149, 166, 326
Surgimap®　95

T

T1 pelvic angle（TPA）　88, 132
T1 slope（T1S）　56, 219
tear-drop view　313
thoracic kyphosis（TK）　26, 54
TOEI study　46, 51, 66
total facetectomy　216
Trabecular Bone Score（TBS）　100
transforaminal lumbar interbody fusion（TLIF）
　255

U

uniaxial screw　297
uni-planar PS　137
upper instrumented vertebra（UIV）　196, 231

V

venous thromboembolism（VTE）　135, 168
ventral derotation spondylodesis（VDS）　8
Vertaplan®　96
vertebral artery（VA）　216
vertebral augmentation surgery　247
vertebral body stenting　248
vertebral column resection（VCR）　95, 190,
　200, 219, 287
vertebral venous plexus　155
von Recklinghausen 病　82

W

wake-up test　146
wedge deformity　65

Z

ZedView VEGA®　97
Zielke instrumentation　5

和 文

あ
悪性高熱症（MH） 142
アセトアミノフェン 117

い
息切れ 77
医原性後弯症 19, 58
医原性脊柱変形 230
意識下挿管 144
移植骨移動器 258
胃食道逆流症（GERD） 66, 78, 129, 234, 245
医療面接 80
インストゥルメンテーション
　── 後方法 296
　── 前方法 315
インプラント
　── 温存 166
　── 関連合併症 170
　── 固定強度不足 170
　── 設置不良・逸脱 159
　── 突出 170

う
運動誘発電位（MEP） 134, 144, 222
運動療法 3, 120

え
エアウェイスコープ™ 144
遠位移行部後弯　→distal junctional kyphosis（DJK）
嚥下障害 216
円弧状変形 274

お
横突起フック 297
オキシコドン 119
オピオイド 118
オフセット椎弓フック 301

か
外傷後後弯症 20
外側塊スクリュー（LMS） 220
開放性砂糖療法 166
解離操作 135
下肢代償機能 132, 138
下肢長不同 92
下肢痛 72
画像計測ソフトウェア 95
画像診断 92
カフェオレ斑 82
加齢変化 51
観血的動脈圧測定ライン 144
間欠跛行 72, 75
環軸関節内解離 226
冠状面カーブタイプ 40, 43
関節リウマチ（RA） 216

き
偽関節 234, 244, 329
逆流性食道炎（RE） 78
胸郭可動域制限 245
矯正骨切り術 246, 250
矯正操作 136
強直性脊椎炎 82
胸椎 flexibility 132, 139
胸椎後弯（TK） 26, 54
胸椎パラメータ 54, 56
局所止血材 155, 284
近位移行部後弯　→proximal junctional kyphosis（PJK）
筋弛緩薬 120

く
クエチアピン 167
靴下の着脱 132
首下がり 207
クレアチンホスホキナーゼ（CPK） 142
グローバルバランス 86

け
経静脈的 PCA 149
経椎間孔腰椎椎体間固定術（TLIF） 255
頚椎パラメータ 56
頚椎変形 215
経頭蓋電気刺激筋誘発電位（Br(E)-MsEP） 158
経皮的椎弓根スクリュー（PPS） 183, 297, 326
血管損傷 161, 329
血腫 134
楔状骨切り 216
ケリー鉗子 162
ケリソンパンチ 158
健康関連 QOL（HRQOL） 29, 46

―― 評価　102
原発性骨粗鬆症　249, 333

こ

抗うつ薬　119
抗凝固療法　168
抗痙攣薬　120
構築性カーブ　92
後頭下減圧術（FMD）　130
抗不安薬　120
後方経路腰椎椎体間固定術（PLIF）　203, 255
後方進入法　255, 274
後方脊柱再建術　249
硬膜外血腫　150, 167
硬膜外静脈　277
　　―― 叢　155
硬膜損傷　158
後療法　151
高齢者　51, 332
後弯
　　―― 矯正　274
　　―― 原因別分類　59
股関節病変　132
呼吸機能検査　143
呼吸障害　66, 80, 216, 224
腰曲り　70, 75, 114
骨移植　138
　　―― 母床　257
骨鋭匙　285
骨切り角度　283
骨切り高位　281
骨形成不全症　143
骨性架橋　258
骨脆弱　136
骨セメント　160
骨粗鬆症　200, 332
　　―― 性後弯症　244
　　―― 性椎体骨折　65, 98, 244
　　―― 治療薬　334
骨代謝マーカー　101
骨盤傾斜　92, 132
骨盤固定法　309
骨盤パラメータ　6, 54, 56
骨密度測定　100
骨癒合不全　170
固定アンカー　137
固定下端（LIV）　197, 231

固定上端（UIV）　196, 231
コンパートメント症候群　72

さ

最大換気量（%MVV）　143
最大中間呼気速度　143
サルベージ手術　224, 234
酸化マグネシウム　119
三環系抗うつ薬　120
三次元実態モデル　100

し

自己イメージ　76
自己血輸血　146, 255
思春期特発性側弯症（AIS）　70, 81, 186
矢状面アライメント　16, 23, 54
矢状面修飾因子　40
矢状面変形　124
持続陰圧閉鎖療法（VAC療法）　166
持続硬膜外麻酔　149
失禁　245
周術期管理　142
重心線　28
重心動揺計（GP）　28
重心動揺検査　113
重度脊柱変形　287
住民検診　46
手術合併症　148, 153
手術矯正法選択方針　201
手術計画　42, 129
手術適応　122
手術部位感染（SSI）　149, 166
術後外固定　138
術後感染　134, 149
術後管理　148
術後出血　150
術後せん妄　146, 167, 212, 249
術後早期合併症　166
術後疼痛管理　149
術中回収血　255
術中合併症　154
術中出血　154
術中ナビゲーション　160
除圧術　321
消化管損傷　328
上気道浮腫　146
症候群性側弯症　142

静脈血栓塞栓症（VTE） 135, 168
食道裂孔ヘルニア 66, 245
神経圧迫因子 98
神経合併症 134, 157
神経根障害 73, 159
神経障害 73, 244, 328
神経性間欠跛行 72, 129
神経線維腫症1型（NF-1） 82, 143, 216
神経モニタリング 134, 222
人工股関節手術 132
進行性筋萎縮症 143
深部静脈血栓症（DVT） 168
心理的ストレス 71, 76

す

髄液漏 158
水平視 32
ステロイド性骨粗鬆症 249

せ

生活の質（QOL） 122
成人脊柱変形 2
　──痛みの原因 116, 129
　──分類 191
成人側弯症 2
整容上の問題 69, 80, 216
脊髄円錐障害 245
脊髄腔造影 131
脊髄空洞症 97
脊髄係留症候群 82, 97
脊髄腫瘍 97
脊髄モニタリング 158, 292
脊髄誘発電位（SCEP） 222
脊柱アライメント 33
脊柱管狭窄症 245
脊柱起立筋 24
脊椎固定 3, 136
　──術後後弯症 58, 230
脊椎転移 98
摂食障害 81
セボフルラン 146
前額面変形 122
前屈テスト 71
前屈歩行 71
前・後屈機能写 92
全静脈麻酔（TIVA） 144
全身合併症 167

前側方解離矯正 262
先天性頚椎側弯 227
セントラルコア病 143
センノシド 119
前方矯正固定術 315
前方固定 8
前方脊柱再建術 248
前方注視困難 80, 216
前方椎体再建術 269

そ

挿管困難 144
装具療法 3, 120
側方アプローチ 262
　──合併症 271
側方腰椎椎体間固定 →lateral interbody fusion
　（LIF）

た

体重 233
代償機能 30, 70, 71, 75, 88
　──不全 122
体性感覚誘発電位（SSEP） 158
大腿周囲症状 270
大動脈損傷 159
ダウン症 225

ち

チューブ型電極 222
腸管損傷 164
長範囲固定 138

つ

椎間関節固定 4
椎間関節全切除 135
椎間関節ブロック 130, 139
椎間孔 74
　──狭窄 97, 245
椎間板
　──郭清 256
　──腔開大器 258
　──原性カーブ 14
　──原性側弯症 186
　──造影検査 5
椎弓下テープ 137, 161, 252, 301, 335
椎弓下ワイヤー 137, 161, 301, 335
椎弓根スクリュー（PS） 97, 137, 159, 296

──骨把持力強化　334
椎弓切除後後弯症　58
椎骨動脈（VA）　216
椎体間ケージ　170, 258
椎体形成術　247
椎体骨折　65
　　　──多発　274
椎体内 cleft　98, 244
椎体変形　200
爪切り　132

て
低髄圧症状　159
定量的超音波測定（QUS）法　100
デスフルラン　146
デュロキセチン　120
テリパラチド　130, 333

と
頭蓋骨中心（CAM）　28
頭蓋矢状面傾斜　221
頭蓋-上位頚椎間アライメント　221
特発性側弯症　3
　　　──特異的 QOL 尺度　104
獨協フォーミュラ　195
戸山分類　181
トラクション撮影　93
トラネキサム酸　132, 155
トラマドール　119
ドンペリドン　119

な
内臓損傷　163
軟骨終板剝離子　258
軟骨無形成症　82

に
二次性骨粗鬆症　249
二次性変性側弯症　14
二足歩行　23
日常生活動作（ADL）　122, 132
日本整形外科学会腰痛評価質問票（JOABPEQ）
　　104, 341

の
ノットタイトナー　162

は
バイオペックス®　247
肺塞栓症（PE）　168
ハイドロキシアパタイト（HA）　137, 160, 247
排便時の肛門周囲清拭動作　132
バイポーラ凝固　155
パーキンソン病　207
蓮江の分類　181
馬尾障害　74, 245
馬尾神経逸脱　158
浜松フォーミュラ　195
破裂骨折　20
ハロペリドール　167
バンコマイシン　166

ひ
非ステロイド性抗炎症鎮痛薬（NSAIDs）　117
非びらん性胃食道逆流症（NERD）　78
標準的予防策　166

ふ
フェンタニル　119, 144
フォーミュラ　33, 90
腹臥位による合併症　146
副甲状腺ホルモン（PTH）製剤　130, 252
腹壁反射　86
腹壁ヘルニア　249
腹膜損傷　164
フック　137, 252, 297, 300, 335
ブプレノルフィン　119
プレガバリン　120
プロクロルペラジン　119
プロポフォール　144

へ
変性後側弯症　263
変性後弯症　199, 268
変性すべり症　97
変性側弯症　3, 13, 180, 186, 263
ベンディング撮影　92
便秘　79, 119

ほ
包括的 QOL 尺度　102
放射線治療後後弯症　58
歩行解析　114

歩行障害　75
保存的治療　116
ボトックス®（ボツリヌス毒素）療法　210
ボルスター撮影　281

ま

麻酔管理　142
マットレス縫合　163
麻痺　157
麻痺性側弯症　4
慢性腰痛　120

む

無気肺　146
胸やけ　78

め

メッシュケージ　291
メトクロプラミド　119

も

モルヒネ　119

や

薬物療法　117
ヤールの重症度分類　207

ゆ

輸血　132

よ

腰仙椎固定　7

腰椎前弯　→lumbar lordosis（LL）
腰椎パラメーター　54, 56
腰椎変性後弯症（DLK）　199
腰椎変性側弯症（DLS）　180
腰痛　72, 76, 114
腰痛性間欠跛行　72, 75, 129
腰痛特異的 QOL 尺度　103
腰部脊柱管狭窄症（LSS）　97, 180
腰部隆起　71
抑うつ　245

り

理学療法　3
リスペリドン　167
立位グローバルアライメント・バランス　23
立位全脊柱2方向撮影　92
立位バランス　25, 113
リン酸カルシウムセメント（CPC）　246

れ

レボドパ　210
レミフェンタニル　144

ろ

労作性腰痛　124
ロクロニウム　144
ロコモティブシンドローム　75, 182
肋骨隆起　71
ロッド　137, 303
　——折損　170, 285

成人脊柱変形治療の最前線

2017年7月20日　第1刷発行	編集者　日本側彎症学会
2023年7月5日　第2刷発行	発行者　小立健太
	発行所　株式会社　南江堂
	〒113-8410　東京都文京区本郷三丁目42番6号
	☎（出版）03-3811-7236（営業）03-3811-7239
	ホームページ　http://www.nankodo.co.jp/
	印刷・製本　三報社印刷
	装丁　星子卓也

The Cutting Edge of Adult Spinal Deformity
© Japanese Scoliosis Society, 2017

定価はカバーに表示してあります．
落丁・乱丁の場合はお取り替えいたします．
ご意見・お問い合わせはホームページまでお寄せください．

Printed and Bound in Japan
ISBN 978-4-524-25986-1

本書の無断複製を禁じます．

JCOPY〈出版者著作権管理機構　委託出版物〉

本書の無断複製は，著作権法上での例外を除き禁じられています．複製される場合は，そのつど事前に，出版者著作権管理機構（TEL 03-5244-5088，FAX 03-5244-5089, e-mail: info@jcopy.or.jp）の許諾を得てください．

本書の複製（複写，スキャン，デジタルデータ化等）を無許諾で行う行為は，著作権法上での限られた例外（「私的使用のための複製」等）を除き禁じられています．大学，病院，企業等の内部において，業務上使用する目的で上記の行為を行うことは私的使用には該当せず違法です．また私的使用であっても，代行業者等の第三者に依頼して上記の行為を行うことは違法です．